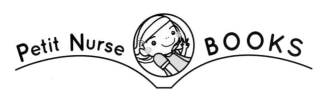

Petit Nurse BOOKS

経過・ウェルネスの視点でみる

母性看護過程

編著 古川亮子

Let's study together!

SHORINSHA

執筆者一覧

編集

古川亮子
長野県看護大学看護学部
発達看護学講座 母性・助産看護学分野 教授

医学監修

鷲見悠美
伊那中央病院産婦人科 主任医長

執筆（執筆順）

古川亮子
長野県看護大学看護学部
発達看護学講座 母性・助産看護学分野 教授

田中萌子
東京大学大学院医学系研究科 健康科学・看護学専攻 博士課程

永田智子
川崎市立看護大学看護学部 講師

鈴木紀子
順天堂大学医療看護学部 母性看護学・助産学 准教授

大木直美
順天堂大学医学部附属静岡病院新生児センター 主任・新生児集中ケア認定看護師

江口晶子
聖隷クリストファー大学看護学部 公衆衛生看護学領域 准教授

はじめに

　看護学生にとって、実習で実際に受け持ち患者さんにかかわることは、看護師により近づいたと感じる瞬間ではないでしょうか。

　母性看護実習では、受け持ち患者さんは基本的に母児1組、つまり褥婦と新生児の2人になります。そのため、他領域の実習の受け持ち患者さん1人と比べると、母性看護実習は2倍、考え方によっては3倍の知識が必要となるともいえます。

　母性看護実習で行う母性看護過程を展開するにあたり大変なことは、受け持ち患者さんが褥婦と新生児の2人であり、かつ母児1組であること、分娩による入院から退院までの期間が短く、母児ともに生理的変化がはやいこと、基本的に実習で受け持つ母児は正常な経過をたどること、等が挙げられます。

　そのため、母性看護過程の展開では、非妊時を含めた妊娠期／胎児期・分娩期・産褥期／新生児期の経過を経時的にアセスメントし、正常な経過の場合はウェルネスの視点で、問題がある場合は問題焦点型の視点で考えていくことが重要です。

　本著では、母性看護過程を展開するために必要な基本的な知識をPart1とPart2で振り返り、Part3では母性看護実習で受け持つことが多い正常な産褥期・新生児期の経過の母児3例の看護過程の展開、Part4ではハイリスクな母児8例の看護過程の展開をまとめました。

　母性看護実習で生命の誕生に感動し、そしてその命（新生児）をどのように育んでいくか、受け持ち母児の特徴を丁寧に確認しながら、母性看護過程の展開をとおしてたくさん考えたり悩んだりして、知識を蓄えていきましょう。

　本著がみなさんの学修の一助になることを願っております。

2023年1月

編者 古川亮子

本書の特徴と使い方

本書では、母性看護を展開するにあたって必要な妊娠期～分娩期～産褥期・新生児期までの経過や解剖生理、母性看護過程のポイントを理解したのちに、実習で出合うことが多い事例ごとに、看護過程

の展開をみていきます。

特に、実習で受け持つことが多い正常分娩の事例について、よくあるマイナートラブルも盛り込みながら、初産婦、経産婦、妊娠性貧血などバリエーショ

本書の構成

Part 1

妊産褥婦・新生児の経過や解剖生理、生理的変化がわかる!

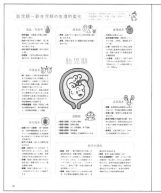
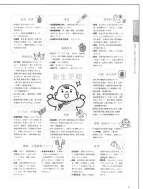

Part 2

母性看護過程に必要なウェルネスの視点や経過ごとのアセスメントの視点がわかる!

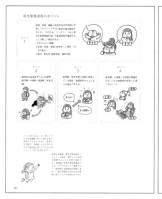
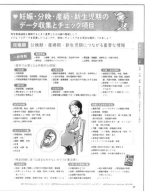

本書での看護過程のステップ

本書では、右のステップで看護過程を展開しています。

※看護診断は、T. ヘザー・ハードマン，上鶴重美，カミラ・タカオ・ロペス 原書編集，上鶴重美 訳『NANDA-I看護診断　定義と分類 2021-2023　原書第12版』(医学書院)、日本助産診断実践学会 編集『マタニティ診断ガイドブック　第6版』(医学書院)をおもに使用していますが、看護問題として表現しているところもあります。

事例紹介

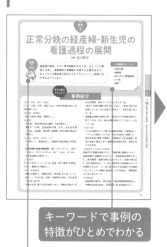

キーワードで事例の特徴がひとめでわかる

看護の視点を確認して事例を読み進めよう

異常編の場合 異常の基礎知識

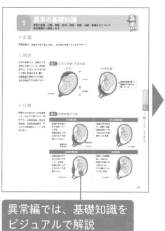

異常編では、基礎知識をビジュアルで解説

現在にいたるまでのアセスメント

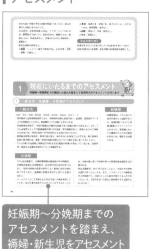

妊娠期～分娩期までのアセスメントを踏まえ、褥婦・新生児をアセスメント

ン多く、3事例取り上げており、参考になります。
　異常編では、実習で受け持つことも多い帝王切開例も含め、国試でもよく出題される異常や近年問題となっている特定妊婦なども取り上げました。

　1冊で母性看護過程に必要な知識をまるごと学ぶことができ、実習時の参考になることはもちろんですが、十分に実習を経験できなかった際の学習にも最適です。ぜひ本書をご活用ください。

Part 3

実習で受け持つことが多い正常分娩を いろんなパターンで学べる！

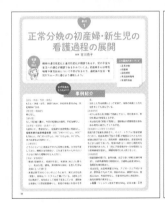
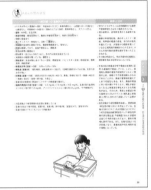

Part 4

実習でも出合う帝王切開例や国試にも よく出る異常の看護について学べる！

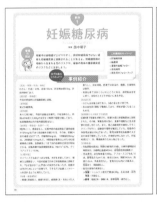
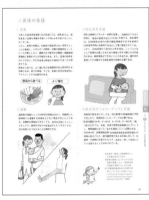

| アセスメントを整理する 関連図 | 看護診断と根拠 | 看護計画の立案 | 評価の視点 |

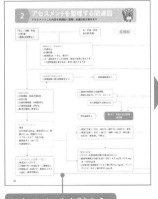
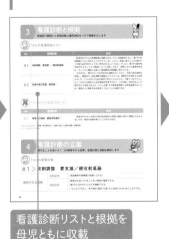
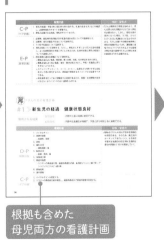
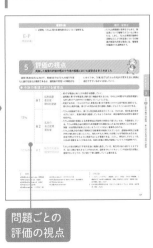

アセスメントを踏まえ、 関連図で母児両方の 問題を整理

看護診断リストと根拠を 母児ともに収載

根拠も含めた 母児両方の看護計画

問題ごとの 評価の視点

CONTENTS

[装丁]ビーワークス
[本文デザイン・DTP]林 慎悟
[カバー・表紙イラスト]ウマカケバクミコ
[本文イラスト]ウマカケバクミコ、今崎和広、まつむらあきひろ、日の友太、佐田みそ

妊娠・分娩・産褥・新生児期の基礎知識

母性看護過程を展開するうえで必要な基礎知識をまとめました。

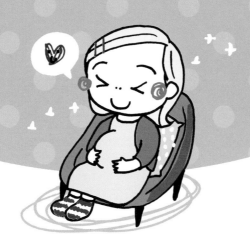

CONTENTS

❤ 妊娠・分娩・産褥・新生児期の経過

妊娠の経過

妊娠期の身体的変化や
心理・社会的変化を理解しましょう

妊娠月数	1か月				2か月				3か月				4か月				5か月			
妊娠週数	0	1	2	3	4	5	6	7	8	9	10	11	12	13	14	15	16	17	18	19
妊娠期の区分	妊娠初期												妊娠中期							
子宮底の高さ													15週：恥骨結合と臍の中央				19週：臍下2〜3横指			
母体の変化の特徴	●着床（妊娠には気づかない） ●基礎体温は高温相が持続				●月経の停止 ●神経質になる				●つわり（悪阻） ●リビド着色が起こる（子宮腟部や腟壁が赤紫色ないし青紫色に着色する） ●便秘・頻尿				●つわりが軽減 ●基礎体温は低温相へ ●下腹部が丸みを帯び始める				●安定期に入る ●胎動を感じる（初産婦18週、経産婦16週） ●乳房増大 ●体重増加			
胎芽・胎児の区分	胎芽期								胎児期											
胎芽・胎児の発育					身長：0.4cm 胎嚢：10〜39mm				身長：9cm 体重：20g				身長：16cm 体重：100g BPD*：19〜36mm				身長：25cm 体重：250g BPD：37〜49mm			
胎芽・胎児の発育の特徴	●タツノオトシゴ形（鰓弓、尾がある） ●消化管や循環器官の分化開始 ●器官形成期（3〜8週頃）				●鰓弓、尾の消失 ●眼、耳、口の発生 ●2頭身 ●エコーにて、胎嚢確認（5週）、心拍動確認（6〜7週）				●頭部、体幹、四肢の判別可能 ●外陰部の分化開始 ●ガラス様の透明な皮膚				●外陰部で性別が明瞭になる ●うぶ毛の発生 ●皮膚は赤みが出る ●ドップラーにて心拍聴取（12週）				●爪、毛髪の発生 ●手・足の活動が活発になる ●呼吸様運動開始 ●3頭身 ●胎盤の完成（16週）			
妊婦の心理・社会面の特徴	●妊娠の認知、妊娠の確認と受容 ●気分の変動が激しい、アンビバレントな感情 ●親との関係調整開始、母親役割の発達														●胎動の自覚により胎児の存在を自覚する					
	妊娠の診断、妊娠の届出、母子健康手帳、妊婦健康診査受診票												育児用品の準備、母親・両親学級への参加、バースプランの立案							
	●母子保健法：妊娠の届出と母子健康手帳の配布、妊産婦と乳幼児を対象とした保健指導・健康診査、母子保健に関する知識の普及 ●労働基準法：妊産婦への危険有害業務の制限 ●男女雇用機会均等法：妊娠中・出産後の保健指導または健康診査を受けるための時間の確保、時差出勤																			

＊【BPD】biparietal diameter：児頭大横径

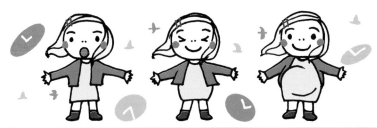

	6か月	7か月	8か月	9か月	10か月	
週	20 21 22 23	24 25 26 27	28 29 30 31	32 33 34 35	36 37 38 39	40 41 42
	妊娠中期		妊娠末期			
子宮底	23週：臍高	27週：臍上2〜3横指	31週：剣状突起と臍の中央	35週：剣状突起下2〜3横指	39週：剣状突起と臍の中央	40週：剣状突起と臍の中央
症状	●胎動が著明になる ●食欲の増加 ●腹部の突出 ●腰背部痛 ●帯下の増加	●羊水の増加（腹部の増大） ●妊娠線 ●痔核、静脈瘤 ●下肢浮腫 ●手のしびれ	●胃・肺の圧迫挙上による食欲不振、息切れ、動悸など ●腰痛 ●睡眠障害	●肩呼吸、胸式呼吸 ●頻尿、残尿感 ●足がつる ●帯下の増加 ●腹部緊満	●子宮底が下がり、胃部圧迫感が軽減 ●便秘、頻尿 ●恥骨痛 ●骨盤連結部が緩む	

胎児期

	6か月	7か月	8か月	9か月	10か月	
身長	身長：30cm 体重：650g BPD：50〜61mm	身長：35cm 体重：1,000g BPD：51〜72mm	身長：40cm 体重：1,500g BPD：73〜82mm	身長：45cm 体重：2,000g BPD：83〜88mm	身長：50cm 体重：3,000g BPD：89〜93mm	身長：50〜cm 体重：3,500g BPD：94〜95mm
発達	●眉毛、睫毛の発生 ●胎脂の発生 ●眼瞼が分離 ●22週以降、娩出した場合、生存可能	●しわがあり老人様顔貌 ●肺の構造完成（26週）	●筋肉が発達し運動が活発になる ●聴覚の完成（外界の音に反応）	●皮下脂肪の増大 ●性器の完成 ●肺が成熟：肺サーファクタントが十分な量になり、肺の機能が完成（33週以降） ●4頭身	●成熟児の特徴を示す ●胎盤を介して免疫が移行 ●児頭が骨盤内に下降	●40週以降になると、胎盤の老化が始まるため、胎児の生命リスクが高まる

●周囲への依存心が高まり受容的・自己中心的となる ●娘から母親への移行、親との関係調整	●ボディイメージの変化 ●腹部増大・動作緩慢・動きづらいことにより内向的になる	●自分・胎児の健康状態、不快症状、出産への不安 ●正期産に入ることによる安心、児に会える期待感

入院の準備（入院の時期・必要物品の確認）

●男女雇用機会均等法、育児・介護休業法：不利益取扱いの禁止、マタハラ・パタハラなどの防止措置義務

●労働基準法：産前6週間（多胎は14週）、産後8週間の休業

分娩の経過

分娩期の進行と、産婦の心理の変化について理解しましょう

	妊娠末期		分娩				
	分娩開始徴候～入院		第1期		第2期	第3期	第4期
時期区分		前駆期	開口期 分娩開始から子宮口全開大まで		娩出期 子宮口全開大から胎児娩出まで	後産期 胎児娩出から胎盤・卵膜の娩出まで	分娩後2時間 分娩終了から2時間後
おもな経過	● 不規則な陣痛 ● 子宮頸管の熟化 ● 産徴（血性分泌）		規則的な陣痛（1時間に6回以上or約10分間隔）＝分娩の開始 ↓ 子宮頸管の展退 ↓ 固定 ↓ 嵌入 ↓ 胎胞形成 ↓ 子宮口全開大 ● 陣痛開始後、開口期の途中（子宮口全開大近くなる前）での破水は**早期破水**		子宮口全開大 ↓ 排臨 ↓ 発露 ↓ 児頭娩出 ↓ **胎児娩出** ● 陣痛開始後、子宮口が全開大（第1期終了）近くの破水は**適時破水** ● 子宮口全開大し、胎児の下降があるのに破水しないものは**遅滞破水**（人工破膜をする場合がある）	胎児娩出 ↓ 胎盤娩出	
陣痛の特徴	〈ブラクストン・ヒックス収縮〉 ● 不規則で弱い収縮 ● 痛みを伴わないことが多い	〈前駆陣痛〉 ● 不規則 ● 痛みを伴うこともある	〈開口期陣痛〉 ● 10分おきに規則的に起こる、または1時間に6回程度 ● 弱く短い収縮から徐々に強く長い収縮になる ● 陣痛周期：2～3分 ● 持続時間：60～70秒		〈娩出期陣痛〉 ● 収縮はさらに強く長くなり、間欠期は短くなる ● 陣痛周期：2分 ● 持続時間：60秒	〈後産期陣痛〉 ● 弱い陣痛 ● 持続時間は長い	〈後陣痛〉 ● 不規則 ● 痛みを伴うこともある ● 経産婦のほうが強く出る
子宮口	0cm	1～2cm	3～4cm	7～8cm	10cm		
産婦の心理	● 分娩が近づき母親になる喜び ● 分娩への不安（初産婦は未知の体験、経産婦は前回出産時の苦痛体験による） ● 分娩予定日を超過することによる焦りや不安 ● 入院時期の判断への迷い		〈前半〉 ● 分娩開始への期待、緊張や不安 ● 主体的に陣痛に対応できると落ち着き、分娩への意欲・自信が高まる 〈中盤〉 ● 分娩進行に順応できると自信をもち分娩のストレスに適応していくことができるが、産痛や不安が強いと呼吸のリズムが速くなる ● 子宮口5～6cm開大で産痛の訴えが強くなり精神的な余裕がなくなる 〈終盤：子宮口7～8cm開大〉 ● 生理的な不快症状の出現により、不安をもつ ● 努責感による苦痛が大きい ● セルフコントロールできないことなどによる自尊感情の低下		● 分娩室への移動により主体的な気持ちの切り替えがしやすくなる ● 努責が可能となり、先が見えた安心感や前向きな気持ち、児に会える期待感	● 強い痛みからの解放と児が無事に生まれたことによる安堵感・幸福感 ● 児へ関心（性別、異常の有無など）が向けられる ● 児とのスキンシップ（抱く、触る、初回授乳など）を楽しむ ● 分娩経過をともにした医療者への感謝の気持ちを抱く ● 分娩時の自分の態度に対し、恥ずかしさや申し訳なさを表出することがある	

産褥の経過

褥婦の身体的・心理的変化、
父親の心理的変化について理解しましょう

経過	分娩当日	産褥1週				産褥2週	産褥4週	産褥6週
		1〜2日	3日	4〜5日	6〜7日			
子宮底の高さ	分娩直後 臍下2〜3横指 ↓ 12時間後 臍高	臍下1〜2横指	臍下2〜3横指（分娩直後の高さに）	臍と恥骨結合上縁の中央〜恥骨結合上縁3横指	恥骨結合上縁2横指〜わずかに触れる	腹壁から触れず		
子宮底長	分娩12時間後：15cm	13〜15cm	12cm	9〜10cm	7〜8cm			
子宮の形状					●手拳大	●胎盤・卵膜剥離面に新しい上皮ができる		●鶏卵大 ●非妊時の子宮の大きさに戻る
悪露の変化	〈赤色悪露〉 ●赤色〜暗赤色 ●多量	〈褐色悪露〉 ●赤褐色〜褐色 ●出血の量が減少				〈黄色悪露〉 ●黄色〜クリーム色 ●量減少	〈白色悪露〉 ●灰白色〜透明 ●量大幅に減少	消失
乳汁の分泌		〈初乳〉 ●水様性半透明〜黄色 ●量：50〜250mL		〈移行乳〉 ●クリーム色 ●量：250〜300mL	〈成乳〉 ●白青色・不透明 ●量：300〜900mL			
褥婦の心理的変化（ルービンの適応過程）※褥婦の状態によって日数が変わる	〈受容期〉分娩後24〜48時間 ●受身的・依存的 ●関心は自分自身に向かう ●優柔不断になることもある	〈保持期〉出産後2・3日〜10日頃 ●依存性がなくなり、自分のことは自分でする ●新生児に対する責任を感じるようになる ●児や自分自身のケアについての教育を受け入れる ●児の世話について自信がないことを訴える人もいる					〈解放期〉 ●家族との関係を再調整する ●児に対して幻想を抱くのをやめる ●抑うつを感じることもある	
父親の心理的変化	Eugrossment（没入感情）：父親が生まれたわが子に夢中になる 〈3段階の感情を経験する（出生後〜3週間）〉 第1段階（予想）：子どもが家にやってきた後の生活がどうなるのかを予想する 第2段階（現実）：実際の子どものいる生活と予想が反したものであることを実感する 第3段階（習得への移行）：子どもの生活に積極的に巻き込まれ、父親として必要な技術を習得し調整する					●親になることの不確かさ ●責任の増大 ●睡眠妨害 ●子どもの世話に必要な時間が調整できない ●夫婦関係の再構築		
褥婦の社会面		●戸籍法：出生の届出（出生後14日以内に、出生地の市町村長に届け出る） ●出生連絡票（出生通知書）（任意） ●健康保険法：分娩費・出産育児一時金の支給 ●労働基準法：産前6週間（多胎は14週）、産後8週間の休業 ●児童福祉法：乳児家庭全戸訪問事業（こんにちは赤ちゃん事業）（生後4か月までの乳児のいるすべての家庭を訪問する）					●1か月健診	

新生児の経過

新生児の状態の変化と、出生から退院までに行われる検査などをまとめました

生後日数	新生児の状態		検査・注意項目
出生当日	子宮外生活適応過程の確認 ●第一呼吸 ●循環動態の変化（胎児循環から新生児循環への移行） ●体温調節 ●初回排泄（排便、排尿） ●分娩外傷の有無 ●奇形の有無 など		●胎児心拍数陣痛計の所見 ●新生児仮死や蘇生の必要性の判定 ●気道確保 ●アプガースコア ●バイタルサイン ●保温 ●皮膚乾燥 ●点眼 ●母児標識（ネームバンド）の装着 ●計測（出生時の体重、身長、頭位、胸囲） ●母児初回面会（カンガルーケア） ●初回哺乳 ●初回診察 ●状況・状態により血糖値測定
生後1日	●バイタルサインの変動 ●体重変化 ●哺乳状況 ●排泄状況 ●全身状態 ●活気 ●異常の有無 など		●ビタミンK₂シロップ投与 ●授乳
生後2日			
生後3日		〈生後3〜5日〉 ●生理的体重減少 ●生理的黄疸 この時期に特徴的で、特に注意をしなければならない状態	●新生児マススクリーニング ●総ビリルビン値の判定 ●ビタミンK₂シロップ投与 ●聴覚スクリーニング ●退院診察
生後4日			
生後5日			
生後6日			

Column ビタミンK欠乏性出血症発症予防

　新生児は、ビタミンKの胎盤通過性が低く出生時の備蓄が少ない、肝臓の合成能が未熟、母乳のビタミンK含有量の不足などの理由から、ビタミンK欠乏性出血を起こしやすいという特徴があります。そのため、哺乳確立時からビタミンK₂シロップを与えることが行われていました。

　投与方法は、「哺乳確立時、生後1週（産科退院時）、1か月健診時に3回ビタミンK₂を内服させる方法」（以下、3回法）が主流でしたが、「哺乳確立時、生後1週（産科退院時）以降生後3か月まで1週ごとに合計13回内服させる方法」（以下、3か月法）で行っている施設や、それ以外の方法で行っている施設も多くあり、ばらつきがありました。

　日本小児科学会の調査で、3か月法で投与した児でビタミンK欠乏が原因の頭蓋内出血はなかったこと、3か月法でビタミンKの過剰が起こったという報告がないことから、2021年11月に、右記の提言が出されています。現在でも3回法の施設、3か月法の施設が混在している状況ですので、留意しましょう。

　また、胆道閉鎖症などの肝胆道系の基礎疾患がある場合は、ビタミンKの吸収障害によってビタミンK欠乏症を発症しやすく、早期発見が必要となるため、提言に盛り込まれています。

新生児と乳児のビタミンK欠乏性出血症発症予防に関する提言

1. 肝胆道系疾患の早期発見のため、母子手帳の便カラーカードの意義を医療者は理解し、この活用方法を保護者に指導すること
2. 哺乳確立時、生後1週または産科退院時のいずれか早い時期、その後は生後3か月まで週1回、ビタミンK₂を投与すること[注]

注：なお、1か月健診の時点で人工栄養が主体（おおむね半分以上）の場合には、それ以降のビタミンK₂シロップの投与を中止して構いません

日本小児科学会，日本産科婦人科学会 他：新生児と乳児のビタミンK欠乏性出血症発症予防に関する提言．2021年11月30日．
http://www.jpeds.or.jp/uploads/files/20211130_VK_teigen.pdf（2022/7/28閲覧）

3回法
哺乳確立時
生後1週（産科退院時）
1か月健診時

3か月法
哺乳確立時
生後1週（産科退院時）
以降生後3か月まで1週ごと

計13回

♥ 妊娠・分娩・産褥・新生児期の理解に必要な解剖生理

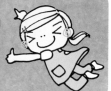

女性（非妊時）の生殖器の解剖生理

非妊時の解剖生理がわからないと、妊娠期以降のイメージがつかなくなってしまうので、確認しましょう

● 骨盤内臓（正中断面）

◎ 子宮は、**膀胱と直腸**の間に存在し、小骨盤腔の中央に位置している。

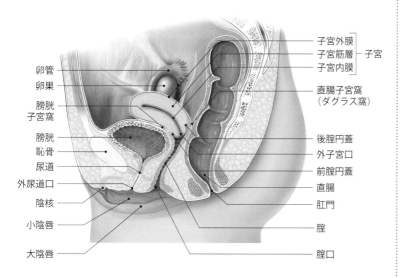

卵管
卵巣
膀胱子宮窩
膀胱
恥骨
尿道
外尿道口
陰核
小陰唇
大陰唇

子宮外膜
子宮筋層｝子宮
子宮内膜
直腸子宮窩（ダグラス窩）
後腟円蓋
外子宮口
前腟円蓋
直腸
肛門
腟
腟口

● 子宮・卵管・卵巣・腟（背面から見た図）

◎ 非妊時の子宮は、長さ約7cm、幅約5cm、厚さ約3cm、重さ約50gである。

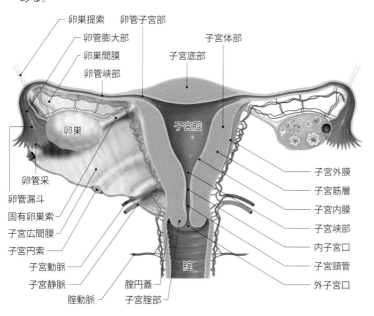

卵巣提索
卵管子宮部
卵管膨大部
卵巣間膜
卵管峡部
子宮底部
子宮体部
卵管子宮部
子宮腔
卵巣
卵管采
卵管漏斗
固有卵巣索
子宮広間膜
子宮円索
子宮動脈
子宮静脈
腟円蓋
子宮腟部
腟

子宮外膜
子宮筋層
子宮内膜
子宮峡部
内子宮口
子宮頸管
外子宮口

● 骨盤を構成する骨

◎ 骨盤は**仙骨**に左右の**寛骨**がつながってできている。寛骨は腸骨と恥骨と坐骨が癒合したものである。

◎ 仙骨と寛骨の側面は**仙腸関節**、左右の寛骨は前方の真ん中で**恥骨結合**によってつながる。

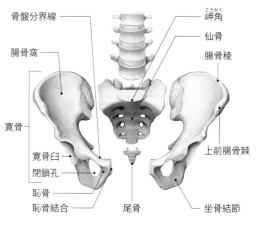

骨盤分界線
腸骨窩
寛骨
寛骨臼
閉鎖孔
恥骨
恥骨結合
尾骨
岬角
仙骨
腸骨稜
上前腸骨棘
坐骨結節

● 乳房（矢状面）

◎ 乳房は、乳腺葉と呼ばれる小葉の集合脂肪組織からなる。

◎ 小葉は、乳汁を産生する腺房が100以上集まってできている。

◎ 乳腺葉は、1本の乳管で乳頭開口部とつながっており、これを**乳腺**という。

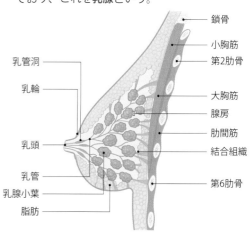

乳管洞
乳輪
乳頭
乳管
乳腺小葉
脂肪

鎖骨
小胸筋
第2肋骨
大胸筋
腺房
肋間筋
結合組織
第6肋骨

妊娠期の解剖生理

● 妊娠期の全体図

- 子宮底が最高の高さにある時期（妊娠9か月頃）には、子宮は肋骨縁より上にあり、腹腔骨盤内の中のほとんどの位置を占める。妊娠9か月以降、子宮は非常に膨張して大きく、壁は薄くなり、子宮底は最高の高さの位置より下がる。胎児は子宮のなかで体を曲げ、手足を組んでいるが、頭部が小骨盤内に嵌り込むにつれて下降する。

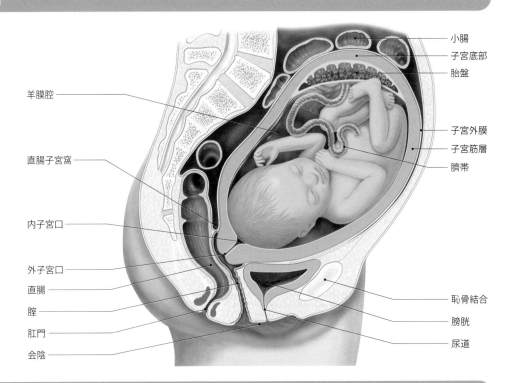

● ヒトの形態発生と臨界期

- 妊婦への薬物投与や環境汚染物質を含む化学物質への曝露は、胎盤を通じ胎児に影響を及ぼす可能性がある。胎児の特定の組織や器官が種々の催奇形因子の作用を受けやすい期間・時期を臨界期といい、特に妊娠4〜8週の器官形成期は胎児の催奇形性のリスクが高いとされている。

ヒトの発生におけるそれぞれの臓器・器官の臨界期（催奇形因子に対する感受性が高い時期）を示す。

□□□は最も感受性の高い時期、□□□はそれよりは低いが感受性のある時期を示す。

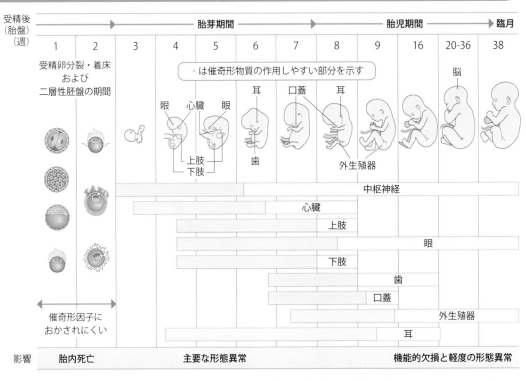

久須美真紀，堤治 著，森恵美 著者代表：妊娠期の身体的特性. 系統看護学講座　専門分野Ⅱ　母性看護学[2]　母性看護学各論　第14版. 医学書院，東京，2021：74. 図3-9より転載

● 妊娠期のホルモン

- 妊娠期から産褥期における血中hCG、hPL、プロラクチン、プロゲステロン、エストロゲンの推移を図に示す。

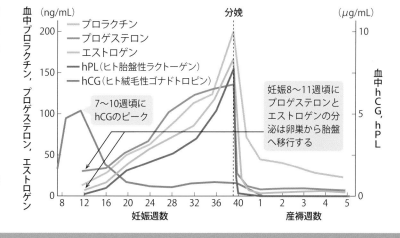

凡例:
- プロラクチン
- プロゲステロン
- エストロゲン
- hPL（ヒト胎盤性ラクトーゲン）
- hCG（ヒト絨毛性ゴナドトロピン）

7〜10週頃にhCGのピーク

妊娠8〜11週頃にプロゲステロンとエストロゲンの分泌は卵巣から胎盤へ移行する

血中プロラクチン，プロゲステロン，エストロゲン (ng/mL)
血中hCG，hPL (μg/mL)
分娩
妊娠週数　産褥週数

池上信夫 著，岡村州博 編：看護のための最新医学講座 第15巻 産科疾患 第2版．中山書店，東京，2005：302. を参考に作成

● 胎盤・卵膜・臍帯

- 胚を取り囲んだ脱落膜のうち、基底脱落膜は絨毛有毛部といっしょに胎盤を形成する。
- 卵膜は、脱落膜、絨毛膜、羊膜からなり、細菌に汚染されている外界から胎児・羊水環境を無菌的な状態に保つはたらきをしている。脱落膜は子宮内膜が肥大・増殖したもので母体由来、絨毛膜と羊膜は受精卵から分化したもので胎児由来である。
- 羊膜に囲まれた羊膜腔には羊水があり、胎児はこのなかで成長する。
- 胎児と胎盤をつなぐ臍帯には、2本の臍動脈と1本の臍静脈がある。

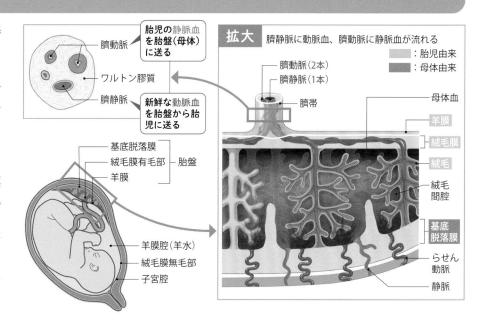

胎児の静脈血を胎盤（母体）に送る
臍動脈
ワルトン膠質
臍静脈
新鮮な動脈血を胎盤から胎児に送る

基底脱落膜
絨毛膜有毛部 — 胎盤
羊膜
羊膜腔（羊水）
絨毛膜無毛部
子宮腔

拡大　臍静脈に動脈血、臍動脈に静脈血が流れる
：胎児由来
：母体由来
臍動脈（2本）
臍静脈（1本）
臍帯
母体血
羊膜
絨毛膜
絨毛
絨毛間腔
基底脱落膜
らせん動脈
静脈

● 羊水

- **成分**：ほとんどが水分・弱アルカリ性
- **色**：初期 無色透明➡末期 白濁
- **量**：妊娠7〜8か月まで増加 約700mL（ピーク）➡末期 500mL前後
- **産生**：羊水は、羊膜からの分泌や母体の血漿の滲出からなるが、妊娠中期以降は胎児の尿も加わり、羊水量は増加する。
- **吸収**：羊水は、羊膜や胎児の消化管、胎盤を通じて母体へと吸収される。

〈羊水の循環〉

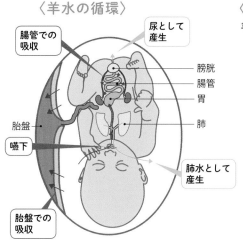

腸管での吸収
尿として産生
膀胱
腸管
胃
肺
胎盤
嚥下
肺水として産生
胎盤での吸収

〈羊水量の変化〉

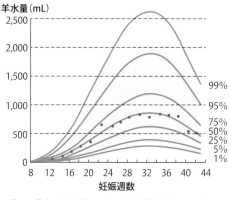

羊水量（mL）
99%
95%
75%
50%
25%
5%
1%
妊娠週数

Brace R.A. et al：Normal amniotic fluid volume changes throughout pregnancy American Journal of Obstetrics and Gynecology 161(2):382-388, 1989. より一部改変

分娩期の解剖生理

分娩期の産道の特徴を、骨産道と軟産道ごとにみてみましょう

● 骨産道

●産道には、骨盤骨からなる骨産道と、その内側である軟産道がある。骨産道には、入口部、濶部、峡部、出口部がある。

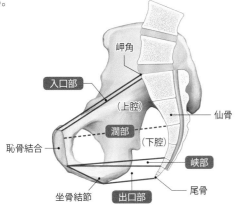

岬角
入口部
（上腔）
仙骨
濶部
（下腔）
恥骨結合
峡部
坐骨結節
出口部
尾骨

● 軟産道

●分娩時に胎児および付属物が直接通過する道を軟産道といい、子宮下部・頸部・腟・外陰部からなる。分娩の進行とともに、開大・開口する。

〈分娩時の子宮体部〜軟産道〉

子宮洞筋
解剖学的内子宮口
組織学的内子宮口
外子宮口
子宮体部
収縮輪
通過管子宮下節
腟
頸管

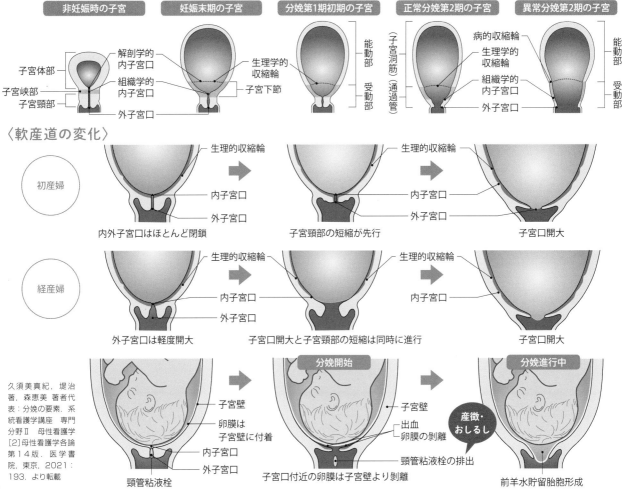

〈非妊時〜妊娠期・分娩期の子宮下部の変化〉

| 非妊娠時の子宮 | 妊娠末期の子宮 | 分娩第1期初期の子宮 | 正常分娩第2期の子宮 | 異常分娩第2期の子宮 |

子宮体部
解剖学的内子宮口
組織学的内子宮口
子宮峡部
子宮頸部
外子宮口

生理学的収縮輪
子宮下節

能動部
受動部

（子宮洞筋）（通過管）
病的収縮輪
生理学的収縮輪
組織学的内子宮口
外子宮口

能動部
受動部

〈軟産道の変化〉

初産婦

生理的収縮輪
内子宮口
外子宮口
内外子宮口はほとんど閉鎖

生理的収縮輪
内子宮口
外子宮口
子宮頸部の短縮が先行

生理的収縮輪
内子宮口
外子宮口
子宮口開大

経産婦

生理的収縮輪
内子宮口
外子宮口
外子宮口は軽度開大

生理的収縮輪
内子宮口
外子宮口
子宮口開大と子宮頸部の短縮は同時に進行

生理的収縮輪
内子宮口
子宮口開大

子宮壁
卵膜は子宮壁に付着
内子宮口
外子宮口
頸管粘液栓
頸管粘液栓

分娩開始
子宮壁
出血
卵膜の剝離
頸管粘液栓の排出
子宮口付近の卵膜は子宮壁より剝離

分娩進行中
産徴・おしるし
前羊水貯留胎胞形成

久須美真紀，堤治著，森恵美著者代表：分娩の要素. 系統看護学講座 専門分野Ⅱ 母性看護学[2]母性看護学各論 第14版. 医学書院，東京，2021：193. より転載

● 胎児の頭蓋

- 胎児の頭部は、分娩時の先進部となり身体のなかで最も大きい部分のため、産道を通過するうえで重要な要素である。
- 胎児の頭蓋は縫合・泉門が重なり合って母体の骨盤に合わせて変形することで産道を通過する。

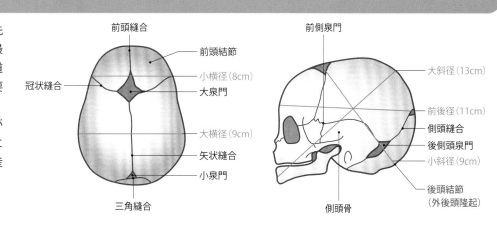

前頭縫合
前頭結節
小横径（8cm）
大泉門
冠状縫合
大横径（9cm）
矢状縫合
小泉門
三角縫合

前側泉門
大斜径（13cm）
前後径（11cm）
側頭縫合
後側頭泉門
小斜径（9cm）
後頭結節（外後頭隆起）
側頭骨

● 胎盤娩出様式

- 胎児娩出後、子宮が著しく収縮するのに伴い、胎盤が子宮壁から剥離し娩出される。

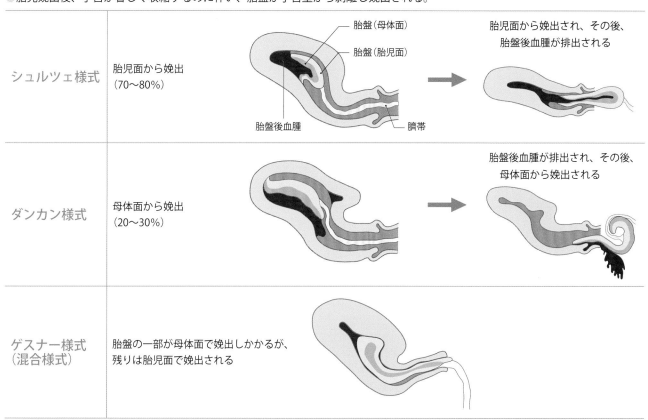

シュルツェ様式	胎児面から娩出（70〜80%）	胎盤（母体面） 胎盤（胎児面） 胎盤後血腫　臍帯 → 胎児面から娩出され、その後、胎盤後血腫が排出される
ダンカン様式	母体面から娩出（20〜30%）	→ 胎盤後血腫が排出され、その後、母体面から娩出される
ゲスナー様式（混合様式）	胎盤の一部が母体面で娩出しかかるが、残りは胎児面で娩出される	

児が生まれても胎盤が娩出されないと分娩は終わらないので、しっかりと確認することが大切です

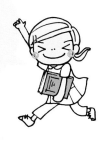

産褥期の解剖生理

産褥期には
退行性変化と進行性変化があります

● 外子宮口の変化

●子宮頸管は分娩後1週間で通常の子宮頸部の形態に戻り、約1cm開大している。外子宮口は一般に横裂するため、外子宮口の裂傷は視認でき、経腟分娩をした女性と未産婦・帝王切開で出産した女性を識別することができる。

未産婦	分娩後	分娩後、広範囲の頸管裂傷あり

● 分娩後の生殖器の変化

●分娩直後の子宮峡・子宮頸部は柔らかくシワがあり、硬い子宮体部から下垂し、壁の厚さ約1cm、長さ6〜7cmであるが、伸ばすと10cm以上になる。日を追うごとに子宮底は低下し、産褥3日で解剖学的内子宮口は2指程度だが、産褥12日になると子宮頸管はかろうじて1指を通じる程度となる。

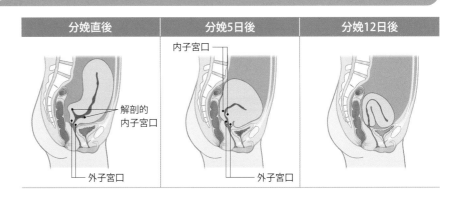

分娩直後	分娩5日後	分娩12日後

解剖的内子宮口
外子宮口
内子宮口
外子宮口

● 乳汁分泌とホルモンの変化

●妊娠期には胎盤から分泌されていたエストロゲン・プロゲステロンが下垂体前葉からのプロラクチンの分泌を抑制していたが、分娩により胎盤が娩出され抑制が外れると、プロラクチンの分泌が促進される。プロラクチンは乳汁の産生と分泌を促進する。

●授乳期の児の吸啜（きゅうてつ）刺激によって、プロラクチンと、射乳作用のあるオキシトシンが分泌促進される。また、オキシトシンには子宮収縮作用もあり、子宮復古も促進される。

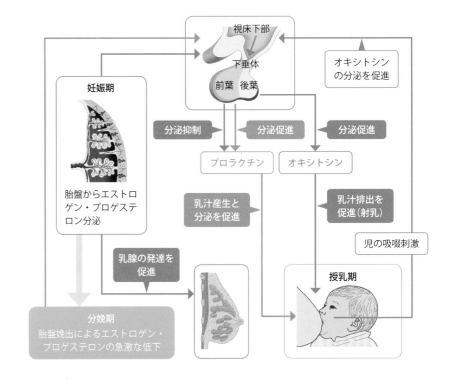

視床下部
下垂体
前葉 後葉
妊娠期
胎盤からエストロゲン・プロゲステロン分泌
オキシトシンの分泌を促進
分泌抑制
分泌促進
分泌促進
プロラクチン
オキシトシン
乳汁産生と分泌を促進
乳汁排出を促進（射乳）
児の吸啜刺激
乳腺の発達を促進
授乳期
分娩期
胎盤娩出によるエストロゲン・プロゲステロンの急激な低下

新生児期の解剖生理

> 胎児と新生児の違いと、
> 新生児の特徴を確認しましょう

● 循環

● 胎児循環は、胎盤があることにより胎盤循環があることと、胎盤循環と体循環が同時に存在しているという特徴がある。肺血管は強く収縮している肺高血圧の状態で、動脈管、卵円孔、静脈管の3つのバイパスにより、左右両心室で体循環を担っている。

● 出生後は肺動脈が拡張し、卵円孔・動脈管・静脈管・臍帯血管の4つが閉鎖し、胎盤循環がなくなる。新生児循環は呼吸開始による酸素分圧の上昇に伴って行われるため、呼吸の確立が必要である。

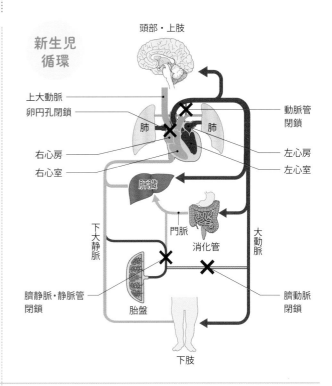

胎児循環

- 卵円孔
- 右肺
- 右心房
- 下大静脈
- 右心室
- 静脈管（アランチウス管）
- 肝臓
- 臍静脈
- 胎盤
- 臍動脈
- 動脈管（ボタロー管）
- 左肺
- 左心房
- 左心室
- 腹大動脈
- 門脈

新生児循環

- 頭部・上肢
- 上大動脈
- 卵円孔閉鎖
- 肺
- 右心房
- 右心室
- 肝臓
- 門脈
- 下大静脈
- 臍静脈・静脈管閉鎖
- 胎盤
- 消化管
- 下肢
- 動脈管閉鎖
- 肺
- 左心房
- 左心室
- 大動脈
- 臍動脈閉鎖

3つの短絡	● 静脈管（アランチウス管） ● 動脈管（ボタロー管） ● 卵円孔	→ 3つの短絡路が閉鎖
そのほかの特徴	● 肺循環を必要としない（肺血管収縮） ● 右心圧＞左心圧 ● 胎盤がある	→ 肺血管拡張 → 右心圧＜左心圧 → 胎盤がなくなる

● 呼吸

● 胎児は胎盤を介してガス交換を行っているが、新生児は出生と同時に肺によるガス交換を開始する。出生すると第一呼吸によって肺胞内が空気に置換され、肺胞内の液体は肺組織にある血管やリンパ管へ吸収され、引き続き第一啼泣となる。

〈新生児呼吸器系の特徴〉

解剖学的特徴	● 比較的小さなガス交換面積（成人の1／20）（体表面積は成人の1／9、代謝は成人の3倍） ● 気道が細い（特に12〜15generation以後）	● 気道および気道を支える組織が脆弱 ● 胸郭が軟らかく、呼吸筋の力が弱い ● 肺胞間を連結するKohnの孔が少ない ● 気管支動脈・肺動脈瘻が残存
生理学的特徴	● 呼吸調節機構が未熟 ● 肺動脈血管抵抗が高い ● 胎児ヘモグロビンが多い	● 横隔膜優位の呼吸 ● 強制的鼻呼吸 ● 肺サーファクタント産生能が未熟

仁志田博司：胎児・新生児の呼吸生理. 小児科Mook 1986；44：14. より引用

〈肺呼吸の開始〉

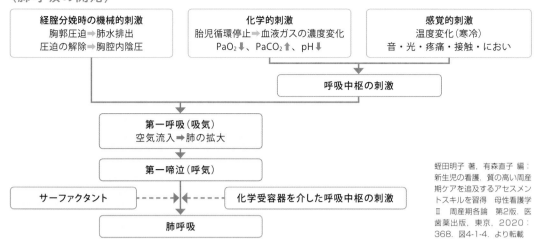

経腟分娩時の機械的刺激
胸郭圧迫➡肺水排出
圧迫の解除➡胸腔内陰圧

化学的刺激
胎児循環停止➡血液ガスの濃度変化
PaO_2↓、$PaCO_2$↑、pH↓

感覚的刺激
温度変化（寒冷）
音・光・疼痛・接触・におい

呼吸中枢の刺激

第一呼吸（吸気）
空気流入➡肺の拡大

第一啼泣（呼気）

サーファクタント

化学受容器を介した呼吸中枢の刺激

肺呼吸

蛭田明子 著，有森直子 編：
新生児の看護．質の高い周産
期ケアを追及するアセスメン
トスキルを習得　母性看護学
Ⅱ　周産期各論　第2版．医
歯薬出版，東京，2020：
368．図4-1-4．より転載

● 消化管

胎児は消化管から栄養を摂取してい
ないため、出生以降に消化管を使う
ことになる。新生児の消化管の特徴
は、胃の内容量が小さく、胃食道逆
流現象が起こりやすい、胃を固定す
る靭帯が緩いことである。

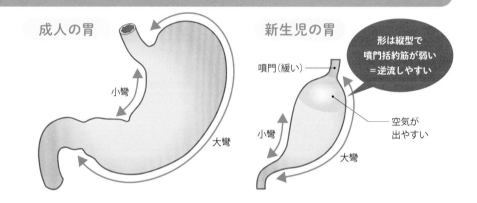

成人の胃

小彎

大彎

新生児の胃

形は縦型で
噴門括約筋が弱い
＝逆流しやすい

噴門（緩い）

小彎

大彎

空気が
出やすい

● ビリルビン代謝

出生直後は溶血が亢進する一方、肝
臓でのグルクロン酸抱合が不十分で
あるため、新生児は一過性の生理的
黄疸を生じる。生理的黄疸は生後5
日頃がピークで、以後軽減する。

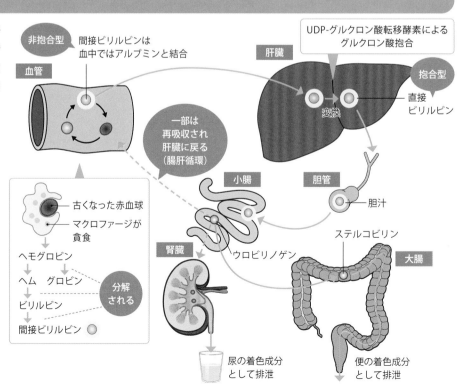

非抱合型

間接ビリルビンは
血中ではアルブミンと結合

血管

UDP-グルクロン酸転移酵素による
グルクロン酸抱合

肝臓

抱合型

変換

直接
ビリルビン

一部は
再吸収され
肝臓に戻る
（腸肝循環）

小腸

胆管

胆汁

古くなった赤血球
マクロファージが
貪食
ヘモグロビン
ヘム　グロビン
ビリルビン
間接ビリルビン

分解
される

腎臓

ウロビリノゲン

ステルコビリン

大腸

尿の着色成分
として排泄

便の着色成分
として排泄

● 水・電解質バランス

◎胎児は在胎週数が少ないほど細胞外液量の占める割合が大きいが、在胎週数を重ねるごとに脂肪の蓄積が生じ、細胞外液量の占める割合が減少する。

◎出生時、正期産児は体重の80％が水分で占められており、そのうち50％が細胞内、約40％が間質に存在し、体内で循環しているのは10％である。細胞外液は生後速やかに不感蒸泄や腎臓からの排泄で体外へと排出される。

〈体液成分の出生前および出生後の月齢による変化〉

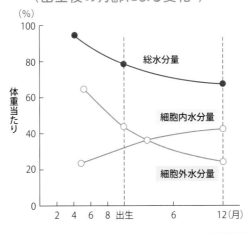

〈不感蒸泄量に関する因子〉

- ◎ **在胎週数（未熟性）**：短いほど⬆
- ◎ **出生体重**：小さいほど⬆
- ◎ **生後日齢**：若いほど⬆
- ◎ **環境温度**：高いほど⬆
- ◎ **環境湿度**：低いほど⬆
- ◎ 発熱、運動、ラジアントウォーマーの使用、光線療法の施行で増加

仁志田博司 編：新生児学入門　第5版. 医学書院, 東京, 2018：229. 表13-1. より引用

出生後の児の体重減少や細胞外液の喪失には、不感蒸泄量が大きく関与している。児の生理的体重減少の大きな一因は、出生後の細胞外液量の減少である。

● 熱産生・喪失

◎新生児の頸部・肩・脊椎・腎周辺には、褐色脂肪組織があり、脂肪分解による熱産生を行う。

◎新生児の熱は、輻射、蒸散、対流、伝導によって、おもに体表から喪失される。

〈新生児の褐色脂肪組織の分布〉

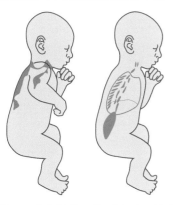

W Aherne, D Hull：The site of heat production in newborn infant. *Proc R Soc Med*, 1964 57(12):1172.

〈新生児の熱の喪失〉

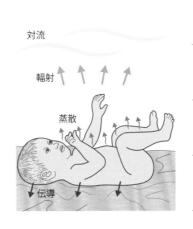

蒸散	皮膚・気道からの蒸散による（不感蒸泄）。出生直後、児を羊水で濡れたままにしておくと、熱の損失が大きくなる
輻射	皮膚温と環境の表面温度との差による。周囲の壁に児が直接触れていなくても影響を受けることがある
伝導	皮膚への接触による。児と接触する物体（例えばシーツなど）により熱が移動する
対流	主に環境温と気流による。体温よりも低い温度の空気の流れで、空気中に児の熱を奪われる

● 原始反射

◎新生児の中枢神経系は発達途上のため、特異的な原始反射がみられる。原始反射は、在胎5〜6か月より発達し、脳の成熟とともに消失しはじめ、高次の神経機構（中脳・大脳皮質）の完成により抑制されていき消失する。

◎原始反射は、みられるべき時期にみられないこと、消失すべき時期に消失しないこと、反射に明らかな左右差があることなどから、中枢神経系の発達および成熟度の評価、異常の診断の手助けとなる。

	時期（月齢）	0	1	2	3	4	5	6	7	8	9	10	11	12
原始反射	吸啜反射													
	背反射													
	緊張性頸反射													
	モロー反射													
	引き起こし反射													
	手掌把握反射													
	足底把握反射													

看護に必要な生理的変化の知識

妊娠期〜産褥期の生理的変化

生理的変化を妊娠期〜産褥期まで比較して見られるようにまとめました

	妊娠期	分娩期	産褥期
バイタルサイン	◉**体温**:妊娠成立後も黄体期にみられる高温を維持するが、妊娠15週ごろから次第に低下する ◉**呼吸数**:不変または増加する ◉**心拍数**:徐々に増加する(妊娠末期は非妊時に比べ+17%) ◉**血圧**:収縮期血圧は妊娠中期に多少低下傾向を示したあと、末期には元に戻る。拡張期血圧は妊娠全経過を通じて低下する。正常な妊娠経過であれば血圧に大きな変化は認められない	◉**体温**:分娩による筋肉労作により0.1〜0.2℃上昇する。分娩直後は一時的に37.5℃を超えることがある ◉**呼吸数**:陣痛発作時に減少し不規則となるが、間欠期に増加する ◉**脈拍数**:陣痛発作時に軽度増加するが、陣痛間欠時には通常に戻る ◉**血圧**:陣痛発作時に5〜10mmHg程度上昇する	◉**体温**:分娩後24時間で37℃以下になる ◉**呼吸数**:変化はない ◉**脈拍数**:通常60〜80回/分だが、胎児循環の消失による心拍出量の減少や腹腔内圧の低下による交感神経の緊張緩和などにより、一過性に40〜50回/分の徐脈をみることがある(産褥徐脈) ◉**血圧**:分娩後は速やかに正常(非妊時の状態)に戻る
体重	**妊娠初期**:つわりのため体重が減少することが多い ◉**体重増加**:子宮・胎児・胎児付属物・乳腺の増大、循環血液量の増加により約20%増加し、妊娠前のBMIを基準に推奨体重増加量を判断する[普通体重(非妊時BMI18.5≦〜<25)では10〜13kgの体重増加量となる]。個人差がある	**分娩による体重減少**:平均5〜6kg 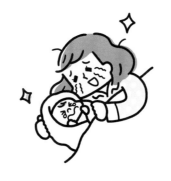	◉**産褥期の体重減少**:約2〜3kg(妊娠中に蓄積された水分の排泄、子宮体の縮小・悪露量、乳汁分泌量、食事・水分摂取量、尿量、発汗、浮腫の程度、日常生活に伴う消費エネルギーの関与などによる)、産褥期の最初の2週間は顕著だがその後の減少度は徐々に小さくなり、およそ5〜6週から数か月で妊娠前の体重に戻る ◉個人差が大きく、分娩後12か月で妊娠前に比べ2〜3kgの体重増加があるとの報告がある
皮膚	**妊娠線**:子宮増大・皮下脂肪沈着の増加により皮膚が伸展することで皮下組織の断裂が起こり、腹壁や乳房・殿部・大腿部に暗赤色の縦線状の線ができる ◉**色素沈着**:乳頭、乳輪、外陰、腹壁正中線にみられる。顔面には肝斑(妊娠雀斑または妊娠性肝斑)やそばかす様がみられる ◉妊娠に伴う高エストロゲン血症の影響と考えられる手掌紅斑やクモ状血管腫を認めることがある	体温の上昇に伴い発汗が著明となる 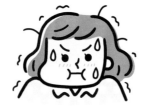	◉**妊娠線**:分娩後は退色し白く瘢痕化する ◉**色素沈着**:多くは分娩後に徐々に消退する ◉手掌紅斑やクモ状血管腫は分娩後に消退する ◉汗腺のはたらきが活発で発汗量が多くなる
呼吸器	**呼吸運動**:(妊娠末期)子宮増大➡横隔膜が挙上➡腹式呼吸から胸式呼吸にかわる、より深い呼吸をするようになる 1回換気量・分時換気量・分時酸素摂取量は増加、機能的残気量は減少 ◉**肺活量**:不変または軽度増加 ◉**酸素需要**:約20%増加	**換気量**:分娩第1期で増大、分娩第2期では努責に伴い約2倍に増加 **酸素需要**:40〜60%増加	◉横隔膜が非妊時の位置に戻るため、胸式呼吸から胸腹式呼吸に戻る ◉残気量は増加、分時最大呼吸量は減少 ◉**肺活量**:若干増加

	妊娠期	分娩期	産褥期
循環器	● **心臓**:子宮増大し横隔膜が挙上するため、左上方前方に移動する ● **循環血液量**:約40%増加(妊娠32〜34週がピーク) ● **心拍出量**:約30〜40%増加(妊娠28〜32週が最大) ● 末梢血管抵抗の減少	● **血液量**:約1.5倍まで増加 ● **心拍出量**:15〜20%増加(特に陣痛発作時には著しく増加)	● **血液量**:3〜4週間で非妊時の血液量に戻る ● **循環血液量**:徐々に低下する
血液	● 赤血球数は増加、血漿量の増加が赤血球の増加を上回るため血液は希釈され粘度は低下する(水血症、ヘモグロビン値は低下する)➡妊娠性貧血になりやすくなる ● 免疫能は抑制傾向。白血球数は増加、Bリンパ球は不変、Tリンパ球数は増加 ● **凝固系**:亢進(血漿フィブリノゲン・第VII・第X因子は増加、アンチトロンビン活性・プロテインS・プロテインCは軽度低下)、血小板数は軽度低下➡妊娠中は血栓症が起こりやすい	● **赤血球数**:約10%増加 ● **ヘモグロビン(血色素)量**:増加 ● **白血球数**:分娩第2期から著しく増加し胎盤娩出直後ピークとなるが、その後急速に減少する ● **凝固能**:亢進、フィブリノゲンは非妊時の約50%増加	● **ヘモグロビン(血色素)量**:分娩後2〜4日まで低下し、7日ごろから改善する ● **白血球数**:分娩後1週間で非妊時に近い状態まで戻り、産後1か月で非妊時の値に戻る ● **血漿フィブリノゲン**:産褥1日に最低値を示すが、産褥3〜4日には分娩前のレベルまで回復する(妊娠中に亢進している凝固能は分娩後もしばらく維持されるため、産褥期も血栓症が発症するリスクがある)➡約1〜2週間で非妊時に近い水準となる
代謝	● **基礎代謝**:胎児の存在により酸素消費量は約20%増加➡基礎代謝率は8〜15%亢進 ● **水代謝**:血漿浸透圧が低下し、水が貯留する ● **糖質代謝**:空腹時血糖は非妊時に比べて軽度低下、食後血糖は高値となる。インスリン分泌も増加するが、それを上回る抗インスリン活性をもつ胎盤性ホルモン(hPLなど)によるインスリン抵抗性の上昇・胎盤でのインスリン分解➡相対的にインスリン不足の状態になる。妊娠末期は末梢のインスリン抵抗性が上昇(胎児へのグルコース供給を円滑にする) ● **タンパク質**:窒素バランスは妊娠とともに増加傾向となる。赤血球・子宮・乳房の増大(約50%)、胎児・胎盤(約50%)で需要量が増加する ● **脂質代謝**:脂肪の分解が亢進し、異化主体の状態に変化➡母体はエネルギー源として脂質の利用率を増加させ、グルコース・アミノ酸を胎児に供給する	代謝が亢進し、エネルギーが消費される	● **糖質代謝**:速やかに非妊時の状態に戻る ● **脂質代謝**:血中脂質濃度は分娩後に低下するが、その速度は脂質の種類で異なる。授乳婦は乳汁中に脂質が分泌されるため、非授乳婦より低下が早い ▶ **リン脂質**:速やかに低下 ▶ **コレステロール**:低下に時間がかかる
消化器	● 妊娠初期につわりがみられる(妊婦の約50〜80%) ● **消化管**:増大する子宮により頭側に圧排される ● 妊娠子宮による胃の挙上・食道括約筋圧の低下➡胃内容物が逆流しやすい➡胸やけ	● 痛み・緊張により食欲が抑制されることが多い ● 分娩開始で交感神経優位➡消化管運動・消化吸収機能の低下➡食物が消化器内に長時間停滞➡嘔吐を誘発しやすくなる	● 腸管の蠕動運動は産褥2週間には元に戻る ● 分娩後は口渇を訴えることが多い ● 食欲は産褥2〜3日は減退するが、速やかに増進する

大丈夫?ちょっと休もう

	妊娠期	分娩期	産褥期
消化器	◎プロゲステロンによる弛緩性便秘、妊娠子宮が大腸を圧迫することによる排出遅滞➡便の水分が吸収されやすい➡直腸性便秘 ◎子宮増大➡下大静脈・骨盤の静脈圧迫➡直腸の静脈が拡張➡痔核になりやすい	◎児頭が直腸圧迫➡便意を催したり排便することがある ◎努責による痔核の悪化・脱肛	◎産褥2〜3日は腸管の緊張低下・腹壁の弛緩・食物摂取の不十分・創痛などにより臥床がちになるため、便秘になりやすい
腎・泌尿器	◎**腎盂・尿管**:やや拡張する ◎**腎血流量**:妊娠初期から増加する(非妊時に比べ約50%増加) ◎**糸球体濾過率(GFR)**:妊娠初期から増加(非妊時に比べ約50%増加) ◎**血清クレアチニン(Cr)値**:低下 ◎尿へのアミノ酸・水溶性ビタミン・ブドウ糖の漏出が増える➡1/6の妊婦に尿糖が検出される ◎プロゲステロンによる膀胱壁・尿管の緊張性が低下➡尿停滞をきたしやすい ◎妊娠末期に子宮の増大による尿管圧迫➡尿の流出障害 ◎妊娠初期は骨盤内で増大する子宮の圧排、妊娠末期は胎児頭部の骨盤内への侵入による圧排➡尿失禁	◎**血清クレアチニン(Cr)・血中尿素窒素(BUN)**:非妊時より低下 ◎**アミノ酸・水溶性ビタミン**:非妊時と比較して大量に排泄 ◎腎機能が亢進し、初期には尿量増加➡発汗などの水分喪失により尿量減少、濃縮尿 ◎過度の労作・血圧の上昇などにより一過性にタンパク尿がみられることがある ◎児頭の下降➡膀胱・尿道の圧迫➡排尿障害を起こすことがある	◎産褥2〜5日目に利尿に傾く ◎**糸球体濾過率(GFR)・腎血流量**:産褥6週までに非妊時の値まで回復する ◎腎盂・尿管の拡張は、産褥2〜8週間で回復する ◎**タンパク尿**:褥婦の40%に認められるが、産褥2日以内消失する ◎分娩時の膀胱・尿道・神経に対する過度の圧迫や進展による膀胱の収縮力の低下、括約筋の一時的な緊張亢進、分娩後の腹圧低下➡一時的な排尿困難や尿閉を起こすことがある(数日〜2週間で改善する)
内分泌	◎胎盤から分泌されるエストロゲン・プロゲステロンによる視床下部−下垂体へのネガティブフィードバックにより、性腺機能は抑制される(排卵を妨げ、性周期停止) ◎**ヒト絨毛性ゴナドトロピン(hCG)・ヒト胎盤性ラクトーゲン(hPL)**:胎盤から分泌される ◎**エストロゲン・プロゲステロン**:妊娠初期は妊娠黄体から産生されるが、妊娠8週ごろからは胎盤で産生されるようになる ◎**プロラクチン(PRL)**:下垂体からの分泌は増加する。分娩後にプロゲステロンとエストロゲンレベルが低下するまで乳汁分泌は開始しない ◎**甲状腺**:妊娠によって甲状腺は軽度肥大化する。甲状腺機能刺激ホルモンには大きな変動はみられない ◎**副腎**:副腎皮質刺激ホルモン(ACTH)の分泌増加➡コルチゾル・アルドステロンの分泌促進	◎**オキシトシン**:子宮筋収縮作用をもつ ◎**プロスタグランジン(PGE₂、PGF₂αなど)**:子宮筋収縮作用をもつ ◎**プロゲステロン**:子宮筋収縮や頸管熟化に抑制的にはたらく ◎**エストロゲン**:子宮筋収縮や頸管熟化に促進的に作用する 	◎胎盤娩出後、胎盤で産生されていたエストロゲン・プロゲステロン・hPL・hCGの分泌は急激に低下する ◎**hPL**:エストロゲン・プロゲステロンの乳汁分泌抑制が外れ、乳汁分泌が開始する。新生児による乳頭の吸啜刺激によって分泌される ◎**オキシトシン**:児の吸啜刺激により分泌される。射乳反射、子宮収縮の促進・悪露の排泄を促す ◎**卵胞刺激ホルモン(FSH)・黄体化ホルモン(LH)**:妊娠中〜産褥初期は低いが、産褥6週ごろに非妊時の値に戻る ◎**産褥性無月経**:プロラクチンの卵巣機能抑制作用により、産後に生理的な無月経が起こる。無月経の期間は授乳の期間が関与する。非授乳婦は分娩後約2か月で月経が再開し、授乳婦は分娩後約3〜4か月で再開するが1年以上の無月経もめずらしくない ◎**授乳性無月経**:授乳婦は一定の期間無月経のことが多い ◎排卵の開始は産後3か月以降であることが多い。産後の初回月経は無排卵性月経のことが多いが、月経前に排卵を認めることもあり、月経をみないまま妊娠する場合がある

	妊娠期	分娩期	産褥期
筋骨格・腹筋	◎**腹直筋離開**：子宮の増大による腹直筋の過伸展により、腹部正中の腹直筋が左右に離開することがある ◎**骨盤**：仙骨・腸骨・恥骨を結ぶ関節は軟化する ◎腹部増大による体形の変化で脊椎の前彎が強くなる。リラキシン・プロゲステロンなどのホルモン分泌の変化により骨盤を支える筋肉・靭帯結合組織の弛緩による支持力低下➡腰痛が起こりやすい（妊娠末期）	※骨産道は「分娩期の解剖生理」を参照（**P.10**）	◎分娩直後は腹壁が弛緩し腹直筋が離開することがある
乳房	◎**乳房**：妊娠8週ごろより増大し、妊娠末期には非妊時の3～4倍の重さになる ◎**乳輪**：第1次乳輪として深い着色性変化や皮脂腺が肥大しモントゴメリー腺を形成する。その周囲に比較的淡い色の第2次乳輪をつくる ◎妊娠12週ごろから水様透明な初乳の分泌がみられることもあり、妊娠中期には乳汁分泌の準備を完了する	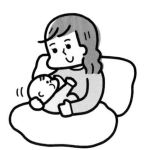	◎プロラクチンの作用により乳汁産生・分泌が開始する ◎**乳汁分泌**：産褥2日ごろに初乳の分泌が始まる➡産褥5日ごろに移行乳➡産褥7～10日に成乳となる。プロラクチン、乳房マッサージなどによる血液循環促進や残乳除去による乳房圧抑制によっても乳汁分泌が促される ◎**児の吸乳刺激**：下垂体後葉からオキシトシンを分泌させる➡射乳を引き起こす ◎**乳頭刺激**：下垂体前葉からプロラクチンの分泌を促す
子宮、腟、外陰部、卵管・卵巣 	◎**子宮**：妊娠に伴い最も大きい変化を起こす。子宮はきわめて柔らかくなり、子宮内容の増大とともに腫大する（末期に4L程度の容量になる）。妊娠初期は着床部分が膨隆して触れる（ピスカチェック徴候）。子宮壁は、妊娠初期にやや厚くなった後、妊娠経過とともに薄く伸びる。妊娠中期以降、軽度収縮が出現し、妊娠末期に向けて頻度が増加する ◎**腟**：腟粘膜は妊娠初期から血管が増生し柔軟になる。色調は子宮腟部とともに妊娠初期の淡い青藍色から妊娠経過とともに紫色へと変色する（リビド着色）。腟壁はひだがより深く、厚く柔らかくなっていく。腟分泌物は増量し乳白色となる。デーデルライン桿菌により酸性（pH3.5～5.5）を示す ◎**外陰部**：大陰唇・小陰唇ともに腫大し、色素沈着を起こす。皮脂腺・汗腺の分泌増加により浸潤しやすくなる。静脈瘤が発生しやすい ◎**卵巣**：充血し、腫脹する（血液・リンパ液の増加により約1.5倍に増大）。hCGの影響で妊娠黄体となる➡妊娠12週以降退行する。性周期が認められなくなり、排卵が停止する ◎**卵管**：延長し、浮腫状になる	◎**骨産道（骨盤・関節・結合・靭帯）**：ほとんど拡張・変形をしない。胎児の通過に抵抗を与える ◎**軟産道**：非常に伸縮性があり、分娩時には娩出力によって伸展・開大され、胎児がそのなかを通過する。胎児の通過に抵抗を与える ◎**子宮下節（子宮峡部）**：分娩時に子宮体部は収縮し、薄く伸びた子宮下節との違いが明瞭となる。子宮体部と子宮下節の境界である解剖学的内子宮口付近は、子宮内面には隆起、外面には溝を生じ輪状となる（収縮輪） ◎**子宮頸部・子宮頸管**：子宮頸部は軟産道のなかで最も通過抵抗が大きい。分娩が円滑に進むためには、頸管が十分に熟化していることが重要 ◎**腟**：児頭下降により容易に開大し、通過抵抗となることは少ない。腟壁は前壁より後壁の方が伸ばされる ◎**外陰・会陰**：外陰は分娩に影響することは少ない。会陰は軟産道の最後の通過抵抗部位で、一般的に経産婦より初産婦のほうが会陰の伸展は不良 ◎**陣痛**：不随意で反復する子宮収縮。分娩陣痛は、疼痛を伴い反復性（発作と間欠）を特徴とする	◎**子宮**：増大していた子宮は縮小し、子宮底は下降する。産褥約2週間で腹壁上からの触診が困難になり、約6～8週間で妊娠前の大きさにまで縮小する。子宮内腔の長さも子宮底の高さの変化に合わせて変化し、産後6～8週間後には60g（妊娠前の重量とほぼ同じ）になる。胎盤剝離の残存組織は凝固壊死に陥り、その崩壊物は血液・リンパ液・粘液その他の創傷分泌物と交じり悪露として排出される。産褥7日前後には内膜の新生が開始されるが、胎盤剝離面の再生は6週以降である ◎**子宮頸部**：急速に縮小し3日後にはやわらかい突起物となり、7～8日後には通常の子宮頸部の形態に戻り、約10日後には子宮口は1cm/1指開大程度になる ◎**腟**：分娩により過度に伸展した腟壁は徐々に回復し、約3週間後には分娩前の状態に戻る。腟粘膜の肥厚・頸管粘膜の産生・その他エストロゲンに依存する変化は、授乳婦のほうが遅れる ◎**外陰部**：分娩後に腫脹がみられるが速やかに消退し、陰裂も24時間後には閉鎖する。会陰裂傷・会陰切開創は1～2週で治癒するが、瘢痕を残す場合がある

胎児期〜新生児期の生理的変化

造血・免疫系

- **胎児造血**：卵黄嚢➡肝臓➡脾臓・骨髄へと移行
- **胎児ヘモグロビン（HbF）**：同じ酸素分圧でもHbFのほうが多くの酸素と結合できる
- **HbFを有する赤血球**：寿命が90日と短い
- **免疫能**：子宮内は基本的に無菌状態のため、抗体産生能が不十分

感覚器

- **聴覚**：妊娠19〜21週までに内耳が完成（音刺激に反応する）
- **視覚**：妊娠27週までに網膜が完成（光刺激に反応する）

循環器系

- 肺循環を必要としない
- **胎児循環の特徴**：静脈管（アランチウス管）、卵円孔、動脈管（ボタロー管）
- **心臓**：妊娠6週までに形成➡妊娠11週頃に基本的な構造がほぼ完成、妊娠16週までに刺激伝達系の機能完成
- **心拍数**：妊娠5〜7週では約100bpm➡妊娠9週頃に160〜180bpm（ピーク）➡妊娠末期には110〜160bpm

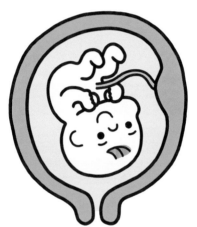

胎児期

呼吸器系

- **肺**：妊娠5〜17週に終末細気管支までが形成される（呼吸器としての機能なし）➡妊娠17〜25週には多少のガス交換が可能、肺は肺水/肺胞水で満たされている
- **サーファクタント**：妊娠28週頃から肺胞内に分泌される➡妊娠30週頃から急激に分泌量増加➡妊娠33週頃には十分分泌され、肺は機能的にも成熟する
- **呼吸様運動**：妊娠11週頃より胎児が胸壁を動かす。肺の発育を促し、肺呼吸の準備として重要

泌尿器系

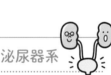

- **腎臓**：胎児期は生命維持に必須ではないが、羊水量の調節には重要
- **妊娠12週**：後腎から尿産生が認められる
- **胎児の腎臓でろ過された尿**：羊水中に排泄され、胎児が飲み込み消化管から吸収され血液循環の一部となる
- **尿産生**：妊娠18週では7〜14mL/日➡妊娠末期では1,000mL/日

運動器

- **妊娠8週頃**：全身浮上運動
- **妊娠10週頃**：四肢の運動
- **妊娠12週頃**：あくび様運動、嚥下運動
- **妊娠16週頃**：眼球運動
- **妊娠23週頃**：活動期と非活動期がみられる

消化器系

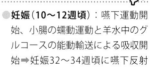

- **妊娠（10〜12週頃）**：嚥下運動開始、小腸の蠕動運動と羊水中のグルコースの能動輸送による吸収開始➡妊娠32〜34週頃に嚥下反射が完成する
- **嚥下した羊水**：ほとんど腸管で吸収される
- **胎便**：腸管内につくられるが、子宮内で排泄しない（ただし、胎児が低酸素状態になった場合、胎便が排出され羊水混濁がみられる）
- **肝臓**：妊娠13週頃に胆汁分泌が始まるが、肝臓でのビリルビン抱合機能は未熟
- **膵臓**：妊娠12週頃にはインスリンが分泌されていることが確認できる

胎児付属物

- **胎盤**：酸素・二酸化炭素のガス交換、代謝産物の排泄、栄養の摂取、妊娠維持に必要なホルモンの産生［ヒト絨毛膜性ゴナドトロピン（hCG）、ヒト胎盤性ラクトーゲン（hPL）、エストロゲン、プロゲステロン］、胎児に不要・有害な物質の通過の抑制（バリアー）
- **卵膜**：細菌に汚染されている外界から胎児・羊水環境を無菌的な状態に保つ、羊膜は羊水を分泌する
- **臍帯**：胎児と胎盤の循環をつなぐ
- **羊水（妊娠期間中）**：温度・圧力などの胎児環境を一定に保つ、外力による衝撃を和らげる、胎児の自由な運動を確保する、分娩中は子宮収縮で胎児・臍帯が直接圧迫されるのを防ぐ、胎児の成熟度・病的状況などの胎児情報の提供

血液・免疫

- 生理的に多血(Ht50〜55%)
- 出生後は成人ヘモグロビン(HbA)へ置き換わる
- ビタミンK依存性凝固因子(II、VII、IX、X)の活性が低い
- 免疫能:新生児は相対的に免疫不全状態のため感染しやすく急速に重症化しやすい。細胞性免疫系よりも液性免疫系が未熟

体温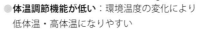

- 体温調節機能が低い:環境温度の変化により低体温・高体温になりやすい
- 褐色脂肪細胞:肩・脊髄・腎臓・首の周囲に存在する。成人よりも多い。重要な熱産生に関与している
- 正期産児の体温(皮膚温):36.5〜37.5℃

感覚器

- 聴覚:出生時には音の聞き取りは可能。音の聞き分け・音の正しい方向を知るのは生後5〜6か月
- 視覚:大まかな色や明るさを感じ、ぼんやりとした形態を見ている(0.02〜0.05程度)、生後6か月頃に視覚機能はほぼ完成(0.1程度)、生後3歳で1.0
- 嗅覚:出生時には鼻粘膜の嗅覚細胞への刺激で感じる
- 味覚:味覚があり、母乳と人工乳を飲み分ける
- 触覚:在胎9週の胎児でも触れられると反応して動いたり、在胎24週の超早産児も出生時から吸啜・把握反射が認められる

呼吸器系

- 第1呼吸:動脈血酸素分圧(PaO_2)の低下、動脈血の二酸化炭素分圧($PaCO_2$)の上昇、pHの低下、皮膚への寒冷刺激などが要因で起こる。経腟分娩の場合は産道で胎児の胸郭が圧迫され、肺水が絞り出される
- 第1呼吸(肺胞が空気で置換される)➡第1啼泣(肺の中の空位分布をより均等にし肺全体を開く)
- 1回換気量が少ない➡呼吸数が多い(40〜60回未満/分)
- 主に鼻から吸い、腹式呼吸、不規則なパターン
- 周期性呼吸(呼吸休止後、再び呼吸を開始する)がみられることがある

循環器系

- 静脈管(アランチウス管)、卵円孔、動脈管(ボタロー管)の閉鎖➡肺循環と体循環が独立し(直列循環)、成人型循環へ移行する
- 心拍数:100〜160回/分
- 血圧:50〜80/30〜50mmHg
- 未熟な児:心拍数は多く、血圧は低くなる

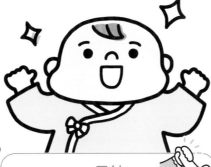

新生児期

代謝・消化器系

- 消化管の機能的な成熟は不十分
- 新生児の血糖は一時的に低下(生後2時間頃が最低)➡新生児の体内に蓄えられた糖の動員により血糖値が上昇
- 脂肪分解・吸収能が低い
- 胃:縦型、噴門部の括約筋が弱い➡胃食道逆流を起こしやすい(吐乳、溢乳が生じやすい)、胃を固定する靱帯が生理的に緩い➡胃の捻転が生じやすい➡腹部膨満や嘔吐
- 胎便は生後24時間以内に排泄➡哺乳が進み移行便➡生後5日頃に普通便
- 生後2〜3日で腸内細菌叢ができる

ビリルビン代謝

- 生理的黄疸:間接ビリルビンが上昇するため、生後2〜3日に皮膚に黄染を認め、生後4〜5日でピークを迎える。原因は、生理的多血症、赤血球の寿命が短い(正期産児で約90日)、肝臓におけるグルクロン酸転移酵素活性が低い、腸肝循環が盛んであるなど

反射

- 原始反射:新生児の中枢神経系はまだ発達途中のため、特異的な反射がみられる(モロー反射、把握反射など)
- あるべき反射がない、消失すべき月齢になっても消失しない、反射に左右差があるなどから、中枢神経の発達や成熟度の評価、異常の診断にも用いられる

姿勢・身体のバランス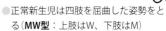

- 正常新生児は四肢を屈曲した姿勢をとる(MW型:上肢はW、下肢はM)
- 頭部は大きい(約4頭身)、胸部に比べ腹部が大きい

機能・水電解質バランス

- 腎臓:未熟で、尿細管機能や尿濃縮力が乏しい➡低・高ナトリウム血症、浮腫、脱水になりやすい
- 排尿:生後24時間以内にみられる、尿量は1〜2mL/kg/時
- 体重に対する水分量の割合が75%と高い(特に細胞外液量は40%と多い)
- 生理的体重減少:生後数日(生後3〜5日前後がピーク)に出生体重の5〜10%の体重減少➡生後1〜2週間で戻る。原因は、細胞外液の減少(不感蒸泄や尿の排出)、栄養・水分の摂取が不十分、胎便の排出など

皮膚

- 出生直後:湿潤でみずみずしい➡皮膚が乾燥し落屑や亀裂が生じることがある
- 胎脂:出生直後〜数日間の頸部・腋窩・鼠径部などに黄白色グリース状の物が付着。皮膚の水分保持、皮膚防御機能の役割がある
- 中毒性紅斑:直径1cm程度の紅斑の中央に丘疹がある。成熟徴候の1つで、自然に1〜2週間程度で消失する
- 蒙古斑:日本人の子どもの約90%にみられる。主に殿部・背中にみられる青色色素性母斑で異常ではなく、ほとんどが成人になるまでに自然消失する

Part1の文献一覧

1. 佐藤達夫 監修：新版からだの地図帳. 講談社, 東京, 2013.
2. 高橋長雄 監修・解説：からだの地図帳. 講談社, 東京, 1995.
3. 越智淳三 訳：解剖学アトラス 第3版. 文光堂, 東京, 1997.
4. 佐藤達夫, 坂井建雄 監修：臨床のための解剖学. メディカル・サイエンス・インターナショナル, 東京, 2013.
5. 坂井建雄 監訳, 小林靖, 小林直人, 市村浩一郎 訳：グラント解剖学図譜 第6版. 医学書院, 東京, 2011.
6. 坂井建雄, 岡田隆夫：系統看護学講座 専門基礎分野 解剖生理学 人体の構造と機能 第10版. 医学書院, 東京, 2019.
7. 荒木勤：最新産科学 正常編 改訂第22版. 文光堂, 東京, 2010.
8. 綾部琢哉, 板倉敦夫 編：標準産科婦人科学 第5版. 医学書院, 東京, 2021.
9. 森恵美 他：系統看護学講座 専門分野II 母性看護学各論 第14版. 医学書院, 東京, 2021.
10. 医療情報科学研究所 編：病気がみえる vol.10 産科 第4版. メディックメディア, 東京, 2018.
11. 古川亮子, 市江和子 編：母性・小児ぜんぶガイド 第2版. 照林社, 東京, 2021.
12. NPO法人日本ラクテーション・コンサルタント協会 編：母乳育児支援スタンダード 第2版. 医学書院, 東京, 2015.
13. 日本新生児成育医学会 編：新生児学テキスト. 東京, メディカ出版, 東京, 2018.
14. 有森直子 編：質の高い周産期ケアを追及するアセスメントスキルを習得 母性看護学II 周産期各論 第2版. 東京, 医歯薬出版, 2020.
15. 仁志田博司 編：新生児学入門 第5版. 医学書院, 東京, 2018.
16. 森恵美 他：系統看護学講座 専門分野II 母性看護学各論 第13版. 医学書院, 東京, 2020.
17. 小林康江, 中込さと子, 荒木奈緒：ナーシング・グラフィカ 母性看護学② 母性看護の実践. メディカ出版, 東京, 2019.
18. 村本淳子, 髙橋真理 編：ウイメンズヘルスナーシング 周産期ナーシング 第2版. ヌーヴェルヒロカワ, 東京, 2014.
19. 内山聖 監修：標準小児科学 第8版. 医学書院, 東京, 2013.
20. 武谷雄二 他 監修：プリンシプル産科婦人科学 2産科編 第3版. メヂカルビュー社, 東京, 2018.
21. 小林康江, 中込さと子, 荒木奈緒 編：ナーシング・グラフィカ 母性看護学② 母性看護の実践 第2版. メディカ出版, 東京, 2022.
22. 我部山キヨ子, 武谷雄二 編：助産学講座 助産診断・技術学II[1] 妊娠期 第6版. 医学書院, 東京, 2021.
23. 我部山キヨ子, 藤井知行 編：助産学講座7 助産診断・技術学II[2] 分娩期・産褥期 第6版. 医学書院, 東京, 2021.

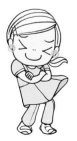

Part 2

母性看護過程の
基礎知識

母性看護過程で必要となる視点や
アセスメントのポイントをまとめました。

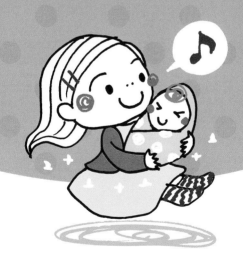

CONTENTS

♥母性領域の看護過程の特徴

看護過程、看護診断とは

看護過程とは何か、おさらいしましょう

● 看護過程とは

　看護師が患者さんへの適切な看護を展開するためには何が必要でしょうか。まずは患者さんの情報を収集し、その情報を丁寧に分析し、必要なケアを提供すると思います。この一連の流れを表すことが看護過程だと考えてください。

　看護過程には看護の知識（理論・看護学・基礎となる看護概念）が必要で、**アセスメント、診断、アウトカムと介入の計画、実施、評価**が含まれます（**表1**）。

　アセスメントを行う目的は、「人（患者）とその人の経験を知り、患者の懸念事項を正確に特定し、最も望ましい患者ケアのアウトカム達成を目的に、看護介入を実践するため」[1]です。

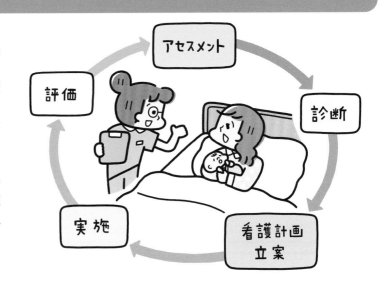

表1 看護過程の要素

アセスメント	●「情報（データ）の収集」と「情報の解釈と分析」が含まれる ●「情報の収集」は、診療録（カルテ）や看護記録、患者やご家族への面接や観察で得た情報を記載する ●「情報の解釈と分析」は、看護介入をするために情報から意味を引き出すこと ●情報は、Sデータ（主観的情報）、Oデータ（客観的情報）に分けて記載する
診断	●看護介入を必要とする事項を決定し、原因や関連する事項とともに問題を明確化し、その優先順位を決定し「診断リスト」を作成する ●学校によっては関連図で図式化して整理する ●「看護診断」ではNANDA-Iのものがよく用いられるが、母性領域では日本助産診断実践学会が編集しているマタニティ診断を用いることもある
アウトカムと 介入の計画 （看護計画立案）	●アウトカム（期待される成果）の設定と、看護介入の選定が含まれる ●アウトカムには、看護介入の結果、患者さんにどのような行動や反応がみられたらよいかを表現する ●アウトカムを設定したら、それを達成するための看護介入を選択する。O-P（観察計画）、C-P（ケア計画）、E-P（教育計画）に分けて記載する
実施	●看護計画に基づいて看護介入を行う ●実施した内容は評価できるように経過記録に記載する
評価	●実施した結果、アウトカムに向かっていたかを評価する ●評価した結果、計画を続行するのか、修正する必要があるのかもアセスメントし、プランに反映する

● 看護診断とは

看護診断とは、「個人・介護者・家族・集団・コミュニティの健康状態/生命過程に対する人間の反応、およびそのような反応への脆弱性についての臨床判断」[2]です。看護診断を正確に行うには、看護学や看護理論の基礎をなす概念の知識の応用が必須です。

看護診断は問題・潜在するリスク・強みに焦点を当て、3つの型に分類されます（**表2・図1**）。

表2　看護診断の種類	
問題焦点型看護診断 （Problem-Focused Nursing Diagnosis）	個人・介護者・家族・集団・コミュニティの健康状態/生命過程に対する**好ましくない人間の反応**についての臨床判断
リスク型看護診断 （Risk Nursing Diagnosis）	個人・介護者・家族・集団・コミュニティの健康状態/生命過程に対する好ましくない人間の反応の発症につながる、**脆弱性**についての臨床判断
ヘルスプロモーション型看護診断 （Health-promotion Nursing Diagnosis）	ウェルビーイングの増大や人間の健康の可能性の実現に関する**意欲と願望**についての臨床判断。反応は特定の健康行動強化へのレディネスとなって現れ、どのような健康状態でも使うことができる

T.ヘザー・ハードマン，カミラ・タカオ・ロペス，上鶴重美 原書編集，上鶴重美 訳：NANDA-I看護診断 2021-2023 原書第12版．医学書院，東京：55．より作成

『NANDA-I看護診断2009-2011』では、ウェルネス型看護診断（wellness diagnosis）は「促進準備状態にある個人・家族・地域の安寧のレベルに対する人間の反応を述べている」と説明されています。その後、『NANDA-I看護診断2012-2014』からは、ヘルスプロモーション型看護診断として表され、ウェルネス型看護診断を含んでいるとされています

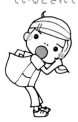

図1　タイプ別看護診断の相関図

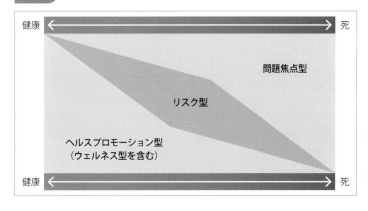

健康　　　　　　　　　　　　　　　　　死

問題焦点型

リスク型

ヘルスプロモーション型
（ウェルネス型を含む）

健康　　　　　　　　　　　　　　　　　死

日本助産診断・実践研究会 編：マタニティ診断ガイドブック 第5版．医学書院，東京，2015：3．より転載

母性看護過程の特徴

母性の看護過程ならではの特徴をおさえておきましょう

● 母性看護過程のポイント

看護学生のみなさんが母性看護学実習で看護過程を展開する際、よく口にすることが3つあります。1つめは**母児の両方**をどうアセスメントしたらよいのか、2つめは**ウェルネスの視点**で考えるとはどういうことなのか、3つめは**受け持ち期間（母児の入院期間）が短くて変化が早く**対象をとらえきれない、ことです。これらの疑問・不安を解決するため、まず母性看護過程の特徴を振り返ってみましょう。

母性看護学実習の対象者の多くは、正常な産褥期・新生児期の経過をたどっている母児です。病院に入院している他領域の患者さんと違い、産科に入院している母児の多くは分娩のためで病気ではありません。そして、看護者にとっては入院している産婦さんや褥婦さん、そのご家族と幸せな瞬間を共有し、「おめでとうございます」と言えるところでもあります。

だからといって、産婦・褥婦の状態は非妊時とまったく同じではなく、すべての褥婦・新生児が問題なく過ごせるとはいえません。産褥期・新生児期の経過を順調に送れていると思っていたのに、何か問題が生じてしまうこともあります。

このような対象者の特徴から、母性看護過程のポイントを次ページにピックアップしてみます。

なお、本書の「Part3　正常な褥婦・新生児の看護過程の展開」（**P.33**）以降では、『NANDA-I看護診断　定義と分類2021-2023』や『マタニティ診断ガイドブック　第6版』の看護診断を参照しながら検討していますが、どちらの看護診断にも当てはまらない場合は問題因子をそのままピックアップしてもよいでしょう。

母性看護過程のポイント

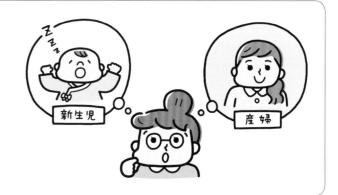

ポイント1

●妊婦・産婦・褥婦と胎児の状況を同時に把握しアセスメントする（**母児の相互関係を考える**）。そのため、ヘンダーソンなど既存の看護理論を用いて看護過程を展開することが難しい場合がある

〈アセスメント内容〉
- ▶妊婦・産婦・褥婦（身体的・心理的・社会的変化）
- ▶胎児・新生児（健康状態、発育状態）

ポイント2

●**経時的な経過を考える**（妊娠期・胎児期→分娩期→産褥期・新生児期）

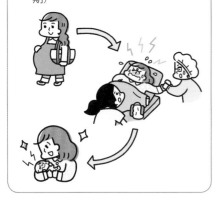

ポイント3

●産褥期・新生児期が順調に経過している場合、看護診断は**ウェルネスの視点**で考える

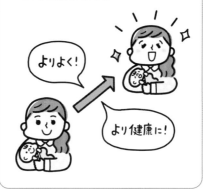

よりよく！

より健康に！

ポイント4

●**身体面・心理面・社会面の関連を**みる（これは他領域の実習にも通じるポイント）

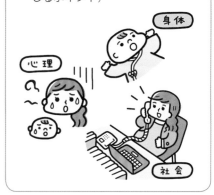

身体

心理

社会

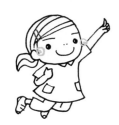

「ウェルネスとは、より高いレベルの生活機能に向けた絶えまない変革のプロセス」であり、変革とは①変化、②成長、および③システムの健全性を保つエネルギーのバランス、の3つを指します[6]

正常な産褥期・新生児期経過をたどっている場合、母児ともに経過が順調でよりよい状態で退院でき、退院後に育児や家族再構成がスムーズに行えることが重要であり、産褥期は"産褥経過が順調に進む"、"新生児期は子宮外生活が順調に進む"ことが大目標となります

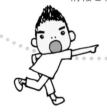

情報収集

受け持ち褥婦・新生児のアセスメントを行うためには、まず情報収集を行います。情報は**産褥期・新生児期**だけではなく、**非妊時や妊娠期・胎児期から分娩期までの継続的な情報**や、夫やその他の家族との関係性を含めた**退院後の育児に関する情報**の収集が必要です。周産期における具体的な情報については、Part 2「妊娠・分娩・産褥・新生児期のデータ収集とチェック項目」（**P.29**）をご覧ください。ただ、正常な周産期の経過を過ごしている場合、すべてのチェック項目の情報があるわけではありませんので、適宜、必要な情報を判断して収集する必要があります。

母性看護学実習で褥婦さんを受け持つとわかると思いますが、褥婦さんはとても忙しく、ゆっくりと休息をとることが難しくなります。他領域での実習のように、「これからベッドサイドで褥婦さんとコミュニケーションをとろう」と構えるのではなく、**褥婦さんの授乳や育児のときのちょっとした発言をとらえたり、ほかのケアを行う際に褥婦さんに聞いてみたりして情報を収集する**とよいでしょう。

新生児とは言語的コミュニケーションをとることはできませんが、**よく観察することで把握できる情報**がたくさんありますので、観察眼を磨いていきましょう。

解釈と分析

収集した受け持ち褥婦・新生児の情報を、**知識と照らし合わせて丁寧に分析していく**のがアセスメントです。注意しなければならないのは、S・O情報を文章化することはアセスメントではないということです。

また、アセスメントは長く書けばよいのではありません。この状態が正常なのか異常なのか、また現在は正常であっても今後異常となりえるようなリスク因子をはらんでいるのかを予測し、異常とならないように予防するにはどうしたらよいか、その判断と看護介入の根拠をまとめることが重要です。

関連図

関連図にはすべての情報を載せるのではなく、**アセスメントで気になる（問題と思われる）点とそれに関連する因子をピックアップ**していくようにしましょう。

例えば、Part 3の事例1（Aさん）は母乳哺育を希望しており、人工乳の追加は行っていないため、母乳量と児の哺乳量は同じになります。そのため、事例1の関連図では、母乳分泌量と哺乳量という関連性を考えつつも対象者によって診断や目標が違う（＝視点が異なる）ことを理解しやすくするため、あえてオレンジ色の囲み（母児ともに問題）で示してあります。

一方、事例3（Jさん）は混合哺育（できるだけ母乳をあげたい）が希望で、母乳と人工乳の両方を児に与えています。そのため、母乳分泌量と児の哺乳量は同じではありません。

看護診断

　母性看護実習で看護診断を挙げるとき、**母児の状態を切り離してアセスメントができない**ことがあるため、特に母児の相互関係が影響するような母乳哺育などの問題に対する診断が難しく、統一した見解を提示することができない場合があります。

　Part3の事例では、NANDA-Iやマタニティ診断ガイドブックの看護診断を参照しながら検討していますが、どちらの看護診断にも当てはまらない場合は問題因子をそのままピックアップしてもよいでしょう。

　また、Part3の事例1（Aさん）のように、母児ともに共通する母乳哺育に関する問題の場合、対象者がAさんと児のどちらかなのかによって目標が変わってくることも考え

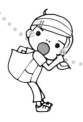

ていきましょう。

　そのほかに、受け持ち褥婦・児のアセスメントをいつの時点で行ったかによって、看護診断が異なります。例えば、事例1（Aさん）と事例2（Tさん）さんは産褥/生後3日ですので、退院に向けた視点で考えることが重要です。一方、事例3（Jさん）は産褥/生後1日とはいえ分娩後24時間以内であるため、分娩による影響を踏まえた産褥経過・新生児経過を判断していかなければなりません。

　そのため、経時的な看護過程の展開についてより理解を深めたい方は、**受け持ち時の産褥/生後日数で診断に挙げる問題や優先度がどう違うのか考えてみてください。**

看護計画

　看護診断から長期目標と短期目標を立て、目標を達成するための看護介入を設定します。ここでも、**褥婦と新生児の関連を考えることが大切**です。

実施

　目標を達成するために、計画した看護援助を行います。褥婦への看護ケアは成人看護学実習での受け持ちのように実施することができますが、新生児への看護ケアには新生児への直接的

なケアに加え、褥婦（児の母親）への教育（新生児に教育はできないため）といったケアを実施することもあります。

評価

　実際に自分が行った看護援助だけでなく、計画を立てたが他の学生または教員・指導者が行った看護援助についても、**褥婦・新生児の状況や反応を見ながら目標に達しているのか**を評価します。

　目標に対し、実施した看護援助が不十分であった場合は、何が問題だったのかを振り返り、改めて看護計画や実施の見直しを行います。

＊

　看護過程の展開は一度行ったら終わりではありません。例えば、産褥/生後日数や受け持ち母児の状況により、注意する視点や優先順位が変わることもありますので、随時アセ

スメントをし直して、そのつど適切な看護診断や看護計画を立て、実施した後に評価していく必要があります（**図2**）。

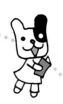

図2　循環的な看護過程の段階

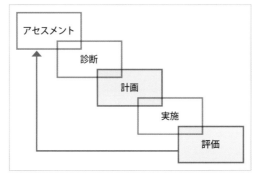

ロザリンダ・アルファロールフィーヴァ 著，江本愛子 監修：基本から学ぶ看護過程と看護診断　第7版，医学書院，東京，2012：13．図1-5．より引用

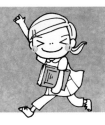

妊娠・分娩・産褥・新生児期のデータ収集とチェック項目

母性看護過程を展開するときに重要となる知識の整理として、
どのようなデータを収集したらよいのか、簡単にチェックできる項目を確認してみましょう

妊娠期 分娩期・産褥期・新生児期につながる重要な情報

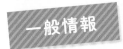

基礎情報

- 年齢
- 体格：身長、非妊時体重、非妊時のBMI
- 既往歴・現病歴：治療状況、内服の有無
- 嗜好品
- 非妊時のバイタルサイン
- 血液型、感染症の有無

〈産科で必要となる特徴的な情報〉

月経歴
- 初経年齢
- 月経周期日数、持続期間、月経血量
- 月経前緊張症や月経随伴症状の有無

産科歴
- 妊娠回数、分娩回数
- 現在生存している子どもの数
- 不妊治療の有無など

心理状態
- 妊婦の性格特性：神経質、自己中心的、依存的など
- 人格的成熟度、知的理解度の程度
- 自己像・自尊感情：自分の能力や行動に対する自信と関連

社会状況
- 経済状況　勤労の有無
- 在日外国人の場合：サポート資源、母国の文化との違い

夫婦・家族関係
- 婚姻状況（既婚、未婚、離婚）
- 婚姻の有無、初婚・再婚、結婚年齢、同居の有無、近親婚の有無
- 配偶者・パートナーとの関係
- 同居家族の有無（両親、上の子どもなど）
- 家族のサポート体制（キーパーソン）

胎児の状態
- 胎児の数、胎位・胎向　子宮内での発育状態
- 母体の子宮底・腹囲の計測値
- 超音波エコー所見、NST*所見、BPS*所見
- 胎盤の付着部位　胎動の有無
- 奇形など異常の有無

セルフケア行動
- 栄養摂取、体重管理
- 姿勢・ADL*
- 運動／睡眠・休息
- 排泄
- 清潔、衣類・靴
- 性生活

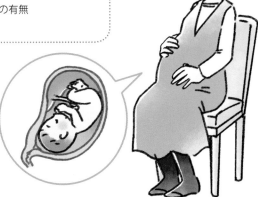

妊娠による身体の変化
- 最終月経　バイタルサインの変動の有無
- 血液検査、尿検査
- 腹部の変化：子宮底の高さ・形（子宮底と腹囲の測定値）、妊娠線の有無
- 乳房：乳房と乳頭の大きさ・型、モントゴメリー腺、初乳の有無
- 下肢：浮腫の有無、静脈瘤の有無
- 外陰部：リビド着色、腟粘液の量・性状、子宮頸部の形状・硬度・長さ
- 合併症や異常の有無
- マイナートラブルの有無、程度

- 妊婦と胎児の状況は一緒に把握する
- 経時的な経過を追ってみる
- 身体面・心理面・社会面の関連をみる

〈特定妊婦に当てはまるものがないかどうか要注意！〉

社会状況
- 妊娠・出産に関連した手続きの情報の有無、理解度
- サポートシステム：夫・家族、里帰りの有無、職場や社会システム
- 被虐待歴・虐待歴、夫婦の不和・対立、DVを受けている

心理・育児準備行動
- 計画妊娠かどうか
- 母親・両親学級の参加の有無
- 妊娠期の受診行動
- 母子健康手帳の活用状況
- 母乳哺育の希望　育児用品の準備
- 妊娠の受容：ボディイメージの変化の受け入れなど
- バースプラン

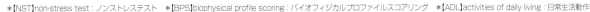

*【NST】non-stress test：ノンストレステスト　*【BPS】biophysical profile scoring：バイオフィジカルプロファイルスコアリング　*【ADL】activities of daily living：日常生活動作

分娩時の状況

- 分娩時週数
- 分娩様式：自然分娩、人工分娩
- 分娩所要時間
- 分娩時出血量
- 胎児付属物の状態
- 立ち会いの有無
- 異常の有無

●胎盤：形、大きさ、重さ、分葉の状態、副胎盤／欠損／石灰沈着／白色梗塞／凝血の有無
●卵膜：色、裂口部位、質（強さ、脆弱さ）、欠損／黄染の有無
●臍帯：色、直径、長さ、血管の数、臍帯付着部位、結節／着色の有無
●羊水：色、量、混入物／混濁の有無、臭気

分娩の3要素はどうか
確認することが重要！

1 娩出力
（陣痛、腹圧）

2 産道
（骨産道、軟産道）

3 娩出物
（胎児および胎児付属物）

母体の状態

- バイタルサイン
- 産痛の程度、部位
- 異常の有無
- 会陰切開または会陰裂傷の有無
- 疲労の程度
- その他：脱肛など
- 心理・社会面

セルフケア能力

- 水分・栄養
- 排泄
- 休息・睡眠
- 清潔

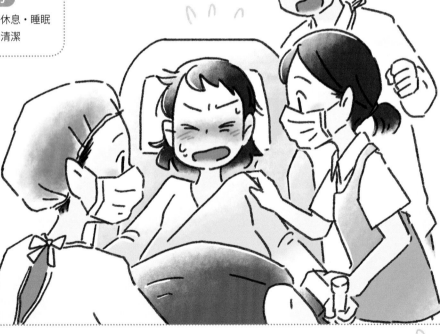

胎児の状態

- 胎児の健康状況（NST所見など）
- 胎児の発育状況（胎児発育曲線など）
- 分娩ストレスへの適応状況（胎児機能不全の有無）

出生時の児の状態

- アプガースコア
- バイタルサイン
- 出生時の計測所見（体重、身長、頭位、胸囲）
- 奇形など異常の有無

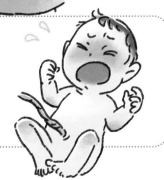

一般状態とセルフケア能力

- バイタルサイン
- 体重の変動
- 採血結果
- 栄養
- 嗜好品
- 休息・活動
- 清潔
- 排泄
- 不快症状の有無
- 服薬の有無、効果・副作用
- 産褥期の異常（産褥熱など）

心理状態

- ルービンの3段階（受容期、保持期、解放期）
- マタニティブルーズの症状の有無
- 産後うつ病のリスクの有無など

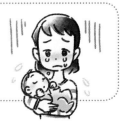

愛着形成・育児行動

- 母親の児の受容・児との愛着形成
- 父親の児の受容・児との愛着形成
- 出産体験の受容
- 育児に関する知識・技術
- 母子同室
- **育児支援状況**：夫・パートナー、父母、きょうだいなど、里帰りの有無
- 社会支援の情報収集、活用の状況（新生児家庭訪問事業など）
- 家族計画

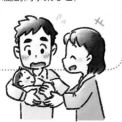

退行性変化：子宮復古

- 子宮底の高さ・硬度
- 悪露の性状・量・におい
- 後陣痛の有無

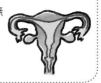

進行性変化

- 乳房の大きさ・型
- 乳頭の大きさ・型・柔らかさ
- 乳汁の産生・分泌状態
- 乳管の開口数・太さ
- **乳汁の出かた**：プチ、タラリ、タラタラ、射乳
- 乳房の緊満度
- 授乳回数・授乳間隔
- 母乳分泌量（母乳哺育の希望）
  - ▶**抱きかた**：縦抱き、横抱き、フットボール抱きなど
  - ▶経産婦の場合、前回の母乳哺育状態

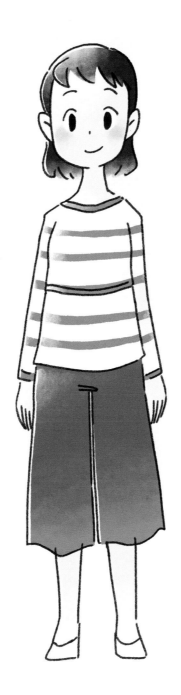

Point

産褥期のアセスメントでは、入院中だけではなく退院後の生活（育児環境など）にも目を向けたアセスメントが大切です

出生時状況

- 在胎週数
- 出生時の体重、身長、頭囲、胸囲（在胎期間別出生体重・身長標準曲線に照らし合わせてみる）
- **出生時状況**：アプガースコア、臍帯血ガス、バイタルサイン

母子健康手帳に記載される出生時の児の状態は、性別・数、計測値は出生時の体重・身長・胸囲・頭囲、特別な所見・処置です

栄養状態

- **栄養方法**：母乳哺育、人工哺育、混合哺育
- 哺乳意欲、吸啜力、吸啜反射、乳首の含み方、哺乳回数・哺乳量

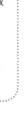

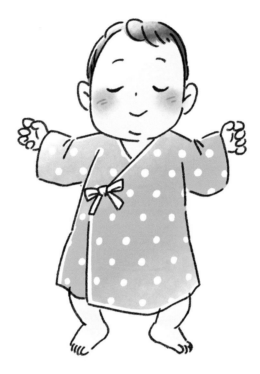

一般状態

- バイタルサイン（特に呼吸）
- **身体のバランス・姿勢**：普通はMW型
- 皮膚の変化
- 臍帯の状態（乾燥、出血、においなど）
- 原始反射
- **発育の状態**：デュボヴィッツ（Dubowitz）法
- 感覚機能（特に聴覚）
- 排泄
  - ▶初回排尿、尿の回数/日、量、性状
  - ▶初回排便、便の回数/日、量、性状
  - ▶便秘・下痢の有無
- 生理的体重減少
- 生理的黄疸
  - ▶クラマー（Kramer）の黄疸進行度（5区域での観察）
  - ▶経皮的ビリルビン濃度測定法
  - ▶血液検査：血清総ビリルビン値（TB[*]）、アンバウンドビリルビン値（UB[*]）
- 活気の有無
- 嘔気・嘔吐の有無
- 奇形の有無
- **個性**：夜泣き、落ち着かないなど

保育環境

- 室温、湿度
- 母子同室／異室
- **清潔**：沐浴／清拭／ドライテクニック、おむつ交換（おむつの種類）
- **安全**：母児標識の装着

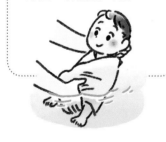

その他

- 新生児マススクリーニング（先天性代謝異常）の検査
- 聴覚スクリーニング検査
- K₂シロップの内服

*【TB】total bilirubin　*【UB】unbound bilirubin

引用・参考文献

1. T. ヘザー・ハードマン，上鶴重美，カミラ・タカオ・ロペス 原著編集：NANDA-I看護診断　定義と分類　2021-2023　原書第12版. 医学書院，東京，2021.
2. T. ヘザー・ハードマン 編集，日本看護診断学会 監訳，中木高夫 訳：NANDA-I看護診断　定義と分類　2009-2011. 医学書院，東京，2009.
3. ロザリンダ・アルファロ-ルフィーヴァ 著，江本愛子 監修：基本から学ぶ看護過程と看護診断　第7版. 医学書院，東京，2012.
4. 日本助産診断・実践研究会 編集：実践マタニティ診断　第5版. 医学書院，東京，2015.
5. 日本助産診断実践学会 編集：実践マタニティ診断　第6版. 医学書院，東京，2020.
6. Karen M. Stolte 著，小西恵美子，太田勝正 訳：健康増進のためのウェルネス看護診断. 南江堂，東京，1997.

正常な褥婦・新生児の看護過程の展開

Part 3では、正常な褥婦・新生児の看護過程の展開について学ぶため、3事例を提示しています。
どの事例も母児ともに正常な産褥経過・新生児経過をたどっているため、
ウェルネスの視点でみていきますが、
そのなかでもアセスメント時の状況から今後問題となりそうなリスクはないか、
よりよい状態になるためにはどうすればよいのかを考えてみましょう。
Part2でおさえた看護過程のポイントも意識してみていきましょう。

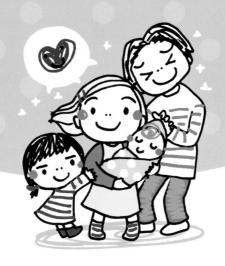

CONTENTS

正常分娩の初産婦・新生児の看護過程の展開

執筆 古川亮子

看護の視点

褥婦の退行性変化と進行性変化が順調であるか、児の子宮外生活への適応が順調であるかみていくよ。初産婦さんは母乳哺育や育児技術について不安があるので、退院後の生活・育児がスムーズに進むよう援助しよう。

この事例のキーワード

- 正常分娩
- 初産婦
- 母乳哺育
- 育児技術獲得
- 生理的黄疸

まず対象をとらえよう!

事例紹介

【氏名・年齢・性別・体格】
Aさん・29歳・女性。身長158cm、非妊時体重50.0kg、非妊時BMI*20.0。

【既往歴・現病歴】
特になし。

【産科歴】
なし(1妊0産)(**表1**)。今回の妊娠は計画的。不妊治療なし。

【血液型・感染症・血液データ】
A型Rh(＋)、感染症なし、妊娠期の血液検査に問題なし。
妊娠末期の血液検査結果：RBC*390×10⁴/μL、WBC*8,700/μL、Plt*20×10⁴/μL、Hb*12.0 g/dL、Ht*35%。
夫の血液型はO型Rh(＋)。

【心理状態】
どちらかというと真面目でやや心配性な性格。大学を卒業しており、理解力は問題ない。これまで赤ちゃんや小さい子どもに触れた経験がほとんどない。

【夫婦・家族関係】
- 既婚(初婚同士、結婚3年目)。核家族(夫と2人暮らし)。夫は32歳、健康。夫婦関係は良好。出生した児は夫婦にとって第1子。
- 実家は車で30分くらいのところにあり、実父は会社員(常勤)、実母はパートタイムで働いている。3歳年上の兄は独身で、会社員として他県で生活している。退院後は実家に1か月程度里帰りし、実母の手助けを受ける予定。
- 出生した児は両家にとって初孫で、両家の両親とも児の出生をとても喜んでいる。

【社会状況】
- Aさんは会社員(常勤)で勤務しており、現在産休中。育児休業は1年程度とる予定。
- 夫は会社員(常勤)で勤務し、退院後は1週間程度仕事を休み育児に協力してくれる予定。

【妊娠期から入院までの経過】
妊娠7週で妊娠を診断され、マイナートラブル(妊娠初期のつわり、妊娠末期の下肢の浮腫)が軽度みられたものの経過は順調であった。胎児発育・健康状態も、超音波所見などから良好であった。妊娠40週1日1：00から規則的な子宮収縮がみられ、3：00に子宮収縮が8〜10分間隔になり産科病棟を受診し、陣痛発来のため入院となった。

【分娩経過】
- 妊娠週数40週1日、自然分娩、夫立ち会い分娩(夫婦の希望)、分娩所要時間12時間00分、分娩時出血量380mL、会陰部左側切開あり。
- 児は女児、出生時体重3,050g、アプガースコア9点/10点、臍帯血ガスpH 7.30、身長49.0cm、頭囲33.0cm、胸囲32.0cm、外表奇形なし、生後30分以内に点眼済み。
- 胎児付属物の異常なし。
- ▶**胎盤**：シュルツェ様式で娩出500g、石灰沈着・白色

梗塞・欠損なし。

▶ 臍帯：動脈2本・静脈1本、長さは55cm、太さは1.3cm、臍帯巻絡・着色なし。

▶ 卵膜：3枚あり、欠損・着色なし。

▶ 羊水：混濁なし。

学生の受け持ち

看護学生がAさんを受け持ったのは産褥/生後1～4日で、産褥/生後3日に産褥期・新生児期の看護過程を展開した。

1 現在にいたるまでのアセスメント

妊娠期～産褥期までの継続した流れを踏まえて母児両方のアセスメントを行います

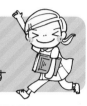

① 一般状況・妊娠期・分娩期のアセスメント

一般状況

〈年齢・性別・体格〉〈既往歴・現病歴〉〈血液型・感染症・血液データ〉

● 若年齢または高年齢妊婦でもなく、非妊時の体格も普通であり、血液型・感染症のデータ上でも問題ないことから、周産期のリスクは低いと考えられる。

〈産科歴〉〈心理状態〉〈夫婦・家族関係〉〈社会状況〉

● 夫婦関係は良好で、今回の妊娠は計画的であり妊娠の受け止めもよいと思われる。しかし、初妊婦であり、これまで新生児や子どもとかかわりをもった経験がないことや、まじめでやや心配性な性格であることから、育児への不安が強くみられる可能性もあるので注意が必要である。

● 退院後は実家に里帰りし、実母の手助けを受ける予定であるが、実母はパートタイムで働いているため、どの程度産後サポートを得られるのか退院前に確認する必要がある。また、夫も退院後1週間は実母とともに育児をサポートしてくれるため、実母との役割分担も検討しておくとよい。

● 夫婦ともにフルタイムの会社員であり、出産・育児に関する経済的な問題の可能性は少ないと考えられる。現在産休中であり、今後1年程度育児休業を取得予定である。出産育児一時金など必要な手続きについて確認をする必要がある。

妊娠期

● 妊娠経過は、Aさんおよび胎児の両方とも順調であった。妊娠期にマイナートラブルがみられたが、産褥期においても浮腫がみられる可能性もあるため確認する必要がある。

分娩期

● Aさんは正期産で、分娩所要時間は初産婦の平均時間内、分娩時出血量も正常範囲内、出生時の児も仮死出生ではなく、胎児付属物の異常や奇形もなく無事に自然分娩を終了できており、産褥期に影響を及ぼすと思われる因子はない。

● 夫は分娩に立ち会っており、産褥期には分娩時の夫婦の協力などを含めた分娩の振り返りを行い、児への愛着形成や夫の育児参加への影響を確認する必要がある。

● 児は正期産児、AFD*児で出生しており、子宮内での発育は良好であったといえる。また、アプガースコアや臍帯血ガスの結果から、分娩ストレスも胎児が耐えうるものであったといえ、子宮外生活への適応に悪影響を与える因子はみられない。

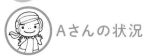 Aさんの状況

一般状態とセルフケア能力

S（主観的データ）	O（客観的データ）	解釈と分析
●「体調は特に変わりません」	●バイタルサイン（産褥1～3日）：体温36.2～36.4℃、脈拍数70～78回/分、血圧128/72～132/78mmHg ●産褥3日の血液検査：RBC 370×10^4/μL、WBC 9,500/μL、Plt 28×10^4/μL、Hb 11.5 g/dL、Ht 33%、CRP 0.3 mg/dL ●産褥3日の尿検査：尿蛋白（－）、尿糖（－） ●浮腫なし	●バイタルサイン、血液・尿検査の結果より、全身状態は安定していると考えられる。
●「お産が終わっても、思ったより体重は減らないんですね」 ●「食欲は少しずつ出てきました。もともと、あまり水分を摂らないほうです」	●出産後の体重減少は4.8kg ●産後の病院食は産褥2日よりほぼ全量摂取、間食なし。水分摂取は約500mL/日 ●嗜好品：夫婦とも喫煙なし、Aさんは妊娠してからアルコールを摂取していない。カフェインも妊娠中からほとんど摂取せず	●妊娠末期にみられていた浮腫は改善されている。 ●産褥初期の体重減少は4～6kg程度といわれており、Aさんの分娩後の体重減少は適切であるといえ、育児などの活動により今後は少しずつ減少していくと予測される。妊娠中に増加した体重は、分娩後5～6週間から数か月で非妊時体重に戻るといわれているが、過度の栄養摂取により、今回の妊娠によって増加した体重が非妊時の状態に戻らない可能性もあることを説明することが必要かと思われる。 ●栄養は必要量摂取できているものの、母乳哺育のために水分摂取を増やしたほうがよいため、指導する必要がある。児に影響するような嗜好品の摂取はなく、問題はない。
●「赤ちゃんが隣にいると、大丈夫かなって心配になったりして、まだぐっすりと眠れません。それに、授乳とか食事とかしているとあっという間に時間が経ってしまっています」	●産褥1日より母子同室開始。夜間は2～3時間ごとに授乳している。授乳の間にウトウトしているが熟睡感なし。顔色やや不良、疲労感あり	●初産婦でもあり、育児行動の合間にうまく休息をとることができておらず、疲労が蓄積していると考えられる。疲労が蓄積しすぎることで心身ともに産褥経過に悪影響を及ぼすため、動静の状況と疲労の程度、Aさんの希望を確認し、適宜、児を預かり休息を促すことも必要かと思われる。
	●産褥1日よりシャワー浴を開始し、衣類は自分で交換している。排泄時は温水洗浄便座を使用し、ナプキン交換を行っている	●清潔保持はセルフケアできており、産褥熱など感染の誘因を防げている。
●「昨日お通じが出てほっとしました。妊娠前も妊娠してからも便秘になったことがなかったので、1日出ないだけでもちょっと苦しかったです」	●分娩後より尿意があり、4～5回/日排尿している。残尿感なし。排便は産褥2日でみられ、腹部膨満感はなし	●排泄状況は子宮復古にも影響を及ぼすため注意が必要だが、排泄（排尿、排便）はスムーズに行われており問題ない。排便により会陰縫合部が開くことがないことを説明し、不安を軽減する。
●「（会陰部の）傷は痛いですが、少しずつよくなってきました。でも、お通じするとき、傷が開かないかどうか心配です」	●会陰切開・縫合部の腫脹・発赤・浮腫なし。創部痛があり、鎮痛薬を頓用で内服中	●会陰縫合部は問題なく、創部痛はあるものの鎮痛薬の内服で疼痛コントロールができている。

退行性変化：子宮復古

S（主観的データ）	O（客観的データ）	解釈と分析
●「悪露はだいぶ少なくなってきました。生理痛みたいな痛みは、授乳のときだけなので大丈夫です」	●**産褥1～3日**：子宮底は高さ臍下1横指➡2横指➡3横指で硬く、悪露は赤色➡赤色➡赤色～褐色でLナプキン1/2➡Lナプキン1/3➡Mナプキン1/2程度、悪臭なし。後陣痛は授乳時に軽度あり	●子宮底の高さ・硬度、悪露の量・色の変化、軽度の後陣痛などから、産褥復古は順調に進んでいると考えられる。

進行性変化

S（主観的データ）	O（客観的データ）	解釈と分析
●「母も友人も赤ちゃんには母乳が一番いいって言っていたので、できるだけ母乳で育てたいと思っています」 ●「思っていたよりも赤ちゃんの吸う力が強いせいか、おっぱいの先がヒリヒリして痛いです。吸われるときは一瞬身構えちゃいます」 ●「母乳ってすぐに出てくると思っていました。授乳って思っていたよりも大変ですね。あまり母乳が出ないから、赤ちゃんは大丈夫か心配になります」	●母乳哺育の希望あり ●授乳時の抱き方はおもに横抱き ●乳房の型はⅡa型、産褥3日目朝から乳房に熱感と血管の怒張が軽度あり ●乳頭の型は正常乳頭で、やや硬さがあり伸展性はあまりよくない。乳輪はやや硬め。産褥2日より両乳頭に軽度の発赤と乳頭痛あり。乳管の開口数は、左右ともに産褥1・2日は2～3本➡3日は4～5本 ●産褥1～3日の乳汁分泌状態は、プチ➡タラリ➡タラリ～タラタラ。母乳分泌量は、約2～3mL/回➡5～7mL/回➡約10～15mL/回。自律授乳で、1日の授乳回数は10～12回程度、1回の授乳に45～60分程度かかっている ●児の吸啜力や吸啜反射はあるが、乳首の含み方が浅くなることがある ●生後1～3日の児の体重減少率は1.8%➡3.5%➡7.8%。黄疸の程度は経皮的黄疸計で4.3mg/dL➡7.0mg/dL➡10.0mg/dL。生後3日の血清総ビリルビン値（TB*）11.3mg/dL、アンバウンドビリルビン値（UB*）0.4μg/dLで、やや傾眠がち。排泄量は、排尿は5回/日➡6回/日➡4回/日、黄色。排便は3回/日・胎便➡4回/日・胎便➡3回/日・胎便～移行便 ●授乳時に児への声かけあり ●授乳時に円座使用	●Aさんは母乳哺育の希望があり、毎回の授乳は母乳哺育を行っている。 ●乳房には熱感や血管の怒張がみられてきており、乳汁産生が増加してきていると考えられ（乳汁生成Ⅱ期への移行）、母乳分泌量・哺乳量も増加している。 ●乳頭の形は母乳哺育に適しているといえるが、硬さと伸展性があまりよくないことと児の吸啜の仕方（乳首の含み方が浅い）がまだうまくいかないため、両乳頭に発赤と乳頭痛がみられている。そのため、授乳前の乳頭マッサージ、授乳時の児の抱き方や児の乳首のくわえさせ方を指導することで、乳頭亀裂や血乳にならないよう予防することが重要である。また、発赤・乳頭痛が改善しないときには、乳頭保護カバー（ニップルシールド）の使用も検討してみる。 ●不慣れな授乳手技や児が黄疸の増強によって傾眠がちであることから、1回の授乳時間が約1時間程度、授乳回数が10～12回/日となっている。そのため、Aさんの疲労が蓄積することで産褥経過に悪影響を及ぼす可能性がある。よって、より快適に授乳が進められるよう環境の整備（円座使用など）を行いながら、適宜授乳の援助を行っていく必要がある。

心理状態

S（主観的データ）	O（客観的データ）	解釈と分析
●**産褥3日**：「お産は大変だったけれど、体調はだいぶよくなってきて動くのも楽になってきました」 ●「赤ちゃんはかわいいんですけど、首がすわっていないのって、抱っこするときにとても怖いです。おむつ交換もまだまだ時間がかかってしまって。退院のことを考えるとすごく不安になって涙が出ちゃうことがあります」	●顔色はやや不良で疲労感はあるが、表情は穏やかである ●セルフケア行動は自分で行えている ●育児行動も少しずつ行えてきている	●Aさんの発言や表情、セルフケア行動や育児行動などから、ルービンの保持期（依存と自立の時期）にあると考えられる。 ●育児行動による疲労感や育児行動への不安などによりマタニティブルーズの徴候もみられているため、Aさんの心理状況に注視しながら、適宜、休息がとれる環境整備を行っていく。

S（主観的データ）	O（客観的データ）	解釈と分析
●産褥1日：「昨日までお腹にいたのに、赤ちゃんがここにいるのが不思議な感じです。急に泣いたりすると、どうしたらよいかわからなくなります」 ●産褥2日：「結婚してすぐに子どもができると思っていたのになかなか子どもができなかったので、妊娠がわかったときすごくうれしくて、夫とお祝いしました」 ●「お産は今思い出しても痛かった、の一言です。夫は痛みとか血液が苦手なので、立ち会い分娩は大丈夫かなって思っていたんです。でも、お産の間ずっと側にいてくれて、とても心強かったです。赤ちゃんが生まれた瞬間は、うれしくて夫婦で泣いてしまいました」 ●「両家ともに初孫なので、とても喜んでいます」 ●産褥3日：「退院してから私たちだけでちゃんとできるのか心配です。相談したいときはどうしたらよいでしょうか」	●計画的な妊娠であった ●妊娠中に病院開催の両親学級を3回受講し、育児手技（抱っこ、衣類・おむつ交換、沐浴）や夫立ち会い分娩について学んでいた ●産褥1日目から母子同室としている。夫は面会時に児を抱いたりおむつを替えたり、積極的に児にかかわっている ●産褥2日目に分娩介助をした助産師と分娩体験の振り返りを行った ●退院後は妻の実家に1か月程度里帰りし、実母の手助けを受ける。夫も退院後に1週間程度仕事を休み、育児に協力してくれる予定 ●子どもは3〜5年以内にもう1人ほしいと思っている	●今回の妊娠は計画的な妊娠であり、夫婦や家族（両親：児の祖父母）ともに児の出生をポジティブに受け入れている。また、分娩体験については、希望する夫立ち会い分娩で、夫も分娩に積極的に参加できており、夫婦関係および愛着形成に問題となる因子はみられていない。 ●育児行動については、妊娠中から夫婦ともに両親学級で学び、産褥期も少しずつ行えてきている。しかし、Aさんは初産婦であり、これまで新生児や子どもとかかわりをもった経験がなく、まじめでやや心配性な性格でもあることから、退院後の育児への不安がみられている。現時点では、Aさんの育児行動に関する知識・技術の確認をしながら必要時指導を行い、Aさんが自分でできていることを認め、自信をつけていけるよう支援する。また、退院後のサポート体制は、実家への里帰りで実母の援助があり、また夫も1週間の休暇取得をすることになっているが、具体的なサポート内容や役割分担について検討する。 ●Aさんは初産婦のため、出生届や出産育児一時金などの書類や手続きについての理解度を再確認し、適宜説明を行う。 ●また、Aさんは家族計画について考えているが、次回の妊娠をすぐに考えているわけではないため、産後の避妊方法についても説明を行うことが大切である。

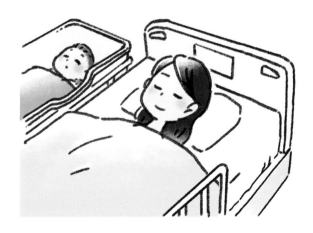

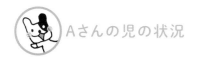 Aさんの児の状況

一般状態：O（客観的データ）	解釈と分析
● **バイタルサイン（生後1〜3日）**：体温36.8〜37.2℃・末梢冷感なし、心拍数124〜152回/分・心雑音なし、呼吸数40〜56回/分・両肺のエア入り良好・異常呼吸なし。チアノーゼなし ● **姿勢**：MW型、左右対称 ● **皮膚の状態**：軽度落屑あり、腹部に中毒性紅斑あり、殿部に蒙古斑あり ● 頭部に産瘤あり ● 鼻にキュストナー徴候あり。口唇・口蓋裂なし ● 腸蠕動が全体的に聴取できる。腹部膨満軽度あり。嘔吐なし ● 臍部は乾燥しており、出血や悪臭なし。臍脱未 ● 毳毛は肩甲に軽度あり ● 指は両手・足ともに5本ずつあり。手の爪は指先を超えている ● 大陰唇が小陰唇を覆っている。鎖肛なし ● **原始反射**：左右対称にあり（モロー反射、把握反射、バビンスキー反射、吸啜反射、探索反射、捕捉反射） ● **体重減少率（生後1〜3日）**：1.8%➡3.5%➡7.8% ● **哺乳量（生後3日）**：母乳哺育、授乳回数10〜12回/日、1回哺乳量約10〜15mL/回。乳首の含み方が浅い ● **排泄量（生後1〜3日）**：排尿は5回/日➡6回/日➡4回/日、黄色。排便は3回/日・胎便➡4回/日・胎便➡3回/日・胎便〜移行便。下痢なし ● 生後3日は視覚的に黄染あり（クラマーの黄疸進行度は3）。 ● **経皮的黄疸計の値（生後1〜3日）**：4.3 mg/dL➡7.0 mg/dL➡10.0 mg/dL。生後3日の血清総ビリルビン値（TB）11.3 mg/dL、アンバウンドビリルビン値（UB）0.4 μg/dL。やや傾眠がち ● 出生直後より母児標識を右足首に装着している ● 生後1日目より母子同室。短着1枚、長着1枚、掛け物2枚。室温は24℃、湿度は50% ● 生後1日目にビタミンK₂シロップ内服済み	● 児のバイタルサインは正常範囲内で心雑音や異常呼吸などはなく経過できている。 ● 児の姿勢は、正常新生児がとる姿勢である。 ● 腹部の中毒性紅斑、鼻のキュストナー徴候、肩甲部の軽度の毳毛、手の爪が指先を超えている、大陰唇が小陰唇を覆っているなど成熟児の徴候がみられており、Aさんの児の胎内発育は良好であったことがわかる。 ● その他の所見から、児の子宮外生活適応に悪影響を及ぼす因子はないといえる。 ● 生後3日の体重減少率や黄疸は生理的（正常）な範囲内で経過している。しかし、視覚的な黄染の増強や経皮的ビリルビン濃度の上昇、傾眠がちで排泄回数も少なめであることから、黄疸が基準値を超えてしまう可能性もある。また、黄疸の増強に伴い児が疲れやすくなり、哺乳が進まなくなると体重減少率も大きくなる可能性がある。そのため、黄疸と体重減少率の推移をIn/Outバランス（哺乳量と排泄量）と照らし合わせて注視していく必要がある。 ● 出生直後から母児標識を装着し、医療事故（新生児の取り違え）を防止している。生後1日目にビタミンK₂の内服によりビタミンK欠乏性出血症［新生児メレナ（新生児早期の消化管出血）や遅発型（おもに頭蓋内出血）］の予防が図られており、室内の環境も適切である。また、生後1日目より母子同室となり、愛着形成や母乳哺育を促す環境となっている。

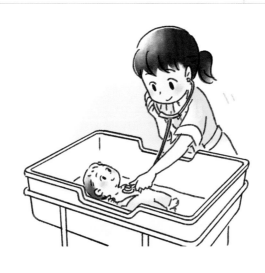

産褥期

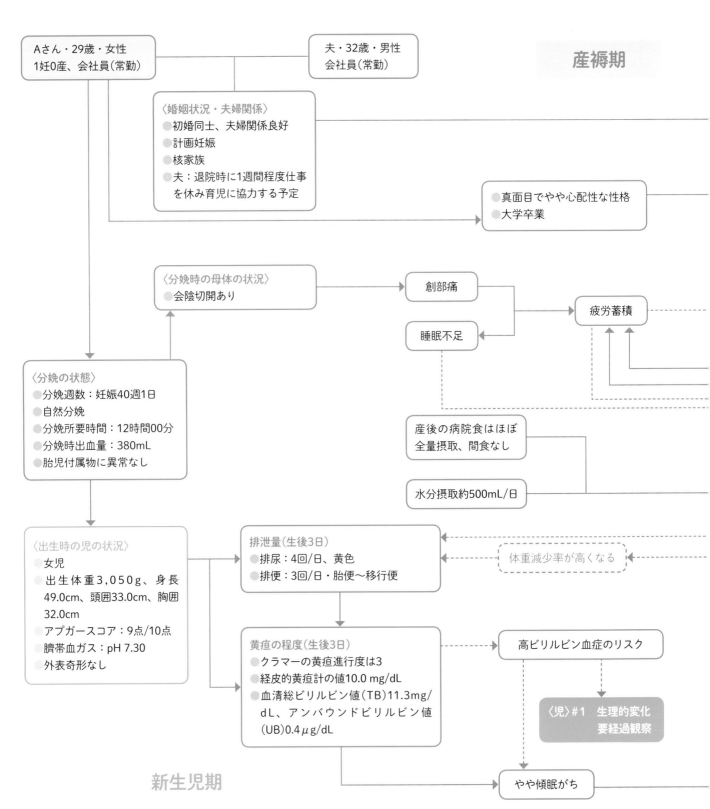

Aさん・29歳・女性
1妊0産、会社員（常勤）

夫・32歳・男性
会社員（常勤）

〈婚姻状況・夫婦関係〉
- 初婚同士、夫婦関係良好
- 計画妊娠
- 核家族
- 夫：退院時に1週間程度仕事を休み育児に協力する予定

- 真面目でやや心配性な性格
- 大学卒業

〈分娩時の母体の状況〉
- 会陰切開あり

創部痛

疲労蓄積

睡眠不足

〈分娩の状態〉
- 分娩週数：妊娠40週1日
- 自然分娩
- 分娩所要時間：12時間00分
- 分娩時出血量：380mL
- 胎児付属物に異常なし

産後の病院食はほぼ全量摂取、間食なし

水分摂取約500mL/日

〈出生時の児の状況〉
- 女児
- 出生体重3,050g、身長49.0cm、頭囲33.0cm、胸囲32.0cm
- アプガースコア：9点/10点
- 臍帯血ガス：pH 7.30
- 外表奇形なし

排泄量（生後3日）
- 排尿：4回/日、黄色
- 排便：3回/日・胎便〜移行便

体重減少率が高くなる

黄疸の程度（生後3日）
- クラマーの黄疸進行度は3
- 経皮的黄疸計の値10.0 mg/dL
- 血清総ビリルビン値（TB）11.3mg/dL、アンバウンドビリルビン値（UB）0.4μg/dL

高ビリルビン血症のリスク

〈児〉#1　生理的変化
要経過観察

やや傾眠がち

新生児期

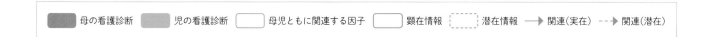

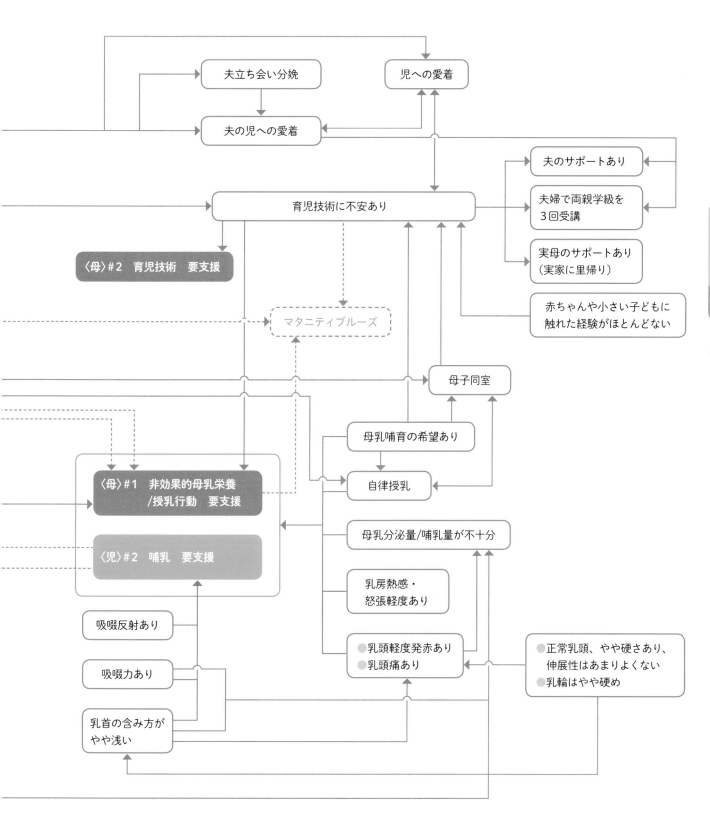

3 看護診断と根拠

関連図で整理した看護診断に優先順位をつけて根拠を示します

 Aさんの看護診断リスト

No	看護診断	根拠
#1	非効果的母乳栄養[※1]／授乳行動　要支援[※1]	産褥3日のAさんの産褥経過は順調であるといえる。しかし退院が間近に迫り、Aさんは母乳哺育や育児技術について不安があることがうかがえる。退院後の生活・育児をスムーズに進めさせるため、ここではAさんが最も心配している母乳哺育を最優先事項、次に全般的な育児技術の獲得に注目していく。
#2	育児技術　要支援[※1]	Aさんは母乳哺育を強く望んでいることから人工乳の追加を行わず、母乳のみの哺育を行っている。そのため、Aさんの場合は母乳哺育に関する問題は母児ともに共通するが、看護診断の対象者がAさんなのかAさんの児なのかによって、診断や目標の挙げかたが変わってくることも考えよう。

 Aさんの児の看護診断リスト

No	看護診断	根拠
#1	生理的変化　要経過観察[※2]	生後3日のAさんの児の子宮外生活適応も順調である。ただ、生理的黄疸が視覚的にも認められ、やや傾眠がちであり、一般的に生後4〜5日が黄疸のピークとなることを考えると、今後の黄疸の増強に注意する必要がある。また、生後3日では母乳のみでは児の哺乳量としては十分とはいえず、体重減少率が大きくなる可能性がある。黄疸の程度とIn/Outバランス（哺乳量と排泄量）、体重減少率は関連因子であるため、ここでは黄疸の程度を最優先事項、次に哺乳状況に注目していく。
#2	哺乳　要支援[※3]	

【NANDA-I看護診断】※1 定義：母乳を乳房から直接与えることが難しく、乳幼児の栄養状態を損なうおそれのある状態
※1〜3：【マタニティ診断】

4 看護計画の立案

挙げることの多い#1、2の期待される成果、看護計画と根拠を解説します

 Aさんの看護計画

#1 ≫ 非効果的母乳栄養／授乳行動　要支援

期待される成果	長期目標	●母乳哺育が確立できる。
	短期目標	●授乳しやすい抱き方を工夫できる。 ●乳頭に応じた含ませ方を工夫できる。 ●乳頭の発赤・痛みを軽減できる。

看護計画	根拠・留意点

O-P
（観察計画）
 	
1. 乳房の大きさ・型、乳頭の大きさ・型・柔らかさ・伸展度、乳輪の硬さ
2. 乳汁の産生・分泌状態
  ●乳管の開口数、乳汁の出方、乳房の熱感・血管の怒張・緊満度、授乳回数・授乳間隔・授乳時間、母乳分泌量
3. 乳頭・乳輪マッサージの状況
4. 授乳手技の状況
  ●授乳時の児の抱き方、児の乳首の含ませ方
5. 栄養・水分摂取状況
6. 疲労度、動静の状況（睡眠、育児行動）、会陰縫合部の痛みの程度
7. 児の状況
  ●全身状態、哺乳意欲・吸啜力・吸啜反射・乳首の含み方、排泄状況、体重減少率、黄疸の程度、活気
8. 児への愛着形成
  ●児への声かけ、授乳時の表情
	●母乳哺育の確立のため、Aさんの乳房・乳頭・乳輪の状態、乳汁産生と分泌の状態、授乳手技を継続的に確認する。
	●母乳産生に関連するAさんの生活状況（栄養・水分摂取、疲労度、動静など）を確認する。
	●母乳哺育は母児の状態を関連づけて考える必要があるため、Aさんだけではなく児の状態も同時に確認する必要がある。
	●母乳哺育は愛着形成を促進する場になるため、授乳時のAさんと児の様子を観察することは重要である。

C-P （ケア計画） 1. 授乳状況を確認し、必要時授乳のサポートを実施する。手技ができている場合には、そのことを本人に伝え、自信をもってもらうようにする。 2. 授乳時に創部痛への対処として円座の使用を考慮する。 3. 疲労感が強い場合には、Aさんの意向を確認したうえで児を一時的に預かり、休息を促す。	●Aさんは初産婦であるため、授乳状態を確認しながら、少しずつ自分で行っていけるよう援助する。 ●Aさんができるだけ落ち着いて授乳できるよう、体調に合わせて創部痛や疲労感が強い場合は、授乳環境を整備する。
E-P （教育計画） 1. 授乳の知識・手技（特に授乳時の児の抱き方、乳頭の含ませ方）についての指導を行う。 2. 水分を多めに摂るように説明する。 3. 休息の重要性と、児を一時的に預かることや面会の調整などができることを説明する。 4. 児の生理や授乳との関連について説明する。	●Aさんは初産婦であるため、母乳哺育に関連する基本的な知識や技術、児について説明する。 ●授乳や乳汁産生に関連する栄養や休息についても説明する。

#2 》 育児技術　要支援

期待される成果	長期目標	●育児技術を獲得し、育児への不安が軽減できる。
	短期目標	●育児に関する知識と技術を獲得できる。 ●新生児について理解できる。

看護計画	根拠・留意点

O-P
（観察計画）
 	
1. 育児に関する知識の理解度、技術の習得状況
2. 心理状態
  ●不安の有無・程度など
3. 疲労度、動静の状況（睡眠、育児行動）
4. 新生児の生理についての理解度
5. 児の受容・児との愛着形成の状態
6. 夫の児の受容・児との愛着形成の状態、夫婦関係
7. 家族の育児支援状況
  ●夫・パートナー、父母、きょうだいなど
8. 社会資源の理解度や活用予定
	●Aさんは初産婦で、これまで赤ちゃんや小さい子どもに触れた経験がほとんどない。理解力は問題ないと思われるため、Aさんの育児に関する知識・技術を確認しながら、そのつど必要な指導を行う。

看護計画	根拠・留意点
C-P （ケア計画） 1. 育児手技を確認し、必要時サポートを行う。手技ができている場合には、そのことを本人に伝え、自信や安心感をもってもらうようにする。	● Aさんは真面目でやや心配性な性格であるため、育児状況を把握し、看護師がAさんができているところを認めほめることで、Aさんの自信や安心感につなげていく。
E-P （教育計画） 1. 育児に関する知識を提供し、技術が習得できるような指導を行う。 2. マタニティブルーズなど産褥期の心理について説明する。 3. 新生児の生理について説明する。 4. 休息がうまくとれない場合には、児を預かったり面会の調節ができることを伝える。 5. 必要時、サポートを行う家族にも新生児の生理や育児などについて説明する。 6. 退院後に使用できる社会資源についての情報を提供する。	● 退院後の生活におけるサポート状況（家族や社会資源など）の有無を把握し、必要時情報提供を行うことが重要である。

 Aさんの児の看護計画

#1 ≫ 生理的変化　要経過観察

期待される成果	長期目標	● 子宮外生活に順調に適応できる。
	短期目標	● 高ビリルビン血症が回避できる。

看護計画	根拠・留意点
O-P （観察計画） 1. バイタルサイン 2. 黄疸の程度 　● クラマーの黄疸進行度、経皮的黄疸計の値、血清総ビリルビン値(TB)・アンバウンドビリルビン値(UB) 3. 活気の有無 4. 排泄状況 　● 回数、性状、量 5. 哺乳状況 　● 哺乳回数・量、体重減少率	● 新生児のルーチンケア（バイタルサイン測定、全身の観察など）を行う。 ● Aさんの児の哺乳・排泄状況、体重減少率、黄疸の程度を関連づけて確認していく。 ● 黄疸の程度が生理的な範囲から逸脱する（高ビリルビン血症となる）可能性があるため、黄疸の程度の測定、高ビリルビン血症の症状の観察などを行う。
C-P （ケア計画） 1. バイタルサインを測定する。 2. クラマーの黄疸進行度を確認し、経皮的黄疸計で黄疸の程度を測定する。 3. 必要時、血液検査時の介助を行う。	
E-P （教育計画） 1. Aさんに児の生理的変化(特に生理的黄疸)について説明する。 　● 新生児は、肝臓でのビリルビンの取り込みや転移酵素の活性が低く、ビリルビンを処理する能力が少ないため、血中ビリルビン濃度が上昇し、皮膚が黄染する。生後2〜3日から肉眼的に認められる黄疸が生じ、生後4〜5日ごろにピークになり、転移酵素の活性が高まるにつれ黄疸は軽快し、7〜10日で消失する。	● Aさんに児について説明し理解してもらうことで、退院後も児の様子を確認してもらえるようにする。

#2 》 哺乳　要支援

期待される成果	長期目標	● 日齢に応じた哺乳量が得られる。
	短期目標	● 乳首の含み方が浅くならず、深く吸着できる。

	看護計画	根拠・留意点
O-P （観察計画）	1. 哺乳状況 　● 哺乳回数・量 2. 体重減少率 3. 吸着の仕方 4. 吸啜反射、探索反射、捕捉反射 5. 黄疸の程度 　● クラマーの黄疸進行度、経皮的ビリルビン濃度、血清総ビリルビン値（TB）・アンバウンドビリルビン値（UB） 6. バイタルサイン 7. 活気 8. 排泄状況 　● 回数、性状、量 9. Aさんの乳房・乳頭の状況 　● 乳房の大きさ・型、乳頭の大きさ・型・柔らかさ・伸展度、乳輪の硬さ 　● 乳汁の産生・分泌状態：乳管の開口数、乳汁の出方、乳房の熱感・血管の怒張・緊満度、母乳分泌量 10. Aさんの授乳手技の状況 　● 授乳時の児の抱き方、児の乳首の含ませ方 11. Aさんの栄養・水分摂取状況 12. Aさんの授乳時の表情、児への声かけ	● 児の哺乳状況と排泄状況を体重減少率、黄疸の程度といった全身状態と照らし合わせて把握する。 ● 母乳哺育では児と母の両方の状態を継続的に確認しながら、そのときどきの授乳時の状態に合わせた援助を行っていく必要がある。 ● 授乳時のAさんの児へのかかわりについては、愛着形成の観点からも観察していく。
C-P （ケア計画）	1. Aさんの授乳に関する手技（特に児の抱き方や乳首のくわえさせ方）を確認し、必要時授乳のサポートを実施する。	
E-P （教育計画）	1. Aさんに授乳の知識・手技（特に授乳時の児の抱き方、乳頭の含ませ方）の指導を行う。 2. Aさんに水分を多めに摂るように説明する。 3. Aさんに児の生理や授乳との関連について説明する。	● Aさんは初産婦であるため、母乳哺育に関連する基本的な知識や技術、児について説明する。 ● 授乳や乳汁産生に関連する栄養や休息についても説明する。

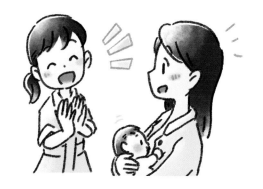

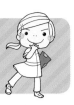

5 評価の視点

実施した看護の評価の視点や今後の看護における留意点をまとめました

退院（産褥4日目）に向けて、産褥3日ではAさんの退行性変化と進行性変化が順調であるか、退院後の育児への問題がないかどうか、生後3日ではAさんの児が子宮外生活に順調に適応できているかどうかに注目していく。

● 今後の看護における留意点

Aさん	#1	非効果的母乳栄養／授乳行動要支援	◉ 母乳哺育は継続して状況を判断する。退院当日までの母乳哺育状況を把握しながら、退院後の母乳哺育への援助（母乳外来の紹介など）も含めた個別的なケアを提供することが重要である。 ◉ Aさんと児の状況をそれぞれ判断したうえで、母乳哺育の確立を検討することが重要である。 ◉ 特に初産婦には、母乳分泌や児の哺乳量には個人差があることを説明し、心理的サポートを行うことも大切である。
	#2	育児技術要支援	◉ 新生児とかかわった経験のない初産婦が育児不安をもつことは当然であることを理解したうえで、1つひとつの育児手技についての理解度や習得状況を把握し、褥婦のペースに合わせた指導が必要である。 ◉ 授乳がうまくいかない場合でも、ほかの育児技術を習得することは育児不安を軽減することにつながる。 ◉ Aさんがどの程度育児技術を習得できているのか、看護者（看護学生）の客観的な視点で判断し、できていることを伝えることで、育児への自信を高めていくことができる。 ◉ 育児技術の習得をがんばっていることを認めてほめることは、褥婦にとって大切な心理的サポートである。 ◉ 退院後の育児支援状況を確認し、必要時に病院への育児相談方法などについても説明することは、退院後の不安を軽減する。
Aさんの児	#1	生理的変化要経過観察	◉ ビリルビン値の上昇に絡む症状の有無について把握する。 ◉ Aさんの児が高ビリルビン血症になるリスク因子の有無を確認し、可能な限りリスク因子を改善する。
	#2	哺乳要支援	◉ Aさんの母乳産生・分泌状況、授乳時の児の抱き方とともに、Aさんの児の吸着や哺乳量などの哺乳状況を経時的に確認していく。 ◉ 哺乳状況に合わせて体重減少率やビリルビン値など、子宮外生活への適応状況を把握していく。

▍ 略語

＊【BMI】body mass index：体格指数
＊【RBC】red blood cell：赤血球
＊【WBC】white blood cell：白血球
＊【Plt】platelet：血小板
＊【Hb】hemoglobin：ヘモグロビン量

＊【Ht】hematocrit：ヘマトクリット値
＊【AFD】appropriate for dates infant：相当体重児
＊【TB】total bilirubin
＊【UB】unbound bilirubin

▍ 引用文献

1. T. ヘザー・ハードマン, 上鶴重美, カミラ・タカオ・ロペス 原書編集, 上鶴重美 訳：NANDA-I看護診断 定義と分類2021-2023 原書第12版. 医学書院, 東京, 2021.
2. 日本助産診断実践学会 編：マタニティ診断ガイドブック 第6版. 医学書院, 東京, 2020.

正常分娩の経産婦・新生児の看護過程の展開

執筆 古川亮子

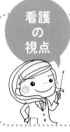

看護の視点

経産婦の場合、すでに育児経験があるため、きょうだい関係に注目し、家族関係の再構築を支援する必要があるよ。きょうだいの面会時の反応などをアセスメントし支援に活かせるようにしよう。

この事例のキーワード

● 正常分娩
● 経産婦
● きょうだいの愛着形成
● うつ乳
● 搾乳

まず対象をとらえよう！

事例紹介

【氏名・年齢・性別・体格】

Tさん・33歳・女性。身長162cm、非妊時体重60.4kg、非妊時BMI*23.0。

【既往歴・現病歴】

15歳〜花粉症（軽度、内服なし）。

【産科歴】

● 2妊1産。今回の妊娠は計画的。不妊治療なし。

● 第1子：30歳、在胎週数40週、女児、出生児体重2,800g。妊娠期・胎児期〜産褥期・新生児期の経過は問題なし。

【血液型・感染症・血液データ】

● O型Rh（＋）。感染症なし。妊娠期の血液検査に問題なし。

● 妊娠末期の血液検査結果：RBC*370×10⁴/μL、WBC*7,600/μL、Plt*22×10⁴/μL、Hb*11.5g/dL、Ht*34%。

● 夫の血液型はO型Rh（＋）。

【心理状態】

大らかであまりくよくよしない性格。短大（保育）を卒業しており、理解力は問題ない。

【夫婦・家族関係】

● 既婚（初婚同士、結婚5年目）。核家族（夫と第1子と3人暮らし）。夫は37歳、健康。夫婦関係は良好。夫は家事や育児に協力的。

● 実家は他県（車で片道2時間）にあり、両親は共働き（実

父は正職員、母はパートタイム）をしている。

● 2歳年下の妹が隣県（車で30分）におり、1年前に第1子を出産している。妹とは昔から仲がよく、育児も助け合っている。

● 退院後は夫婦の自宅に戻り、実母が1か月程度手助けに来てくれる。また、妹も必要時手伝ってくれることになっている。

【社会状況】

● Tさんは保育士として第1子出産前は常勤、出産後はパートタイムで勤務していたが、今回の出産前に退職した。

● 夫は会社員（常勤）で勤務し、退院後すぐは3日程度、実母が実家に戻るときに1週間程度仕事を休み、育児に協力する予定。

【妊娠期から入院までの経過】

妊娠7週で妊娠を診断された。妊娠初期に軽度のつわり、妊娠末期には腰痛がみられたが、妊娠経過は順調であった。胎児発育・健康状態も良好であった。妊娠39週3日9：00に産徴があり、9：30に規則的な子宮収縮が10〜15分間隔でみられ、10：00に規則的な子宮収縮が10分間隔となったことから病院に電話をしたのち受診し、陣痛発来のため入院となった。

【分娩経過】

● 妊娠週数39週3日、自然分娩。分娩所要時間6時間30分、分娩時出血量200mL、会陰裂傷Ⅰ度（会陰縫合なし）。

- 夫立ち会い分娩の予定（夫婦の希望）であったが、夫は仕事のため間に合わなかった。
- 児は男児、出生時体重3,200g、アプガースコア9点/10点、臍帯血ガスpH 7.31、身長50.0cm、頭囲33.2cm、胸囲32.2cm、外表奇形なし、生後30分以内に点眼済み、産瘤あり。
- 胎児付属物の異常なし。
  - ▶**胎盤**：シュルツェ様式で娩出530g、石灰沈着・白色梗塞・欠損なし。

- ▶**臍帯**：動脈2本・静脈1本、長さは57cm、太さは1.5cm、臍帯巻絡・着色なし。
- ▶**卵膜**：3枚あり、欠損・着色なし。
- ▶**羊水**：混濁なし。

学生の受け持ち

看護学生がTさんを受け持ったのは産褥/生後1〜4日で、産褥/生後3日に産褥期・新生児期の看護過程を展開した。

---

1 現在にいたるまでのアセスメント

妊娠期〜産褥期までの継続した流れを踏まえて母児両方のアセスメントを行います

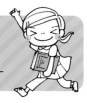

① 一般状況・妊娠期・分娩期のアセスメント

一般状況

〈年齢・性別・体格〉〈既往歴・現病歴〉〈血液型・感染症・血液データ〉
- 若年齢または高年齢妊婦でもなく、非妊時の体格も普通であり、血液型・感染症のデータ上でも問題ないことから、周産期のリスクは低いと考えられる。
- 夫婦関係は良好で、今回の妊娠は計画的な妊娠であり妊娠の受け止めもよい。また、Tさんは保育士としての勤務経験や第1子の出産・育児経験があり、性格も大らかで理解力もあるため、今回の育児への不安材料となる因子はみられない。
- 退院後は自宅に戻るが、実母や夫に加え、妹の手伝いも得ることができる。特に実母が実家に戻る際には、家事・育児の役割分担などについて改めて話し合っておくとよい。
- Tさんの第1子出産時と現時点での社会状況（職業の有無）が異なっているため、出産育児一時金など必要な手続きについて再確認する。

妊娠期

- 妊娠経過は、Tさんおよび胎児の両方とも順調であった。妊娠初期（つわり）と末期（腰痛）にマイナートラブルがみられ、産褥期においても腰痛がみられる可能性もあるため、確認する必要がある。

分娩期

- Tさんは正期産で、分娩所要時間は経産婦の平均時間内、分娩時出血量も正常範囲内、出生時の児も仮死出生ではなく、胎児付属物の異常や奇形もなく無事に自然分娩を終了できており、産褥期に影響を及ぼすと思われる因子はない。
- バースプランとして夫婦ともに夫立ち会い分娩を希望していたが、夫の仕事の関係で立ち会うことができなかったた

め、分娩の振り返りや夫婦の児への愛着形成を確認する必要がある。
- 児は正期産児、AFD*児で出生しており、子宮内での発育は良好であったといえる。また、アプガースコアや臍帯血ガスの結果から、分娩ストレスも胎児が耐えうるものであったといえ、子宮外生活への適応に悪影響を与える因子はみられない。

Tさんの状況

一般状態とセルフケア能力

S（主観的データ）	O（客観的データ）	解釈と分析
●「(体調は)大丈夫です」	● バイタルサイン（産褥1〜3日）：体温36.3〜36.5℃、脈拍数68〜75回/分、血圧120/64〜128/72mmHg ● 産褥3日の血液検査：RBC 350×10^4/μL、WBC 8,500/μL、Plt 30×10^4/μL、Hb 11.3g/dL、Ht 33%、CRP 0.1mg/dL ● 産褥3日の尿検査：尿蛋白（−）、尿糖（−） ● 浮腫なし ● 腰痛なし	● バイタルサイン、血液・尿検査の結果より、全身状態は安定していると考えられる。
●「今のところ、腰痛はないです」		● 妊娠末期にみられていた腰痛は改善されているが、育児（児の抱っこなど）の際の姿勢などに注意し、腰痛を予防するよう心がける。
●「今回も体重が減らないのかな。前の出産後も、結局妊娠前の体重に戻りませんでした」 ●「母乳をあげてるからなのか、お腹が空くし喉が渇くので、ついついスイーツを食べたりしちゃいます」	● 出産後の体重減少は5.2kg ● 産後の病院食は産褥1日目より全量摂取。間食は1日2回程度あり、アイスやスイーツを食べることが多い。水分摂取は約1,000mL/日 ● 嗜好品：夫婦とも喫煙なし、Tさんはもともとアルコールが好きではなく摂取していない。非妊時より紅茶を1日1杯程度摂取するが、現在は摂取していない	● 産褥初期の体重減少は4〜6kg程度といわれており、Tさんの分娩後の体重減少は適切であるといえる。しかし、空腹感や口渇感があり、病院食以外の間食をしている。母乳哺育のため栄養・水分摂取は必要であるが、過度な摂取は適切ではない。実際に、Tさんは第1子出産後も非妊時の体重に戻らず第2子を出産している。チョコレートやコーラなどのカフェインの摂りすぎも母乳を介して児に移行するなど、間食の内容や量には注意すべきである。そのため、母乳哺育を行うTさんに適した栄養指導を行う必要がある。
●「この子はよくおっぱいを飲んでくれて寝てくれるので、前よりは楽です。寝不足ですけど、短時間でも熟睡できています」	● 産褥1日より母子同室開始。夜間は2〜3時間ごとに授乳している。授乳の間にウトウトしており熟睡感あり。顔色は良好、疲労感軽度あり ● 産褥1日よりシャワー浴を開始し、衣類は自分で交換している。排泄時は温水洗浄便座を使用し、ナプキン交換を行っている	● 経産婦であり、疲労感はあるものの育児行動の合間にうまく休息をとることができている。 ● 清潔保持はセルフケアできており産褥熱など感染の誘因を防げている。
●「お小水やお通じもちゃんと出ています」	● 分娩後より尿意があり、5〜6回/日排尿している。残尿感なし。排便は産褥1日からみられ、腹部膨満感はなし	● 排泄（排尿、排便）はスムーズに行われており、子宮復古への悪影響を回避できている。
●「今回は(会陰部の)傷がほとんどなくて、前回のお産のときとは違って動くのも楽です。本当に(会陰部を)切らなくてすんでよかったです」	● 会陰裂傷の腫脹・発赤・浮腫なし。創部痛は軽度あり（少しヒリヒリする程度）	● 会陰裂傷Ⅰ度であるが会陰縫合も必要がない程度で痛みも軽度であり、育児行動など産後の動作に影響を及ぼすことはない。ただ、創部の状況に問題がないかどうかは経時的に確認していく必要がある。

退行性変化：子宮復古

S（主観的データ）	O（客観的データ）	解釈と分析
●「授乳しているときの子宮の痛みは、上の子のときよりもかなり強いです」	●産褥1〜3日：子宮底は高さ臍下2横指➡3横指➡臍と恥骨結合上縁の中央で硬い ●悪露は赤色➡暗赤色➡褐色でLナプキン1/2➡Mナプキン1/2➡Mナプキン1/3程度、悪臭なし ●後陣痛は授乳時に強くみられるが、産褥3日は少し軽減してきている。授乳後は自制内	●子宮底の高さ・硬度、悪露の量・色の変化、軽度の後陣痛などから、産褥復古は順調に進んでいると考えられる。経産婦で子宮復古が順調であるため後陣痛が強くみられているが、日を追うごとに軽減してきており授乳後は自制内のため、様子観察とする。

進行性変化

S（主観的データ）	O（客観的データ）	解釈と分析
●「上の子も1歳まで完全母乳だったので、今回も母乳で育てたいです」 ●「男の子で上の子よりも大きいせいか、吸う力が強いですね」 ●「前（第1子）も最初はくわえさせるのがうまくいかなくて大変でした」 ●「上の子のときは母乳の出がよくて直接吸わせるだけだったので、搾乳はしたことないです」	●母乳哺育の希望あり ●授乳時の抱き方はおもに脇抱き ●乳房の型はⅢ型、産褥2日から乳房に熱感と血管の怒張がみられている ●乳頭の型はやや扁平乳頭、柔らかく伸展性はよい。産褥2日より両乳頭に軽度発赤あり。乳管の開口数は、左右ともに産褥1・2日は4〜5本➡3日は多数 ●産褥1〜3日の乳汁分泌状態は、プチ・タラリ➡タラリ➡タラリ〜タラタラ。母乳分泌量は、5〜8mL/回➡15〜20mL/回➡30mL/回。自律授乳で、1日の授乳回数は8回程度、1回の授乳は30分程度 ●児の吸啜力や吸啜反射がみられる。乳首の含み方が浅くなることがあるが、Tさんが抱き方や児の乳首のくわえさせ方を工夫して徐々に含み方がうまくなってきている ●生後1〜3日の児の体重減少率は、1.5%➡3.0%➡5.0%、黄疸の程度は経皮的黄疸計で3.2 mg/dL➡6.5 mg/dL➡9.8 mg/dL。生後3日の血清総ビリルビン値（TB）9.6 mg/dL、アンバウンドビリルビン値（UB）0.3μg/dL。排泄量は、排尿は6回/日➡8回/日➡10回/日、黄色。排便は3回/日・胎便➡4回/日・移行便➡6回/日・黄色便 ●授乳時に児への声かけあり	●Tさんは第1子時同様に、母乳哺育の希望があり、毎回の授乳では母乳哺育を行っている。 ●産褥2日より乳房に熱感や血管の怒張がみられ乳汁産生が促され（乳汁生成Ⅱ期）、3日には乳汁生成Ⅲ期に入っている。母乳分泌量・哺乳量、授乳間隔、児の排泄量より、母乳哺育は順調に行えている。 ●乳頭の形がやや扁平乳頭のため、児の乳首の含み方が浅くなることがあり、両乳頭に軽度発赤がみられている。しかし、乳頭は柔らかく伸展性もよく、Tさんの児の抱き方や乳首のくわえさせ方の工夫により改善傾向にあるため、様子観察をしていく。 ●Tさんの第1子は完全母乳哺育で搾乳の経験はない。現在のTさんの母乳分泌量と児の哺乳量は均衡がとれており、搾乳が必要ではない。しかし、Tさんの母乳分泌は良好であり、今後うつ乳や乳腺炎のリスクがある。そのため、自宅でセルフケア（残乳排出）ができるよう搾乳手技を説明し、Tさんが手技を獲得できるよう援助していくとともに、食事指導（母乳分泌によい／よくない食品）を行う必要がある。

心理状態

S（主観的データ）	O（客観的データ）	解釈と分析
●（産褥3日）「前回よりは体調はいい感じです。2回目なので気持ちにも余裕があります」 ●「やっぱり赤ちゃんは小さくてかわいいですね」	●顔色は良好で、軽度疲労感はあるが落ち着いている ●セルフケア行動は自分で行えている ●育児行動も自ら行えている	●Tさんの発言や表情、セルフケア行動や育児行動などから、ルービンの保持期（依存と自立の時期）にあると考えられる。 ●軽度の疲労感はあるものの、経産婦で3年前の育児を経験しており、精神的にも落ち着いて産褥経過を過ごせている。ただし、退院前までに疲労感が増すようであれば、Tさんの退院前に休息をとれるよう環境整備を行っていく。

愛着形成・育児行動

S（主観的データ）	O（客観的データ）	解釈と分析
● （産褥1日）「子どもは2人はほしかったので、今回の妊娠がわかったときはうれしかったです」 ● 「お産は前より早かったけれど、やっぱりすごく痛いですね」 ● 「夫に立ち会ってもらいたかったんですけど、思ったよりお産が早くて、夫も仕事があって間に合いませんでした。でも仕事を終えてすぐに会いに来てくれたのでうれしかったです」 ● 「夫は立ち会えなくて申し訳ないって言ってました。でも、元気な赤ちゃんが生まれてほっとしてました」 ● （産褥2日）「お姉ちゃん（第1子）が会いに来てくれたんですけど、まだよくわからないみたいで、赤ちゃんのことをちょっと怖がってました。私には久しぶりに会えたので、面会中はくっついて離れませんでした。うちに帰ったら2人同時に面倒みれるか心配です」	● 計画的な妊娠であった ● 今回の妊娠中は両親学級の参加なし ● 産褥1日目から母子同室をしている ● 産褥1日に分娩介助をした助産師と分娩体験の振り返りを行った ● 夫は児が生まれた3時間後に初対面した。面会時に児を抱いたりおむつを替えたり、積極的に育児にかかわっている ● 第1子（3歳）は産褥2日目に夫と実母（児の祖母）と面会に訪れ、児を見てはいるが触るのを怖がっていた。Tさんと初めて離れているため、夜になるとぐずってなかなか寝てくれない。面会時にはTさんのベッドに横になり、Tさんから離れようとしない ● 退院後は夫婦の自宅に戻り、実母が1か月程度手助けしてくれる。夫は退院後すぐに3日程度、実母が実家に戻るときに1週間程度仕事を休み、育児に協力する予定。また、妹（隣県在住）も必要時手伝ってくれることになっている ● 今回の子どもが最後と考えている	● 今回の妊娠は計画的な妊娠であり、夫婦や家族は児の出生を喜んでいる。バースプランでは夫立ち会い分娩を希望していたが、仕事の都合で、夫は立ち会うことができなかった。しかし、母児ともに無事に分娩を終了できたことで、分娩体験は悪くなく児への愛着形成に支障をきたすことはないと思われる。 ● 夫婦ともに第1子の育児経験を活かして児の育児を行っており、退院後のサポート体制も整えられていることから、育児環境は問題ないと考えられる。 ● 第1子はまだ幼く、初めて母親と離れて過ごす理由や児（弟）の出生をよくわかっていない。そのため、第1子は退院後の生活で退行現象や親・実母（祖母）への甘えをみせたり、児（弟）や親・実母（祖母）への攻撃的な態度を示したりすることがある。そのため、第1子の反応に関する知識や競争心を軽減する方法について説明し、児を含めた新しい家族関係の再構築を促せるよう援助する必要がある。 ● Tさんの家族計画では今回の子どもが最後と考えているため、避妊方法の理解度を確認し、適宜指導を行う。

Tさんの児の状況

一般状態：O（客観的データ）	解釈と分析
● バイタルサイン（生後1～3日）：体温36.7～37.1℃・末梢冷感なし・心拍数140～156回/分・心雑音なし・呼吸数42～54回/分・両肺のエア入り良好・異常呼吸なし。チアノーゼなし ● 姿勢：MW型 ● 皮膚の状態：軽度落屑あり、殿部に蒙古斑あり ● 腸蠕動が全体的に聴取できる。腹部膨満なし。嘔吐なし ● 臍部は乾燥しており、出血や悪臭なし。臍脱未 ● 毳毛は肩甲にうっすらあり ● 指は両手・足ともに5本ずつあり。手の爪は指先を超えている ● 陰嚢水腫なし、停留睾丸なし。鎖肛なし ● 原始反射：左右対称にあり（把握反射、モロー反射、緊張性頸反射、吸啜反射、探索反射、捕捉反射） ● 体重減少率（生後1～3日）：1.5%➡3.0%➡5.0% ● 哺乳量（生後3日）：母乳哺育、授乳回数8回程度/日（自律授乳）。1回哺乳量は3～5mL/回➡10～15mL/回➡30mL/回 ● 排泄量（生後1～3日）：排尿は6回/日➡8回/日➡10回/日、黄色。排便は3回/日・胎便➡4回/日・移行便➡6回/日・黄色便。下痢なし ● 生後3日は視覚的に黄疸あり（クラマーの黄疸進行度は2～3）。 ● 経皮的黄疸計の値（生後1～3日）：4.3mg/dL➡7.0mg/dL➡10.0mg/dL。生後3日の血清総ビリルビン値（TB*）9.6mg/dL、アンバウンドビリルビン値（UB*）0.3μg/dL ● 出生直後より母児標識を右足首に装着している ● 生後1日目より母子同室。短着1枚、長着1枚、掛け物1枚。室温は24℃、湿度は50% ● 生後1日目にビタミンK₂シロップ内服済み	● 児のバイタルサインは正常範囲内で心雑音や異常呼吸などはなく経過できている。 ● 児の姿勢は、正常新生児がとる姿勢である。 ● 肩甲部の軽度の毳毛、手の爪が指先を超えている、精巣が下降しているのは成熟児の徴候であり、Tさんの児の胎内発育は良好であったことがわかる。 ● その他の所見から、児の子宮外生活適応に悪影響を及ぼす因子はないといえる。 ● 哺乳量や排泄量から、必要な栄養・水分が摂取できており、体重減少率や黄疸の増悪因子もみられず、生後3日の体重減少率や黄疸の程度は生理的（正常）な範囲内で経過しており、引き続き子宮外適応状況を確認していく。 ● 出生直後から母児標識を装着し、生後1日にビタミンK₂の内服により新生児メレナの予防が図られており、室内の環境も適切である。また、生後1日より母子同室となり、愛着形成や母乳哺育を促す環境となっている。

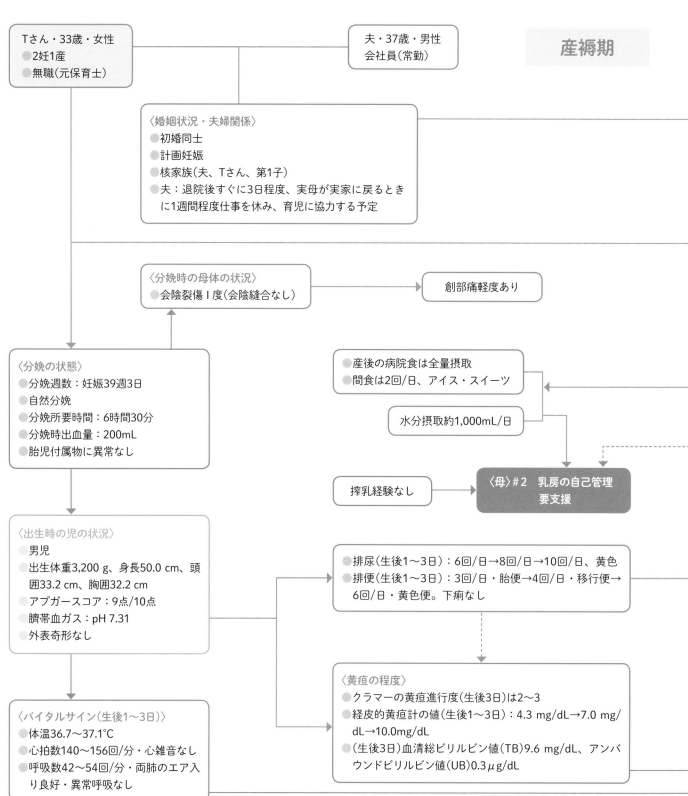

Tさん・33歳・女性
- 2妊1産
- 無職（元保育士）

夫・37歳・男性
会社員（常勤）

産褥期

〈婚姻状況・夫婦関係〉
- 初婚同士
- 計画妊娠
- 核家族（夫、Tさん、第1子）
- 夫：退院後すぐに3日程度、実母が実家に戻るときに1週間程度仕事を休み、育児に協力する予定

〈分娩時の母体の状況〉
- 会陰裂傷Ⅰ度（会陰縫合なし）

創部痛軽度あり

〈分娩の状態〉
- 分娩週数：妊娠39週3日
- 自然分娩
- 分娩所要時間：6時間30分
- 分娩時出血量：200mL
- 胎児付属物に異常なし

- 産後の病院食は全量摂取
- 間食は2回/日、アイス・スイーツ

水分摂取約1,000mL/日

搾乳経験なし

〈母〉#2 乳房の自己管理
要支援

〈出生時の児の状況〉
- 男児
- 出生体重3,200 g、身長50.0 cm、頭囲33.2 cm、胸囲32.2 cm
- アプガースコア：9点/10点
- 臍帯血ガス：pH 7.31
- 外表奇形なし

- 排尿（生後1〜3日）：6回/日→8回/日→10回/日、黄色
- 排便（生後1〜3日）：3回/日・胎便→4回/日・移行便→6回/日・黄色便。下痢なし

〈黄疸の程度〉
- クラマーの黄疸進行度（生後3日）は2〜3
- 経皮的黄疸計の値（生後1〜3日）：4.3 mg/dL→7.0 mg/dL→10.0mg/dL
- （生後3日）血清総ビリルビン値（TB）9.6 mg/dL、アンバウンドビリルビン値（UB）0.3μg/dL

〈バイタルサイン（生後1〜3日）〉
- 体温36.7〜37.1℃
- 心拍数140〜156回/分・心雑音なし
- 呼吸数42〜54回/分・両肺のエア入り良好・異常呼吸なし

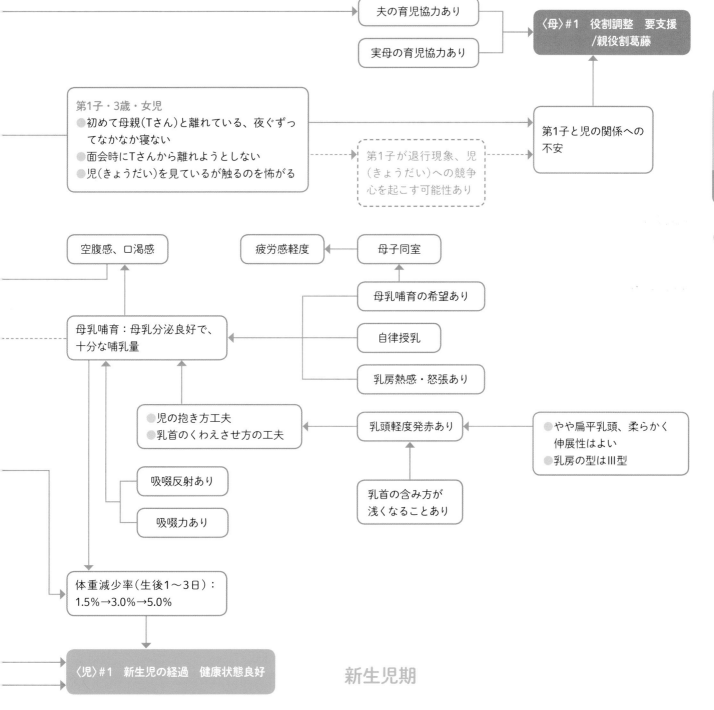

凡例：
■ 母の看護診断　■ 児の看護診断　□ 顕在情報　⬚ 潜在情報　→ 関連（実在）　- -→ 関連（潜在）

夫の育児協力あり

実母の育児協力あり

〈母〉#1　役割調整　要支援／親役割葛藤

第1子・3歳・女児
●初めて母親（Tさん）と離れている、夜ぐずってなかなか寝ない
●面会時にTさんから離れようとしない
●児（きょうだい）を見ているが触るのを怖がる

第1子が退行現象、児（きょうだい）への競争心を起こす可能性あり

第1子と児の関係への不安

空腹感、口渇感

疲労感軽度

母子同室

母乳哺育の希望あり

自律授乳

乳房熱感・怒張あり

母乳哺育：母乳分泌良好で、十分な哺乳量

●児の抱き方工夫
●乳首のくわえさせ方の工夫

乳頭軽度発赤あり

●やや扁平乳頭、柔らかく伸展性はよい
●乳房の型はⅢ型

乳首の含み方が浅くなることあり

吸啜反射あり

吸啜力あり

体重減少率（生後1～3日）：
1.5%→3.0%→5.0%

〈児〉#1　新生児の経過　健康状態良好

新生児期

3　看護診断と根拠

関連図で整理した看護診断に優先順位をつけて根拠を示します

　Tさんの看護診断リスト

No	看護診断	根拠
#1	役割調整　要支援^{※1}／親役割葛藤^{※1}	産褥3日のTさんの産褥経過は順調である。Tさんは経産婦であり、第1子の育児経験をうまく活かすことができている。しかし、前回と違うところは第1子と今回の出生児のきょうだい関係があることである。Tさんは、第1子の面会時の様子からきょうだい関係について心配しており、退院に向けた最優先事項は、きょうだい関係に注目した家族関係の再構築と考えられる。
#2	乳房の自己管理　要支援^{※2}	そのほかに、第1子のときは完全母乳哺育を行っており、今回も母乳哺育を希望し、現時点でも母乳哺育が問題なく行えている。現時点では搾乳する必要はないが、Tさんは乳汁分泌が良好であることなどから、今後うつ乳やさらにひどくなると乳腺炎となる可能性が否定できない。その場合、対処方法として搾乳を行う場合があるが、Tさんは第1子の母乳哺育時には搾乳経験がないため、退院までに搾乳手技を習得しておくことも重要である。

　Tさんの児の看護診断リスト

No	看護診断	根拠
#1	新生児の経過　健康状態良好^{※3}	生後3日のAさんの児の子宮外生活適応は順調で退院に向けて問題となる点はないため、現在の状態を保つことが大切である。

【NANDA-I看護診断】※1 定義：親が経験する、危機に反応した役割の混乱と葛藤状態
※1～3：【マタニティ診断】

4　看護計画の立案

挙げることの多い#1、2の期待される成果、看護計画と根拠を解説します

　Tさんの看護計画

#1 》 役割調整　要支援／親役割葛藤

期待される成果	長期目標	●家族関係の再構築が順調に行える。
	短期目標	●新生児と第1子のきょうだい関係が理解できる。 ●第1子とのかかわりかたを理解できる。 ●Tさんだけでなく、夫や実母（祖母）も第1子と適切にかかわることができる。

看護計画	根拠・留意点

O-P
(観察計画)
 	
1. 第1子の言動
2. 第1子の新生児への関心度
3. 第1子の生活の変化
4. 第1子・新生児との愛着形成
  ● 第1子と新生児への声かけ、かかわりかた、かかわる際の表情
5. 夫・実母(祖母)と第1子・新生児との愛着形成
  ● 第1子と新生児への声かけ、かかわりかた、かかわる際の表情
	● 第1子の自宅での状況やTさんや新生児との面会時の状況を把握することは、退院後のきょうだい関係や家族関係の再構成を検討する際の重要な情報である。

C-P (ケア計画) 1. 第1子や家族の面会時には、ゆっくりと家族で過ごせるよう環境整備を行う。	● 現在、第1子は初めてTさんと離れて生活しており、不安やストレスが高まっていると思われる。そのため、Tさんとの面会時には、第1子がTさんとゆっくりとかかわり、Tさんからの愛情を感じることができるような環境をつくることが大切である。

E-P
(教育計画)
 	
1. 第1子ときょうだい関係について説明する。
2. きょうだいが生まれた現在の第1子の心理や行動について説明する。
  ● 退行現象
  ● 母(Tさん)との分離体験への反応など
3. きょうだい関係の結びつきを深めるような第1子とのかかわりかたについて説明する。
  ● 第1子が新生児に会う機会をつくる。
  ● Tさんと夫・実母(祖母)が新生児の世話をする様子を第1子にみせ、興味をもたせる。
  ● 可能であれば、新生児の世話を第1子と一緒に行う。
  ● Tさんと夫・実母(祖母)が可能な限り第1子とかかわれる時間を確保し、スキンシップを行う。
	● 児の出生により、第1子の生活環境は大きく変わることになる。Tさんも第1子と出生した児の関係調整ははじめての経験となるため、きょうだい関係や親・家族と第1子とのかかわりかたについて説明していく。

#2 ≫ 乳房の自己管理　要支援

期待される成果	長期目標	● 乳房トラブルが回避できる。
	短期目標	● 乳頭の発赤を軽減できる。 ● うつ乳の対処方法を理解できる。 ● 母乳哺育に適切な栄養について理解できる。

看護計画	根拠・留意点

O-P
(観察計画)
 	
1. 乳房の大きさ・型、乳頭の大きさ・型・柔らかさ・伸展度、乳輪の硬さ
2. 乳汁の産生・分泌状態
  ● 乳管の開口数、乳汁の出方、乳房の熱感・血管の怒張・緊満度、授乳回数・授乳間隔・授乳時間、母乳分泌量
3. 乳頭・乳輪マッサージの状況
4. 授乳手技の状況：授乳時の児の抱き方、児の乳首の含ませ方
5. 母乳の産生や分泌についての理解度
6. 栄養・水分摂取状況
7. 退院後の食事の支度(誰が食事を準備するのか)、食事の好みや傾向
8. 児の状況
  ● 全身状態、哺乳意欲・吸啜力・吸啜反射・乳首の含み方、排泄状況、体重減少率、黄疸の程度、活気
	● Tさんは経産婦であり、第1子(3年前)は完全母乳哺育を行っている。また、現在の母乳哺育の状況もうまく行えているため、Tさんと児の授乳状況を見守る姿勢をとる。

	看護計画	根拠・留意点
C-P （ケア計画）	1. 授乳の知識・手技（特に授乳時の児の抱き方、乳首の含ませ方）などを確認し、必要時授乳のサポートを実施する。 2. 搾乳の必要がある場合、搾乳のサポートを行う。	●Tさんは現時点で母乳分泌がよく、児も必要な母乳摂取が行えており搾乳の必要はない。しかし、母乳分泌が過多になった場合、うつ乳、さらにひどくなると乳腺炎になるおそれがある。Tさんは第1子の母乳哺育時に搾乳の経験がないため、退院後に自宅でセルフケアができるような援助（搾乳手技の説明やTさんの搾乳手技の確認など）行う必要がある。
E-P （教育計画）	1. 必要時、授乳時の児の抱き方や乳首の含ませ方についての指導を行う。 2. 必要時、母乳の産生や分泌について説明する。 3. うつ乳や乳腺炎について説明する。 4. 搾乳手技について説明する。ただし、搾乳のしすぎにより乳汁分泌を促進し、より乳房緊満を引き起こすことがあるため、乳房の状態と搾乳の程度についての説明も行う。 5. 母乳哺育に適切な栄養について説明する。 　●**母乳分泌によい食品**：根菜類、葉っぱ類、海藻、旬の野菜を多めに摂る。 　●**母乳分泌によくない食品**：油分・糖分は控えめにし、牛乳・乳製品は摂りすぎないようにする。 　●カフェイン（チョコレート、コーラ、コーヒー、紅茶など）の摂りすぎは母乳を介して児に移行するため、摂取量や摂取するタイミングには注意すべきである。 　●母乳哺育を行っており空腹感や口渇感があるため、栄養・水分摂取が過多にならないようバランスのよい食事を心がける。	

 Tさんの児の看護計画

#1 >> 新生児の経過　健康状態良好

期待される成果	長期目標	●子宮外生活に順調に適応できる。
	短期目標	●子宮外生活適応が順調で、予定どおり母児ともに退院できる。

	看護計画	根拠・留意点
O-P （観察計画）	1. バイタルサイン 2. 皮膚の状態 　●皮膚色、母斑 3. 活気 4. 哺乳状況 　●哺乳回数・量 5. 排泄状況 　●回数、性状、量 6. 体重減少率 7. 黄疸の程度 　●クラマーの黄疸進行度、経皮的黄疸計の値、血清総ビリルビン値（TB）・アンバウンドビリルビン値（UB） 8. 原始反射 9. 児の姿勢	●現時点でTさんの児の子宮外生活適応は順調である。そのため、新生児のルーチンケアを行いつつ、引き続き子宮外生活適応の状況（特に生理的な変化が順調かどうか）を把握していく。
C-P （ケア計画）	1. バイタルサインを測定する。 2. クラマーの黄疸進行度を確認し、経皮的黄疸計で黄疸の程度を測定する。	

看護計画	根拠・留意点
E-P （教育計画） 1. 必要時、Tさんに児の生理的変化などについて説明する。	●Tさんは経産婦で保育士でもあり、新生児について理解できていると思われる。しかし、Tさんの育児行動時の言動などにより新生児についての知識の確認が必要な場合には、理解度を確認のうえ説明を行う。

5 評価の視点

実施した看護の評価の視点や今後の看護における留意点をまとめました

退院（産褥4日目）に向けて、産褥3日ではTさんの退行性変化と進行性変化が順調であるか、退院後の育児への問題がないかどうか、生後3日ではTさんの児が子宮外生活に順調に適応できているかに注目していく。

● 今後の看護における留意点

Tさん	#1	役割調整 要支援／ 親役割葛藤	●第1子が面会に来たときの様子を把握していく。 ●退院後に第1子が新生児と触れ合う機会が増えるため、そのときの第1子の状態を確認しながら第1子へのかかわりを検討していくようにする。 ●可能であれば、Tさんだけでなく新生児と第1子の育児にかかわる夫や実母（祖母）にも、第1子の心理や行動、第1子への対応の仕方を説明し理解してもらうことは大切である。
	#2	乳房の 自己管理 要支援	●Tさんは経産婦であり、第1子も完全母乳哺育を行っている。そのため、児の乳首の含ませ方もうまく、乳頭の発赤も軽減しているようであれば、母乳哺育状況は見守る姿勢で対応する。 ●Tさんは前回の妊娠による体重増加は非妊時の体重まで減らないまま、今回妊娠している。Tさんは母乳分泌が良好のため空腹感や口渇感がみられるのは当然のことであるが、栄養・水分摂取が過多にならないようバランスのよい食事を心がける。 ●Tさんは母乳分泌が良好で現時点で母乳哺育が順調に行えているが、退院後は母乳分泌量が児の哺乳量を上回ったときに、残乳の手入れ（搾乳）が必要となる可能性もあるため、自身で搾乳ができるように支援することが重要である。ただし、搾乳のしすぎにより乳汁分泌を促進することがあるため、乳房の状態と搾乳の程度についても十分説明を行う。
Tさんの児	#1	新生児の経過 健康状態良好	●Tさんの児は現時点で子宮外生活に順調に適応している。新生児は自ら話すことができず、急に状態が変化することがあるため、退院までにバイタルサインを含め児の状態に異常がないかどうか、引き続き丁寧に観察していく必要がある。

略語		引用文献

＊【BMI】body mass index：体格指数
＊【RBC】red blood cell：赤血球
＊【WBC】white blood cell：白血球
＊【Plt】platelet：血小板
＊【Hb】hemoglobin：ヘモグロビン量
＊【Ht】hematocrit：ヘマトクリット値
＊【AFD】appropriate for dates infant：相当体重児
＊【TB】total bilirubin
＊【UB】unbound bilirubin

1. T. ヘザー・ハードマン，上鶴重美，カミラ・タカオ・ロペス 原書編集，上鶴重美 訳：NANDA-I看護診断　定義と分類2021-2023　原書第12版. 医学書院，東京，2021.
2. 日本助産診断実践学会 編：マタニティ診断ガイドブック　第6版. 医学書院，東京，2020.

事例 3

妊娠性貧血の初産婦・新生児の看護過程の展開

執筆 古川亮子

看護の視点

初産婦であり育児技術の獲得の支援はもちろんであるが、早期職場復帰・保育園利用の予定であるため、希望している混合哺育のための技術の指導や、利用できる社会資源の説明など、事例①との違いに注目しよう。

この事例のキーワード

- 正常分娩
- 初産婦
- 妊娠性貧血
- 計画外妊娠
- 早期職場復帰
- 混合哺育

まず対象をとらえよう!

事例紹介

【氏名・年齢・性別・体格】
Jさん・34歳・女性。身長167cm、非妊時体重53.0kg、非妊時BMI*19.0。

【既往歴・現病歴】
34歳：妊娠性貧血（内服なし）。

【産科歴】
なし（1妊0産）。今回の妊娠は計画外。

【血液型・感染症・血液データ】
- O型Rh（＋）、感染症なし。
- 妊娠末期の血液検査結果：RBC*340×10⁴/μL、WBC* 7,500/μL、Plt*24×10⁴/μL、Hb*10.5g/dL、Ht*32%。夫の血液型はA型Rh（＋）。

【心理状態】
熱しやすく冷めやすい、興味があることにはのめりこむ性格。大学を卒業しており、理解力は問題ない。結婚や妊娠についてあまり考えたことがなく、これまで友だちの赤ちゃんを見たことがある程度しか子どもとかかわったことがない。

【夫婦・家族関係】
- 既婚（初婚同士、結婚0年目）。核家族（夫と2人暮らし）。夫は31歳、健康。夫婦関係は良好。出生した児は夫婦にとって第1子。
- 実家は他県（車で片道4時間くらい）にあり、実父母とも会社員（常勤）で働いている。本人は1人っ子。義父母は車で10分くらいのところに住んでおり、夫とともに自

営業を営んでいる。退院後は自宅に帰り、夫と義母からサポートを受ける予定。
- 両家の両親とも児の出生を喜んでいる。

【社会状況】
- Aさんは会社員（常勤）で勤務しており、現在産休中。ちょうど仕事で初めて主任として企画・運営を行う矢先に妊娠したため、産褥経過に問題がなければすぐに職場復帰を考えており、すでに保育園を決めている。
- 夫は自営業（家族経営）で、比較的時間の融通がきく。退院後は母児の状況をみて、そのつど育児に協力する予定。

【妊娠期から入院までの経過】
- 妊娠7週で妊娠を診断され、妊娠初期につわりが軽度、妊娠末期にときどきこむらがえり、妊娠初期から便秘があり緩下薬を処方してもらっていた。また、妊娠末期の血液検査では妊娠性貧血を指摘された。胎児発育・健康状態は、超音波所見などから良好であった。仕事が忙しく、妊娠中に病院開催の両親学級を1回のみ受講（夫立ち会い分娩についての講義）した。
- 妊娠39週2日11:00から規則的な子宮収縮（10〜15分間隔）があり、12:30に子宮収縮が7〜10分間隔になったため、産科病棟に電話し受診したところ陣痛発来のため入院となった。

【分娩経過】
- 妊娠週数39週2日、自然分娩、夫立ち会い分娩（夫婦の希望）。分娩所要時間11時間20分、分娩時出血量450mL、

会陰部左側切開・縫合あり。

● 児は女児、出生時体重2,600g、アプガースコア8点/9点、臍帯血ガスpH7.26、身長47.0cm、頭囲32.0cm、胸囲31.0cm、外表奇形なし、生後30分以内に点眼済み、産瘤あり。

● 胎児付属物の異常なし。

　▶ 胎盤：シュルツェ様式で娩出430g、石灰沈着・白色梗塞・欠損なし。

▶ 臍帯：動脈2本・静脈1本、長さは52cm、太さは1.0cm、臍帯巻絡・着色なし。

▶ 卵膜：3枚あり、欠損・着色なし。

▶ 羊水：混濁なし。

学生の受け持ち

看護学生がJさんを受け持ったのは産褥/生後1〜3日で、産褥/生後1日に産褥期・新生児期の看護過程を展開した。

---

1 現在にいたるまでのアセスメント

妊娠期〜産褥期までの継続した流れを踏まえて母児両方のアセスメントを行います

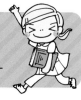

① 一般状況・妊娠期・分娩期のアセスメント

一般状況

〈年齢・性別・体格〉〈既往歴・現病歴〉〈血液型・感染症・血液データ〉

● 若年齢または高年齢妊婦でもなく、非妊時の体格も普通であり、血液型・感染症のデータ上でも周産期のリスクは低いと考えられる。しかし、妊娠末期に妊娠性貧血を指摘されているため、母児ともに妊娠〜産褥経過への影響がないか確認していく必要がある。

● これまで結婚や妊娠についてあまり考えたことがなく、仕事に集中していたところでの計画外妊娠であったため、妊娠には戸惑いがあったと思われる。また、赤ちゃんや子どもとかかわった経験がほとんどない初産婦である。

● 夫婦関係は良好であり、夫は比較的時間に融通がきく自営業（家族経営）で、退院後の育児にも協力する姿勢がみられている。

● 退院後は自宅に戻り、夫や近隣に住む義母のサポートを受ける予定である。キーパーソンになる義母との関係性を確認し、本人と夫・義母との役割分担も検討しておく必要がある。

● 現在産休中であるが、すぐに職場復帰したい希望があり保育園も決めており、産後の生活の予定は立てられている。初産婦であるため、出産育児一時金など必要な手続きについて確認をする必要がある。

妊娠期

● 妊娠末期には妊娠性貧血を指摘されたが、Jさんに妊娠性貧血の自覚はなく、妊娠性貧血による悪影響（早産、胎児の発育不全など）を及ぼすことなく経過できている。しかし、妊娠性貧血は、分娩時に分娩遷延、弛緩出血などの分娩時異常出血、産褥期には産後の回復が遅れるなどのリスクがあるため、引き続き注視する必要がある。

● そのほか、妊娠初期に軽度のつわり、妊娠末期にときどきこむら返りなどのマイナートラブルがあったが、それぞれ軽快しており、分娩・産褥期への影響はないと思われる。

分娩期

● Jさんは正期産で、分娩所要時間は初産婦の平均時間内、分娩時出血量も正常範囲内、出生時の児も仮死出生ではなく、胎児付属物の異常や奇形もなく無事に自然分娩を終了できており、産褥期に影響を及ぼすと思われる因子はない。

● バースプランどおりに夫が分娩に立ち会えたことも含め、産褥期には分娩の振り返りを行い、Jさんの分娩体験の受け止めを確認し、母児愛着形成への影響はないかどうか検討していく。

● 児は正期産児、AFD*児で出生しており、子宮内での発育は良好であったといえる。また、アプガースコアや臍帯血ガスの結果から分娩ストレスも胎児が耐えうるものであったといえ、子宮外生活への適応に悪影響を与える因子はみられない。

② 産褥期・新生児期のアセスメント

Jさんの状況

一般状態とセルフケア能力

S（主観的データ）	O（客観的データ）	解釈と分析
●「夜遅くのお産だったので、疲れています」	●**バイタルサイン**：体温36.8℃、脈拍数75回/分、血圧110/68mmHg ●**産褥1日の血液検査**：RBC 310×10⁴/μL、WBC 25,000/μL、Plt 30×10⁴/μL、Hb10.0 g/dL、Ht 27%、CRP 0.8 mg/L ●出産後の体重減少は4.5kg ●産後の病院食は5〜7割摂取、間食なし。水分摂取は約300mL/日 ●**嗜好品**：妊娠初期から夫婦ともに喫煙なし。Jさんは妊娠してからアルコールを摂取していない。妊娠中もコーヒーは1〜2杯/日程度摂取していた	●バイタルサインは問題ないが、分娩時出血のため、妊娠性貧血が亢進している。そのため、子宮復古や母乳産生が遅れる、創部の回復が遅れる、疲労しやすいなど産褥経過への影響がないかどうかを確認し、適宜対応していく。また、貧血のための食事についての説明も行う。
●「妊娠して体重が増えすぎてしまわないように気を付けていたんですが、やっぱり太ってしまいました。早く妊娠前の体重に戻したいんですが、どうしたらよいですか」 ●「今はあまり食べたい気がしません」 ●「つわりのときからタバコのにおいがダメになりました。タバコやアルコールは赤ちゃんに良くないって言われたので、やめました」		●産褥初期の体重減少は4〜6kg程度で、Jさんの分娩後の体重減少は適切であるといえる。今後は育児などの活動により、少しずつ体重減少が進んでいくと予測される。妊娠中に増加した体重は、分娩後5〜6週間から数か月で非妊時体重に戻るといわれているが、過度の栄養摂取により、今回の妊娠によって増加した体重が非妊時の状態に戻らない可能性もある。しかし、急激に無理に体重を減らすことは体調を崩すことにもつながりかねないため、産褥経過と栄養・活動について説明することが重要である。嗜好品について、Jさんは妊娠経過中に喫煙やアルコール摂取はなく、カフェインの摂取量も少量であり問題ないが、嗜好品による児への影響やコーヒー摂取による貧血への影響（コーヒーは鉄分の吸収を妨げる）についてJさんがどの程度理解しているか確認し、適宜指導していく必要がある。また、退院までにはJさんの普段の食事状況を確認し、産褥経過と栄養・活動について説明することが重要である。分娩直後は食欲低下がみられることがあるが、回復は早いといわれている。Jさんの分娩は深夜であったため疲労が残っており、食欲はあまりないが、休息を促しながら栄養・水分摂取量を確認していく。
●「赤ちゃんのことはよくわからないので、2人っきりになって大丈夫か心配です。傷（会陰切開の縫合部）も痛いし」	●産褥1日夜から母子同室開始予定 ●分娩後からウトウトしているが、分娩で疲れすぎていて眠れていない。顔色不良、疲労感あり	●深夜の分娩で貧血もあり、会陰縫合部痛により十分な休息がとれていない。また、初産婦で新生児の理解が十分ではなく、本日からの母子同室に不安を感じている。過度の疲労蓄積や不安は産褥経過に悪影響を及ぼすため、引き続きJさんの疲労の程度や休息状況を確認し、母子同室によって心身ともに負担が増すようであれば、一時的に新生児室で児を預かるなど、休息がとれる環境整備を行う。 ●清潔保持はセルフケアできている。
	●産褥1日よりシャワー浴を開始し、衣類は自分で交換している。排泄時は温水洗浄便座を使用し、ナプキン交換を行っている	
●「あまりトイレに行きたい感じがありません」 ●「妊娠前から便秘気味でしたが、妊娠してから便秘がひどくなってお薬をもらっていました。分娩の2日前からお通じは出ていません」	●尿意が鈍いが、自然排尿はできている。残尿感なし ●分娩2日前から排便はなし（本日で3日間排便なし）。軽度の腹部膨満感あり	●排泄が進まないことは子宮復古に悪影響を及ぼすため、速やかに改善することが重要である。 ●分娩時の児頭による膀胱圧迫のため、一時的に尿意鈍麻になることがある。Jさんは自然排尿でき残尿感もないため、適切に水分を摂取し、時間排尿を促す。

S（主観的データ）	O（客観的データ）	解釈と分析
● 「もともと痛みに弱くて、ちょっと手を切っただけでも大騒ぎしてしまいます。だから、今は傷（会陰切開の縫合部）が痛くて動くのも休むのも辛いです」	● 会陰切開・縫合部の腫脹・発赤・浮腫なし。創部痛があり、鎮痛薬を頓用で内服中	● Jさんは非妊時より便秘気味で、妊娠により便秘が悪化した。分娩2日前から排便がなく、軽度の腹部膨満感もみられているため、栄養・水分摂取や動静の状況などを確認し、適宜栄養・水分摂取量を増やしていく。現在は産褥1日目（分娩後24時間以内）であり疲労や創部痛もあるため無理をする必要はないが、体調により産褥体操を促してみる。妊娠中から処方されていた緩下薬の内服を検討する。また、努責をかけることで会陰縫合の離開につながらないか不安がある場合には、問題ないことを説明することも大切である。 ● 会陰縫合部は問題ないが、もともと痛みに弱いため創部痛が休息・活動に支障をきたしている。引き続き創部の状況を確認しながら、鎮痛薬の使用状況と効果について確認していく。また、排便により会陰縫合部が開くことはないことを説明し、不安を感じることがないようにする。ほかには、授乳時には円座を利用し、育児動作時の創部痛への配慮を行う。

退行性変化：子宮復古

S（主観的データ）	O（客観的データ）	解釈と分析
● 「お産が終わると、すぐに子宮って小さくなるんですね」 ● 「授乳時に生理痛みたいな痛みは少しありますが、すぐに治まるので大丈夫です」	● 子宮底の高さは臍高でやや軟らかめで、子宮底の輪状マッサージをすると臍下1横指で硬くなる ● 悪露は赤色、Lナプキン1/3程度、悪臭なし ● 後陣痛は授乳時に軽度あり	● 子宮底の高さは産褥1日としてはやや高く、子宮底の輪状マッサージにより高さや硬さの改善がみられてはいるが、悪露の流出もやや少なめであり、子宮復古が遅れている。また、子宮復古不全となった場合は産褥熱のリスクにもなってしまう。そのため、引き続き子宮復古の状態を確認しながら、子宮復古を妨げる要因（便秘など）をできるだけ取り除いていく必要がある。 ● 後陣痛は授乳時に軽度あるもののすぐに治まっており、Jさんの痛みによる動静への影響はないと思われる。

進行性変化

S（主観的データ）	O（客観的データ）	解釈と分析
● 「母乳はいいって聞いているので、できるだけあげたいって思うけど、保育園に預けるときに困らないように混合（哺育）で育てたいと思います」 ● 「乳首が痛くて、また痛みの原因が増えてしまいました」	● 混合哺育の希望あり ● 授乳時の抱き方はおもに立て（縦）抱き ● 乳房の型はⅠ型、熱感なし ● 乳頭の型は正常乳頭で硬く、乳輪はやや硬め。両乳頭に発赤と乳頭痛あり。乳管の開口数は、左右ともに1〜2本 ● 乳汁分泌状態はプチ、母乳分泌量は0mL/回。時間授乳（3時間毎）で、直接授乳の後に人工乳を与えている（5〜8mL/回）、1回の授乳に30〜45分程度かかっている ● 児の吸啜反射はあるが、吸啜力はやや弱く、乳首の含み方が浅く、うまく哺乳できないことがある	● Jさんは産休明けすぐに職場復帰することを見据え、保育園に児を預けることを考え混合哺育を希望している。しかし、母乳もできるだけあげたい思いがあるため、直接授乳や搾乳、人工乳の授乳方法などを入院中に習得する必要がある。 ● 乳房はⅠ型で、縦抱きで直接授乳を行っているが、乳頭や乳輪が硬めであり、児の乳首の含み方が浅いせいで、乳頭に発赤があり乳頭痛がみられている。Jさんは痛みに弱いため、これ以上乳頭トラブル（乳頭亀裂など）を起こさないよう、児の抱き方や乳首の含ませ方を指導し、児が含みやすくなるように柔らかくする授乳前の乳頭・乳輪のマッサージを行い、それでも乳頭痛が強いときは、ニップルシールドの使用も検討する。

S（主観的データ）	O（客観的データ）	解釈と分析
	● 児の体重減少率は1.3％、黄疸の程度は経皮的黄疸計で1.0mg/dL。排泄量は、排尿は5回/日、黄色。排便は3回/日・胎便 ● 授乳時に児への声かけあり ● 授乳時に円座使用	● Jさんは産褥1日で乳汁生成Ⅰ期であるため、乳汁産生はこれから徐々に増加していくと思われるが、適切な栄養・水分の摂取ができているかも確認する必要がある。 ● 産褥1日でJさんは授乳にはまだ慣れておらず、創部痛により長時間座っていることが辛く、疲労が顕著であるため、Jさんの体調を考慮しながらできる範囲で授乳を行ってもらい、適宜サポートをすることが重要である。

心理状態

S（主観的データ）	O（客観的データ）	解釈と分析
●「私はもともと痛みに弱いので、お産の痛みはすごく痛いって聞いていたから怖くて仕方なかった。だから、何とか終わってほっとした」 ●「お産が終わってもいろんな痛みがあって、眠れないしきついです」	● 顔色は不良で疲労感を訴えている ● セルフケア行動は自分で行うが、ベッド上で安静にしていることが多い ● 育児行動は少しずつ行っている	● Jさんの言動から、Jさんの関心は自分の状態に向けられており、受容期にあると考えられる。Jさんは痛みや疲労を訴えているため、まずは休息できる環境を整え、Jさんの体調を確認しながら少しずつ育児を進め、愛着形成を促していけるよう配慮する。

愛着形成・育児行動

S（主観的データ）	O（客観的データ）	解釈と分析
●「何となく自分は結婚しないような気がしていていたので、妊娠したときはびっくりしました。夫とは付き合ったばかりで心配だったけれど、妊娠したことを伝えたらすごく喜んでくれて、それで結婚することにしたんです」 ●「自分が赤ちゃんを産んだなんて、未だに信じられないです。夫は私が痛みに弱いことを知っていたので、お産に立ち会って自分が支えると言ってくれました。本当に心強かったです」 ●「赤ちゃんって柔らかくて可愛いですね。友だちの赤ちゃんを見たくらいしか経験がないので、赤ちゃんを育てられるか心配です」 ●「私の両親は遠方に住んでいて仕事をしているので、育児の手伝いは難しいのですが、夫は義父母と自営業を営んでいて、義父母が近くで手伝ってくれるので甘えちゃおうと思っています」	● 計画外妊娠であった ● 妊娠中に病院開催の両親学級を1回受講（夫立ち会い分娩についての講義）した ● 授乳やおむつ交換時には、やさしく児に触れ、児に話しかけている ● 夫立ち会い分娩を行った。面会中の夫はJさんを気づかう言動をしたり、児の抱っこやおむつ交換をしていた ● 義父母が面会に来て、児の誕生を喜んでいた ● 両親も児の誕生を喜んでおり、明後日面会に来る予定 ● 産褥1日に分娩介助をした助産師と分娩体験の振り返りを行った ● 退院後は自宅に戻り、夫と義母のサポートを受ける予定。夫は自営業（家族経営）で、比較的時間の調整がしやすい ● 子どもは本児のみ（1人）でよいと考えている	● 今回の妊娠は計画外妊娠であり、Jさんが考えていたライフプランとは異なってしまい、妊娠を受け入れることに戸惑いがあった。しかし、夫や両親・義両親が妊娠・児の誕生を喜んでいることは、Jさんの妊娠や児の受け入れに肯定的に作用していると思われる。特に、夫は分娩中も痛みに弱いJさんを支え、立ち会い分娩をしており、Jさんの分娩体験は児を肯定的に受け入れられるものとなっており、児への愛着に問題となることはないと考えられる。 ● Jさんは初産婦であり、これまで新生児や子どもとかかわりをもった経験がなく、妊娠中は両親学級で育児について学ぶ機会がなく、現在も創部痛や疲労のため、育児はあまりできていない。そのため、Jさんの身体状況をみながら、少しずつ育児に関する指導を行っていくようにする。また、夫は退院後もキーパーソンとして育児にかかわっていくこととなり、家族経営で夫とともに働いている義母もJさんを支えてくれる予定であるため、育児指導はJさんだけでなく、必要時夫や義母へも行うことも検討し、Jさんが利用できる社会資源について情報を提供する。ただ、義父母（特に義母）との関係性について情報収集し、どの程度サポートを得ることができるか把握することは重要である。 ● Jさんは初産婦のため、出生届や出産育児一時金などの書類や手続きについての理解度を再確認し、適宜説明を行う。 ● 今回の妊娠は計画外であり、Jさんは今後子どもをもつことは考えていないため、産後の避妊方法についても説明を行うことが重要である。

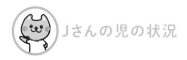
Jさんの児の状況

一般状態：O（客観的データ）	解釈と分析
<ul><li>**バイタルサイン**：体温36.5℃・末梢冷感あり、心拍数120回/分・心雑音なし、呼吸数38回/分・両肺のエア入り良好・異常呼吸なし。チアノーゼなし</li><li>**姿勢**：MW型、左右対称</li><li>**皮膚の状態**：殿部に蒙古斑あり</li><li>頭部に産瘤あり</li><li>口唇・口蓋裂なし</li><li>腸蠕動が全体的に聴取できる。腹部膨満なし。嘔吐なし</li><li>臍部は湿潤しており、出血や悪臭なし。臍脱未</li><li>毳毛は肩甲に軽度あり</li><li>指は両手・足ともに5本ずつあり。手の爪は指先を超えている</li><li>大陰唇が小陰唇を覆っている。鎖肛なし</li><li>**原始反射**：左右対称にあり（モロー反射、把握反射、吸啜反射、探索反射、捕捉反射）。</li></ul>	<ul><li>児のバイタルサインは正常範囲内で心雑音や異常呼吸などはなく経過できているが、体温が低めで末梢冷感がみられるため、低体温になる可能性がある。特にJさんの児は正期産児でAFD児ではあるものの、在胎期間別出生体重標準曲線では10パーセンタイルやや上限に位置しており、在胎週数に比べてやや小さめの児であることから、皮下脂肪がやや少なめであると予想され、低体温には注意が必要である。低体温になると活気が乏しくなり、吸啜力も低下し、結果的に低血糖を招くおそれもあるため、掛け物・着物や室温・湿度などを調整し、低体温にならないように配慮する必要がある。</li><li>児の姿勢は、正常新生児がとる姿勢である。</li><li>肩甲部の軽度の毳毛、手の爪が指先を超えている、大陰唇が小陰唇を覆っているなど成熟児の徴候がみられており、Jさんの児の胎内発育は良好であったことがわかる。</li><li>その他の所見から、児の子宮外生活適応に悪影響を及ぼす因子はないといえる。</li></ul>
<ul><li>**体重減少率**：1.3%</li><li>**哺乳量**：混合哺育、時間授乳（3時間毎）。1回哺乳量約5〜8mL/回（母乳0mL、人工乳5〜8mL）。児は、吸啜反射はあるが、吸啜力はやや弱く、乳首の含み方が浅く、うまく哺乳できないことがある</li><li>**排泄量**：排尿は5回/日、黄色。排便は3回/日・胎便。下痢なし</li><li>**黄疸**：視覚的に黄染なし（クラマーの黄疸進行度は0）。経皮的黄疸計の値（生後1〜3日）：1.0 mg/dL</li></ul>	<ul><li>体重減少率や黄疸は生理的（正常）な範囲内で経過している。しかし、生後24時間以内ということもあり、生後1日の哺乳量（生後日数×10mL）を摂取できていない。また、体温が低めでもあるため、低血糖にならないよう注意が必要である。今後の哺乳状況によっては体重減少率が大きくなることで脱水のリスクが生じると予測されるため、排泄状況やバイタルサインも注視していく必要がある。</li><li>現時点では黄疸はみられていないが、今後の排泄状況によっては黄疸が増強する可能性があるため、哺乳状況と合わせ確認していく。</li></ul>
<ul><li>出生直後より母児標識を右足首に装着している</li><li>母子同室。短着1枚、長着1枚、掛け物2枚。室温は24℃、湿度は50%</li><li>ビタミンK₂シロップ内服済み</li></ul>	<ul><li>出生直後から母児標識を装着し医療事故（新生児の取り違え）を防止している。また、ビタミンK₂の内服により新生児メレナ（新生児早期の消化管出血）や遅発型（おもに頭蓋内出血）の予防が図られている。児の体温が低めであるため、児の保育環境（着衣・掛け物、室温・湿度など）を細かく確認し、適宜調整が必要である。また、生後1日より母子同室となり、愛着形成や母乳哺育を促す環境ではあるが、Jさんの体調が思わしくない場合は児の安全も考慮し、新生児室で児を預かることも検討する。</li></ul>

Part 3

事例❸ 妊娠性貧血の初産婦・新生児の看護過程の展開

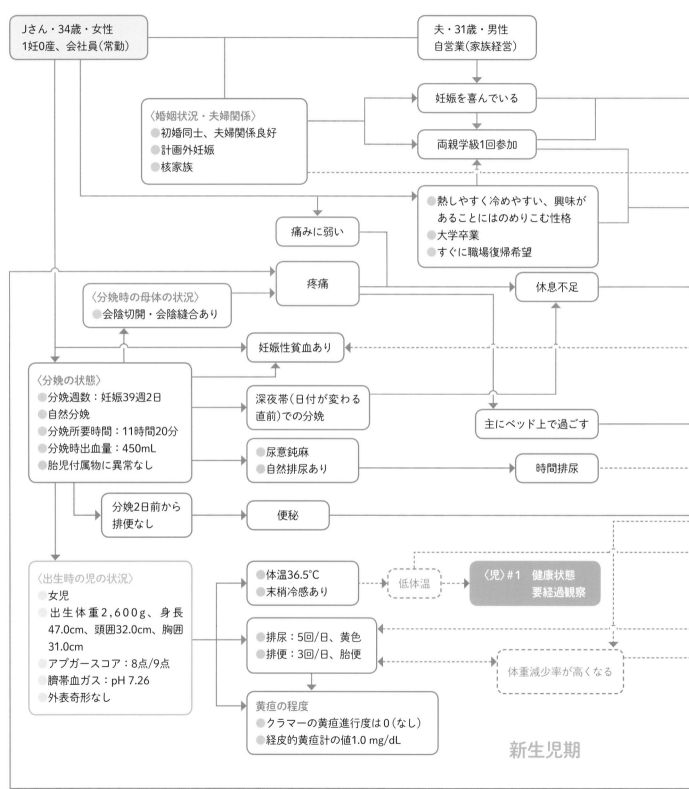

Jさん・34歳・女性
1妊0産、会社員（常勤）

夫・31歳・男性
自営業（家族経営）

妊娠を喜んでいる

〈婚姻状況・夫婦関係〉
- 初婚同士、夫婦関係良好
- 計画外妊娠
- 核家族

両親学級1回参加

- 熱しやすく冷めやすい、興味が
あることにはのめりこむ性格
- 大学卒業
- すぐに職場復帰希望

痛みに弱い

疼痛

休息不足

〈分娩時の母体の状況〉
- 会陰切開・会陰縫合あり

妊娠性貧血あり

〈分娩の状態〉
- 分娩週数：妊娠39週2日
- 自然分娩
- 分娩所要時間：11時間20分
- 分娩時出血量：450mL
- 胎児付属物に異常なし

深夜帯（日付が変わる
直前）での分娩

主にベッド上で過ごす

- 尿意鈍麻
- 自然排尿あり

時間排尿

分娩2日前から
排便なし

便秘

〈出生時の児の状況〉
- 女児
- 出生体重2,600g、身長
47.0cm、頭囲32.0cm、胸囲
31.0cm
- アプガースコア：8点/9点
- 臍帯血ガス：pH 7.26
- 外表奇形なし

- 体温36.5℃
- 末梢冷感あり

低体温

〈児〉#1　健康状態
要経過観察

- 排尿：5回/日、黄色
- 排便：3回/日、胎便

体重減少率が高くなる

黄疸の程度
- クラマーの黄疸進行度は0（なし）
- 経皮的黄疸計の値1.0 mg/dL

新生児期

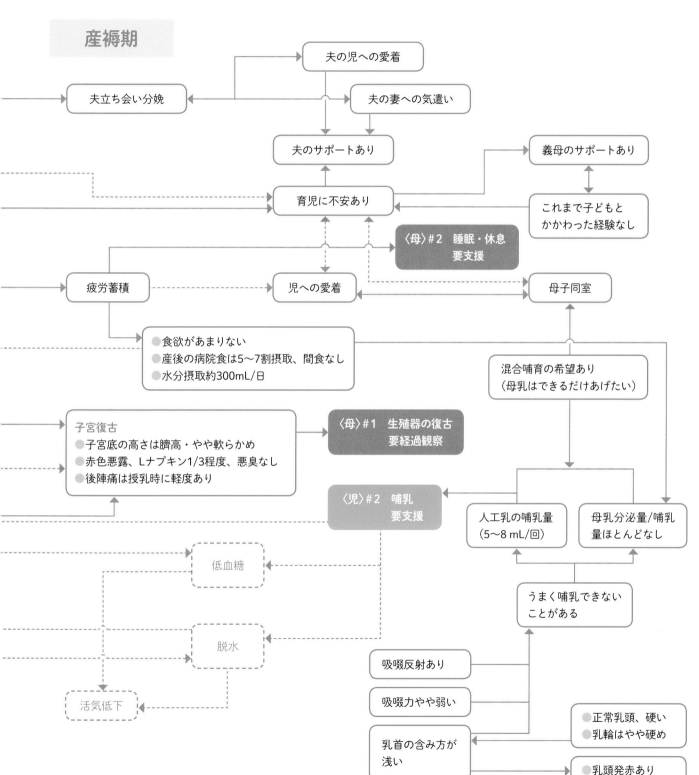

母の看護診断 **児の看護診断** □ 顕在情報 ┆⋯┆ 潜在情報 ──▶ 関連（実在） --▶ 関連（潜在）

産褥期

夫の児への愛着

夫立ち会い分娩

夫の妻への気遣い

夫のサポートあり

義母のサポートあり

育児に不安あり

これまで子どもと
かかわった経験なし

〈母〉#2　睡眠・休息
要支援

疲労蓄積

児への愛着

母子同室

●食欲があまりない
●産後の病院食は5〜7割摂取、間食なし
●水分摂取約300mL/日

混合哺育の希望あり
（母乳はできるだけあげたい）

子宮復古
●子宮底の高さは臍高・やや軟らかめ
●赤色悪露、Lナプキン1/3程度、悪臭なし
●後陣痛は授乳時に軽度あり

〈母〉#1　生殖器の復古
要経過観察

〈児〉#2　哺乳
要支援

人工乳の哺乳量
（5〜8 mL/回）

母乳分泌量/哺乳
量ほとんどなし

低血糖

脱水

活気低下

うまく哺乳できない
ことがある

吸啜反射あり

吸啜力やや弱い

乳首の含み方が
浅い

●正常乳頭、硬い
●乳輪はやや硬め

●乳頭発赤あり
●乳頭痛あり

3 看護診断と根拠

関連図で整理した看護診断に優先順位をつけて根拠を示します

 Jさんの看護診断リスト

No	看護診断	根拠
#1	生殖器の復古 要経過観察※1	はじめに、Jさんと児は深夜の分娩だったため、産褥/生後1日ではあるが、分娩が終了してからまだ24時間経過していないことを念頭に置いて考えてみよう。
#2	睡眠・休息 要支援※2	Jさんの産褥経過では、子宮復古にやや不安がある。また、Jさんはもともと痛みに弱いタイプで、分娩による創部痛や直接授乳による乳頭痛を訴えており、それにより休息がとれず疲労が増している。進行性変化はまだみられていないが、産褥1日（分娩後24時間以内）であるため様子観察でよいと思われる。また、Jさんの育児に関する知識・手技の獲得、愛着形成の促進は重要であるが、まずJさんの体調が整わなければ進めることができない。そのため、Jさんの最優先事項は子宮復古の状態、次に休息がとれていないことが問題として挙げられる。

 Jさんの児の看護診断リスト

No	看護診断	根拠
#1	健康状態 要経過観察※3	Jさんの児の生後24時間以内の子宮外生活適応は今のところ問題はない。しかし、体温がやや低めで経過していることや哺乳量が少なめであることが心配な点である。体温の低下により低体温のリスクと哺乳が進まないことによる低血糖や脱水のリスク、両方のリスクの関連とJさんの児の出生後の経過時間を考えると、体温が低めで経過していること（低体温のリスク）を最優先事項とし、次に哺乳量が少なめであること（低血糖や脱水のリスク）に注目していく。
#2	哺乳 要支援※4	

※1〜4：【マタニティ診断】

4 看護計画の立案

挙げることの多い#1、2の期待される成果、看護計画と根拠を解説します

 Jさんの看護計画

#1 ≫ 生殖器の復古　要経過観察

期待される成果	長期目標	●子宮復古が順調に進む。
	短期目標	●子宮復古不全を回避できる。 ●子宮復古について理解できる。 ●子宮復古を阻害する因子を除去できる。

	看護計画	根拠・留意点
O-P （観察計画）	1. 子宮収縮状態 　●子宮底の高さ・硬さ、悪露の量・性状・におい、後陣痛の有無、子宮復古に関する理解度	●現時点でのJさんの子宮復古の状態はよいとはいえないため、引き続き子宮復古状態の確認を丁寧に行う必要がある。

看護計画	根拠・留意点
O-P（観察計画） 2. 排泄状態 　●排尿：尿意の有無、排尿の回数・量、残尿感 　●排便：便意の有無、排便の回数・量、腸蠕動、腹部膨満感、緩下薬の内服状況 3. 栄養状況 　●食事量、水分量、間食 4. 動作の状況 　●授乳、育児、セルフケア 5. 安静の状況 　●睡眠、休息、疲労感 6. 痛み 　●部位、強さ、種類、鎮痛薬の内服状況・効果・副作用 7. バイタルサイン 8. 貧血 　●自覚症状、他覚症状、血液データ	●子宮復古に影響を及ぼすと考えらえる因子（排泄状況、動静、妊娠性貧血など）についても、子宮復古状態と合わせて状況を確認する。 ●分娩後24時間以内でもあり、Jさんは疲労や創部痛を訴えているため、活動とともに休息の程度もしっかりと把握する。
C-P（ケア計画） 1. 子宮復古が思わしくない場合、子宮底の輪状マッサージや冷罨法を行う。それでも改善しない場合は、子宮収縮薬の内服について医師に相談する。 2. 子宮復古に関する理解度を確認する。 3. 排便と腹部状態、緩下薬の内服状況を確認し、便秘が改善されない場合は医師に報告する。 4. 直接授乳を行う際、児の抱き方や乳頭の含ませ方を適宜サポートする。 5. 痛みや疲労について確認し、適宜育児のサポートを行う。 6. 痛みや鎮痛薬の内服状況を確認し、痛みが改善しない場合は医師に報告する。 7. セルフケア状況を確認し、必要時は清拭やナプキンの交換などの感染予防を行う。	●子宮復古状態を確認し、必要時子宮底の輪状マッサージや冷罨法を行い、子宮収縮がよくなるのかを把握する。 ●子宮復古やそれに関連する因子について、Jさんの理解度を確認したうえで説明や援助を行っていく。 ●子宮収縮を促すため、Jさんの意向・状態を確認したうえで直接授乳を行う。
E-P（教育計画） 1. 子宮復古に関して説明を行う。 2. 尿意がはっきりするまでは、適切に水分摂取を行い、時間排尿を促す。 3. 排便により会陰縫合部が開くことはないことを説明する。 4. 授乳の知識・手技（特に授乳時の児の抱き方、乳頭の含ませ方）についての指導を行う。 5. Jさんの体調を確認し、産褥体操について説明する。	●Jさんは初産婦で両親学級も夫立ち会い分娩に関する内容のみしか受講していないため、産褥期の身体の変化（進行性変化や退行性変化）について丁寧に説明していく必要がある。 ●子宮復古を促す方法（直接授乳や産褥体操など）についても、Jさんの体調や理解度を確認して説明を行う。

#2 》 睡眠・休息　要支援

期待される成果	長期目標	●適切な休息がとれる。
	短期目標	●疲労感が軽減できる。 ●痛みの原因を把握し、異常の早期発見・対応ができる。 ●痛みのコントロールができる。

看護計画	根拠・留意点
O-P（観察計画） 1. 安静の状況 　●睡眠、休息、疲労感 2. 動作の状況 　●育児、セルフケア 3. 痛み 　●部位、強さ、種類	●Jさんは分娩後24時間以内であり、疲労や痛みがみられている。痛みは主に創部痛であるが、その部位や強さなどを把握し、異常の有無を確認していく必要がある。 ●疲労や痛みがセルフケア行動に影響を与えているかを確認する。

看護計画	根拠・留意点
O-P （観察計画） 4. 鎮痛薬の内服状況・効果・副作用 5. 貧血 　●自覚症状、他覚症状、血液データ 6. 栄養状況 　●食事量、水分量、間食 7. 心理状態 　●疲労や痛みに対する発言 8. 愛着形成 　●分娩についての発言、児への言動（育児状況、発言）	●貧血により疲れやすくなるため、貧血の程度や症状についても確認していく。 ●痛みにより分娩体験がネガティブなものとなっていないか、また児への愛着形成についても確認していく。
C-P （ケア計画） 1. 休息できる環境を整える。 2. 痛みや鎮痛薬の内服状況を確認し、痛みが改善しない場合は医師に報告する。 3. 痛みや疲労について確認し、適宜育児のサポートを行う。 4. 授乳時には円座を用意する。 5. セルフケア状況を確認し、適宜必要なサポートを行う。	●疲労や痛みの状態を把握し、適切に軽減できるよう環境整備を行う。 ●セルフケア行動に影響がみられる場合、適切なケアを提供する。
E-P （教育計画） 1. Jさんの痛みや産褥経過について説明する。 2. 休息がうまくとれない場合には、児を預かったり面会の調節ができることを伝える。 3. 貧血改善のための栄養指導を行う。 　●鉄分の多い食品 　●鉄の吸収を促進させる食品：タンパク質、ビタミンB₆・B₁₂、ビタミンC、銅、葉酸 　●バランスのよい食事	●Jさんは初産婦で両親学級も夫立ち会い分娩に関する内容のみしか受講していないため、産褥期の身体の変化（進行性変化や退行性変化、創部痛など）について丁寧に説明していく必要がある。 ●Jさんの現在の体調・状況を考慮した産褥期の動静や栄養について説明していく。

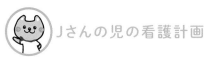 Jさんの児の看護計画

#1 》 健康状態　要経過観察

期待される成果	長期目標	●子宮外生活に順調に適応できる。
	短期目標	●低体温が回避できる。

看護計画	根拠・留意点
O-P （観察計画） 1. バイタルサイン 2. 末梢冷感 3. チアノーゼ 4. 活気 5. 哺乳状況 　●哺乳回数・量、吸啜力 6. 保育環境 　●衣類、掛け物、室温・湿度 7. 排泄状況 　●回数、性状、量 8. 体重減少率	●児は生後24時間以内でもあり、バイタルサインの変動をより注意してみていく必要がある。 ●体温の低下による児の哺乳への影響などを踏まえ、全身状態を把握していく。 ●正常範囲内に体温が保てるよう、保育環境にも注意していく。
C-P （ケア計画） 1. バイタルサインを測定する。低体温の場合は、深部温を測定する。	●バイタルサインの測定を行うが、低体温が疑われる場合には深部温を測定し、児の体温を確認する。

看護計画	根拠・留意点
C-P (ケア計画) 2. 保育環境の整備を行う。低体温または体温が低めで末梢冷感がある場合は、帽子や手袋を着用させたり、手足が出ないようにおくるみで児をしっかりとくるむ。 3. 適宜、哺乳のサポートを行う。	● 新生児は体温調節機能が未熟であるが、Jさんの児は生後24時間以内でAFD児ではあるものの10パーセンタイルやや上限で皮下脂肪も少なめであると予測されるため、児の体温の変動に合わせた衣類・掛け物等の調整が重要となる。 ● 哺乳が進まない場合は、さらなる低体温を予防するためにも看護師が哺乳の支援を行う。
E-P (教育計画) 1. Jさんに児の体温や生理的変化について説明する。	● Jさんに、児の生理的変化(特に体温)について説明し、Jさんに児の育児において注意すべき点を理解してもらうようにする。

#2 ≫ 哺乳　要支援

期待される成果	長期目標	● 日齢に応じた哺乳量が得られる。
	短期目標	● 低血糖が予防できる。 ● 脱水が予防できる。

看護計画	根拠・留意点
O-P (観察計画) 1. 哺乳状況 　● 哺乳回数、量 2. 体重減少率 3. 吸着の仕方 4. 吸啜反射、探索反射、捕捉反射 5. バイタルサイン 6. 低血糖症状 7. 脱水症状 8. 活気 9. 排泄状況 　● 回数、性状、量 10. Jさんの乳房・乳頭の状況 　● 乳房の大きさ・型、乳頭の大きさ・型・柔らかさ・伸展度、乳輪の硬さ 　● 乳汁の産生・分泌状態：乳管の開口数、乳汁の出方、乳房の熱感・血管の怒張・緊満感、母乳分泌量 11. 授乳に関するJさんの理解度 12. Jさんの授乳手技の状況 　● 授乳時の児の抱き方、児への乳首の含ませ方 13. Jさんの栄養・水分摂取状況 14. Jさんの貧血状況 　● 自覚症状、他覚症状、血液データ 15. Jさんの授乳時の表情、児への声かけ	● 児は生後24時間以内でもあり、哺乳がどの程度行えているのかIn/Outバランスをチェックしながら、全身状態と合わせて確認していく。 ● Jさんの児が子宮外生活適応に適応できているか、低体温や低血糖、脱水などの異常がないかどうか注意して観察していく。 ● Jさんの児は混合哺育を行っているが、直接授乳はどの程度行えているのか、Jさんの乳汁産生・分泌状態や授乳手技などをみていく。 ● 授乳を含めた育児を行っているときのJさんの児へのかかわりについて、愛着形成の観点からも観察していく。
C-P (ケア計画) 1. Jさんの授乳に関する手技(特に児の抱き方や乳首の含ませ方)を確認し、必要時授乳のサポートを実施する。 2. バイタルサインを測定する。 3. 低体温または体温が低めで末梢冷感がある場合は、保育環境の整備を行う。	● Jさんの授乳に関する理解度や手技の程度を確認し、必要な支援を行う。 ● Jさんの児は体温が低めで経過していることから、バイタルサインの測定や、衣類や掛け物などといった保育環境の整備によって低体温を予防する必要がある。
E-P (教育計画) 1. Jさんに児の生理や哺乳との関連について説明する。 2. Jさんに授乳の知識・手技(特に授乳時の児の抱き方、乳頭の含ませ方)の指導を行う。 3. Jさんに栄養・水分摂取について説明する。	● Jさんは初産婦であるため、児の生理や哺育に関連する基本的な知識や技術について説明する。 ● Jさんは混合哺育を希望しているが、授乳や乳汁産生に関連する栄養や休息についても説明する。

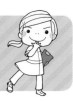

5 評価の視点

実施した看護の評価の視点や今後の看護における留意点をまとめました

産褥1日ではJさんの退行性変化と進行性変化が順調であるか、休息の状態や動作(セルフケア行動や育児行動)がどの程度できているか、生後1日にJさんの児が子宮外生活に適応できているかどうかに注目していく。

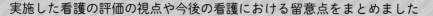

● 今後の看護における留意点

Jさん	#1	生殖器の復古 要経過観察	● 子宮復古の状態を把握していく。 ● 子宮復古の阻害因子(排泄状況)の状況を把握し、できる限り取り除いていく。 ● Jさんの体調をみながら、子宮復古を促せるよう授乳(直接授乳)を行う。 ● Jさんは初産婦で、両親学級では夫立ち会い分娩に関する講義を受けただけであるため、これからの産褥経過について丁寧に説明し、Jさんの理解を促すことが重要である。
	#2	睡眠・休息 要支援	● Jさんが訴えている痛みと、その痛みが異常かどうかを確認していく必要がある。その痛みが異常の可能性がある場合は、速やかに医師に報告する。 ● 産褥経過と合わせ創部痛や乳頭痛、その対処法についてJさんに説明していく。 ● Jさんの産褥経過と活動・休息の状況を把握し、できる範囲で育児行動ができるよう援助していく。
Jさんの児	#1	健康状態 要経過観察	● Jさんの児のバイタルサインを測定していくが、特に体温の変動に注視していく。 ● 低体温が回避できるよう、児の保育環境を随時整えていくことが重要である。 ● Jさんは初産婦で、両親学級では新生児や育児について学ぶ機会がなかったため、新生児の生理や育児について丁寧に説明していく必要がある。
	#2	哺乳 要支援	● Jさんは混合哺育(母乳はできるだけあげたい)を希望している。産褥1日のJさんの母乳分泌はほとんどないため、児は人工乳を哺乳しているが、必要量摂取できていない。児は生後24時間経過していないため哺乳が進んでいないとも考えられるが、今後も哺乳状況が改善しない場合は低血糖になる危険性もあるため、経時的に注意してみていかなければならい。 ● 哺乳状態は児の全身状態(バイタルサイン、排泄状況、体重減少率、黄疸など)と照らし合わせてみていく必要がある。 ● Jさんは初産婦で授乳に関する手技には不慣れであるため、授乳時の児の抱き方や児の吸着の仕方、乳房・乳頭の手入れについて適宜サポートしながら、Jさんが手技を獲得できるようにしていく。

引用文献

1. 日本助産診断実践学会 編:マタニティ診断ガイドブック 第6版. 医学書院, 東京, 2020.

異常がある場合の看護過程の展開

Part 4では、Part1～3までの正常な妊娠・分娩・産褥期／胎児期・新生児期の知識をもとに、異常がある場合の看護過程の展開を学んでみましょう。

Part 3は正常な産褥・新生児経過についてウェルネスの視点で考えましたが、Part4では疾患に焦点を当てた問題焦点型で考えてみましょう。

Part 4の事例には、母性看護実習や看護師国家試験でもよく耳にする周産期の異常をピックアップして

います。妊娠糖尿病、妊娠高血圧症候群、前置胎盤、切迫早産・早産、双胎（帝王切開術の看護を含む）では、産褥期・新生児期の看護過程を展開します。低出生体重児（NICU）と高ビリルビン血症（光線療法）では、新生児に焦点を当てた看護過程を展開します。

さいごに、特定妊婦は、社会的な問題として事例検討を行います。

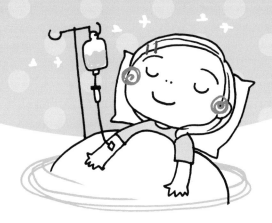

CONTENTS

妊娠糖尿病

[にんしんとうにょうびょう]

執筆 田中萌子

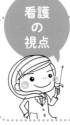

看護の視点

妊娠中は血糖値が上がりやすく、非妊時糖尿病ではない妊婦も妊娠糖尿病と診断されることがあるよ。妊娠糖尿病の母体から生まれる児のリスクや、産後の母体の糖尿病発症のリスクなどに注目しよう。

この事例のキーワード

- 妊娠糖尿病
- 経産婦
- 産後の血糖フォロー
- 母乳哺育
- 新生児のフォローアップ

まず対象をとらえよう!

事例紹介

【氏名・年齢・性別・体格】

Oさん・35歳・女性。身長156cm、非妊時体重65kg、非妊時BMI*26.7。

【既往歴・現病歴】

今回の妊娠時に妊娠糖尿病と診断。

【家族歴】

実父が糖尿病。

【産科歴】

あり(2妊1産)。今回の妊娠は計画的。不妊治療なし。前回は3年前に3,300gの女児を12時間で経腟分娩しており、妊娠糖尿病以外の産科既往歴はない。

【血液型・感染症・血液データ】

B型Rh(+)。感染症なし。妊娠中期の血液検査で随時血糖が105mg/dLであり高血糖を指摘される。その後、妊娠24週の検査(OGTT*)で、空腹時89mg/dL、1時間値200mg/dL、2時間値147mg/dLで、1時間値が基準以上のため妊娠糖尿病と診断。食事療法と1日7回の血糖自己測定が開始される。妊娠末期の血液検査結果は、HbA1c* 6.3%、グリコアルブミン15.0%。

【心理状態】

マイペースでおおざっぱな性格。大学を卒業しており、理解力は問題ない。今回の妊娠で初めて妊娠糖尿病と診断され、「なぜ自分が?」と戸惑いの気持ちがあったが、妊娠中は児のためにという気持ちで、できるだけ血糖コントロールを図れるように努力していた。

【夫婦・家族関係】

- 既婚(初婚同士、結婚5年目)。核家族(夫・長女との3人暮らし)。夫は38歳、肥満ではあるが、健康。夫婦関係は良好。
- 実家は車で20分くらいのところにある。退院後は自宅に帰り、実母がときどき手伝いに来る予定。

【社会状況】

- Oさんは専業主婦であり、3歳の長女を子育て中。
- 夫は会社員(常勤)で勤務しており、帰宅が遅くなることもある。

【妊娠期から入院までの経過】

妊娠8週で妊娠を診断され、妊娠24週に妊娠糖尿病と診断された。その後、栄養指導を受け、食事や運動など生活習慣の見直しを行った。また、自己血糖測定を継続してモニタリングを行い、血糖値の推移を確認していた。妊娠中の体重増加量は10kgであった。胎児は発育成長曲線の大きめの体重で推移していたが、合併症は特になかった。妊娠40週3日1:30、陣痛発来のため入院となった。

【分娩経過】

- 在胎週数40週3日、経腟分娩(吸引分娩)、分娩所要時間10時間30分、分娩時出血量490mL、会陰部左側切開あり。
- 児は男児、出生時体重3,900g、アプガースコア8点/10点、臍帯血ガスpH 7.20、身長52.0cm、頭囲34.0cm、胸囲35.0cm、外表奇形なし、生後30分以内に点眼済み、産瘤あり。頭血腫なし。
- 胎児付属物の異常なし。
  ▶ 胎盤:シュルツェ様式で娩出650g、石灰沈着・白色梗塞・欠損なし。
  ▶ 臍帯:動脈2本・静脈1本・臍帯巻絡・着色なし。

▶**卵膜**：3枚あり、欠損・着色なし。

▶**羊水**：混濁なし。

【治療方針】

産後の入院中に血糖測定を行った。産後の血糖値は基準値内であったため、継続的なモニタリングは終了し、退院となった。次回は産後2か月で病院を受診し、血糖値フォローを行う方針となった。

【看護方針】

妊娠中は児のために血糖コントロールに励んでいたが、どうしても長女の世話が優先となり、自分のことは後回しになることがあった。産後はさらに新生児の世話も加わり、生活が不規則になりやすいため、自身の生活を整えることの意義を理解し、将来の糖尿病発症予防にも効果的な授乳の確立や、産後の血糖フォローの必要性についての認識を高めることが大切である。

学生の受け持ち

看護学生がOさんを受け持ったのは産褥/生後1〜4日で、産褥/生後3日に産褥期・新生児期の看護過程を展開した。

1 異常の基礎知識

異常の定義、分類、病態、症状、検査・診断、治療、看護などについて母児両面から解説します

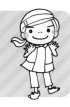

● 定義

● 妊娠糖尿病（GDM*）は、妊娠中に**はじめて**発見または発症した糖尿病にいたっていない**糖代謝異常**である。

● 2015年に妊娠中に糖代謝異常の診断基準が改訂され、3つに分類された（**表1**）。

表1 妊娠中の糖代謝異常と診断基準

妊娠糖尿病 gestational diabetes mellitus（GDM）	妊娠中の明らかな糖尿病 overt diabetes in pregnancy[注1]	糖尿病合併妊娠 pregestational diabetes mellitus
75gOGTTにおいて次の基準の1点以上を満たした場合に診断する ❶空腹時血糖≧92mg/dL（5.1mmol/L） ❷1時間値≧180mg/dL（10.0mmol/L） ❸2時間値≧153mg/dL（8.5mmol/L）	以下のいずれかを満たした場合に診断する ❶空腹時血糖値≧126mg/dL ❷HbA1c値≧6.5% ＊随時血糖値≧200mg/dLあるいは75gOGTTで2時間値≧200mg/dLの場合は、妊娠中の明らかな糖尿病の存在を念頭に置き、❶または❷の基準を満たすかどうか確認する[注2]	❶妊娠前にすでに診断されている糖尿病 ❷確実な糖尿病網膜症があるもの

注1) 妊娠中の明らかな糖尿病には、妊娠前に見逃されていた糖尿病と、妊娠中の糖代謝の変化の影響を受けた糖代謝異常、および妊娠中に発症した1型糖尿病が含まれる。いずれも分娩後は診断の再確認が必要である。

注2) 妊娠中、特に妊娠末期は妊娠による生理的なインスリン抵抗性の増大を反映して糖負荷後血糖値は非妊時よりも高値を示す。そのため、随時血糖値や75gOGTT負荷血糖値は非妊時の糖尿病診断基準をそのまま当てはめることはできない。

これらは妊娠中の基準であり、出産後は改めて非妊時の「糖尿病の診断基準」に基づき再評価することが必要である。

日本糖尿病・妊娠学会と日本糖尿病学会との合同委員会：妊娠中の糖代謝異常と診断基準の統一化について. 日産婦2015：67：1656-8. より引用

● 病態

● 胎児にブドウ糖（グルコース）を優先的に供給するために、母体は胎盤からヒト胎盤性ラクトゲンやプロゲステロンが分泌され、**インスリン抵抗性**（インスリンの効きが悪くなった状態）が亢進する。そのため、母体は血液から細胞へ糖を取り込みにくくなる。

● 血液から細胞へ糖を取り込みにくいため、血液中に糖が多く残り、妊娠中は母体の血糖値が上がりやすい状態となる。そのため、非妊時には糖尿病でなかった妊婦も**妊娠糖**

尿病と診断されることがある。

- 分娩によって胎盤が娩出されることで、母体のインスリン抵抗性を亢進させていたホルモンの分泌が止まるため、**通常産後は血糖値が低下する。**

- しかしながら、妊娠糖尿病は**将来的な2型糖尿病のリスク因子**として挙げられているため、産後も血糖値の観察を行っていく必要がある。

● 妊娠糖尿病の児への影響

- 妊娠中の糖代謝異常は、児の過剰な発育（巨大児）など周産期リスクを高める（**表2**）。

表2 母児への影響

母体	● 流・早産、妊娠高血圧症候群、羊水過多症、巨大児分娩による遷延分娩・分娩停止（肩甲難産） ● 産後の糖尿病発症 ← GDM母体の約50%は、その後約20年間に2型糖尿病を発症する ● GDM発症の母親が次回妊娠時にGDM発症する確率は40%
胎児	● 巨大児・先天奇形・胎児発育不全・胎児機能不全・子宮内胎児死亡
新生児	● 新生児低血糖・高ビリルビン血症・新生児呼吸窮迫症候群・多血症・低カルシウム血症

● 診断

- 日本糖尿病・妊娠学会による妊娠中の糖代謝異常のスクリーニング法を**図1**に示す。
- わが国における全妊婦へのスクリーニングは、妊娠初期（8～12週）の随時血糖法（カットオフ値は各施設で設定、慣習的には随時血糖≧100mg/dLを陽性とする）と、妊娠中

期（24～28週）の50gグルコースチャレンジテスト（50gブドウ糖負荷後1時間の血糖値≧140mg/dLを陽性とする）、または随時血糖法（≧100mg/dL）を用い、2段階で行う。
- スクリーニング陽性妊婦に糖負荷試験（75gOGTT）を行い、診断する。

図1 妊娠中の糖代謝異常のスクリーニング

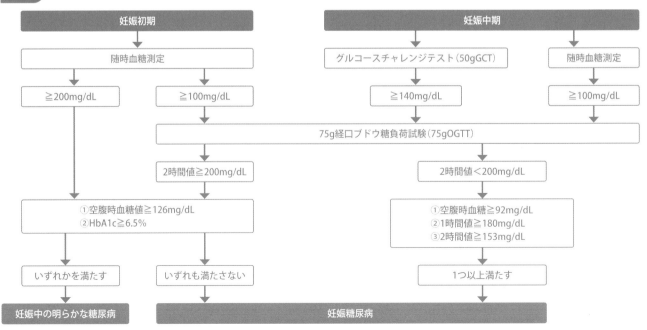

● 妊娠中の治療・管理

● 管理目標としては、母体の血糖を可能な限り正常化し、胎児への悪影響を予防するため、短期間に厳格な管理が必要である。
● 管理方法には、①**血糖管理**に加え、②**食事療法**、③**運動療法**、④**薬物療法**がある。

● 未治療の糖代謝異常合併妊娠では、まず**食事療法**を行い、**血糖測定**のうえ、目標値を達成できない場合には**インスリン療法**を行うが、多くは食事療法と運動療法で十分である。
● 自己血糖測定（**SMBG***）は妊婦の意識づけにも有用である。

①血糖管理

● 学会ごとに提示されている血糖管理の目標値は**表3**のとおり。

②食事療法（**表4**）

● 糖代謝異常妊娠における食事摂取エネルギー量のめやすは学会ごとに異なり、いまのところ統一した指針はないが、母体の体重管理や胎児成長などを参考にしながら、妊娠経過ごとに個別に摂取エネルギーや栄養バランスを調節することが重要である。妊娠各期間において食事指導の機会を設けることが望ましい。
● 血糖変動幅を小さくするために6分割食（配分：各食事25%、補食5～10%）が原則とされる。就労中の妊婦では分割食の実施が困難となることも多いため、個々のライフスタイルを考慮することも必要である。
● 朝食欠食や就寝前の間食がないかなど、食事内容（パターン）にも留意する。

③運動療法

● 運動療法の有用性を示す根拠は少ないが、母体の血糖コントロール改善、過度な体重増加を抑制する効果などは期待できる可能性がある。
● ただし、切迫早産・流産、子宮頸管無力症、妊娠高血圧症候群など産科的に問題がある場合や、糖尿病合併症進行例、整形外科的問題がある場合では運動が禁忌となる。

④薬物療法

● 食事・運動療法で対応できない場合は**インスリン治療**を行う（インスリンは通常胎盤を通過しないため）。
● 経口糖尿病薬は**胎盤通過性**や**胎児の催奇形性**など児の安全性に関する情報が不足しており、妊娠中の母体の必要インスリン量の変化には経口糖尿病薬のみでは対応できないことも多い。

● インスリン療法の副作用（**低血糖**、糖尿病合併症の悪化、体重増加など）に注意する。
● **インスリン需要量は分娩後急速に低下する**ので、分娩後は低血糖に十分注意し、適宜インスリン減量あるいは投薬を中止する。

表3 各学会の血糖管理の目標値

	空腹時血糖値	食前血糖値	食後血糖値	HbA1c
日本産婦人科学会（2020）	（早朝空腹時）≦95mg/dL	≦100mg/dL	食後2時間値≦120mg/dL	
日本糖尿病学会（2019）	<95mg/dL		食後1時間値<140mg/dL または食後2時間値<120mg/dL	<6.0～6.5%

表4 糖代謝異常妊娠における食事摂取エネルギー量

	非妊時BMI<25		非妊時BMI≧25
	日本糖尿病学会[※1]	日本産科婦人科学会	
妊娠初期	標準体重[※2]×30+50kcal	標準体重×30+200kcal	標準体重×30kcal
妊娠中期	標準体重×30+250kcal		
妊娠末期	標準体重×30+450kcal		

※1 付加量は日本人の食事摂取基準2020年版による　　※2 標準体重（目標体重）の目安：〔身長(m)〕^{2}×22

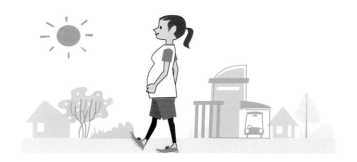

● 妊娠中の看護

- **食事療法**：食事を正しく摂ることで血糖コントロールを行い、児の発育に必要な栄養を摂取し、妊婦自身の健康維持にもつなげられるよう援助する。規則正しく食事を摂ることや、ゆっくりよく噛んで食べることは血糖コントロールにつながる。食事時間や食べかたの工夫、不足しやすい栄養素等について指導し、妊婦自身がこれまでの食生活を踏まえて、持続可能な献立づくりや食習慣の形成ができるように支援する。
- **感染予防**：日常生活上での注意事項を説明する（尿路感染症など）。
- **運動療法**：妊娠中の適切な運動（有酸素運動、レジスタンス運動）は、血糖コントロールの改善や過度な体重増加を抑制すること、ストレス解消など、健康増進に有用である可能性がある。ただし、運動の禁忌（産科合併症）、運動の種類などに留意する必要がある。
- **薬物療法**：治療法だけでなく、低血糖などの副作用についても説明を行う。
- 血糖チェックとセルフコントロールの指導、GDMについての理解度を確認する。
- **胎児状況の把握**：胎児の健康状態、発育状態。
- **精神的なケア**：動揺し受容することが困難な可能性があるために丁寧なかかわりが必要である。

- ストレスは血糖値上昇につながるため、ストレスを軽減する環境整備が必要である。

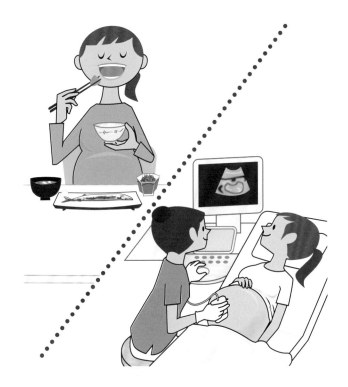

● 産後の治療・管理

- 妊娠糖尿病は、妊娠終了後インスリン抵抗性の改善に伴い耐糖能が正常化することが多いが、産後も20～30％では継続することがある。また、正常化した症例でも、長期的には**糖尿病発症のリスクが約7倍**と報告されており、産後の長期的なフォローアップや栄養学的介入が重要であるため、分娩後6～12週の75gOGTTが勧められる。
- 妊娠糖尿病を発症した妊婦は、次回の妊娠での再発率が高く、約40～50％と報告されており、ハイリスク妊婦としての認識をもつことも必要である。
- 妊娠糖尿病の母体から産まれた新生児は、**低血糖**になりやすい。**発汗・頻脈・振戦・易刺激性・哺乳意欲低下・筋緊張低下・無呼吸・チアノーゼ**などの低血糖症状が出た場合は入院中であれば採血を行い、速やかに哺乳を行うなどの対処が必要である。

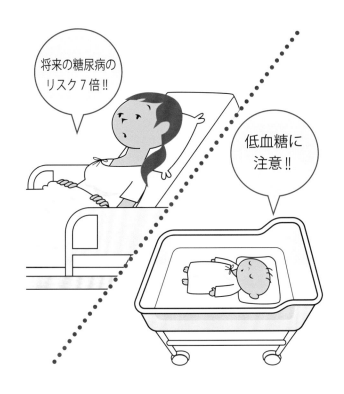

● 産後の看護

①食事

● 日本人の食事摂取基準（2020年版）では、授乳期には、母乳産生に必要な栄養を考慮し＋350kcalを付加することになっている。

● しかし、産後の母親は、初産婦の場合慣れない育児で**ストレスが蓄積**し、エネルギーの摂取・消費の意図的なコントロールが難しくなり、睡眠不足や疲労が空腹感－満腹感調整機能に影響を与える可能性がある。また、食事に時間をかけられない、または**食事の時間が不規則**になることも想定される。

● **野菜から食べる、よく噛む**などは血糖値の急上昇を抑える効果がある。個々の母親、子ども、家族の状況を総合的にアセスメントする必要性がある。

野菜から食べる　　　よく噛む

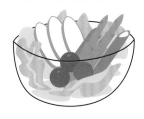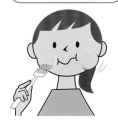

②運動

● 退院後の母親にとっての育児の負担は大きく、時間的にも精神的にも運動する余裕をもてない場合がほとんどである。定期的な運動はできなくても、**育児の合間にストレッチ**をしたり、疲労が少なければ**散歩**をしたりすることは、気分転換にもつながることが期待できる。

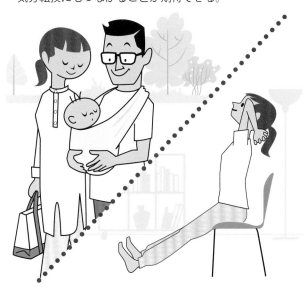

③母乳哺育支援

● 授乳は母親のエネルギー消費を促進し、**血糖値を下げると**同時に、**脂肪の蓄積を減らす**方向に作用する。母乳哺育は、GDM既往女性の将来の糖尿病発症や次子妊娠時のGDM再発予防に効果的であるとして強く推奨されている。

● しかし、GDM妊婦から産まれた新生児は、**ハイリスク児**として管理が必要となるため分娩後に母子分離となる可能性がある。頻回授乳ができないことがあるため、個別性を重視したきめ細やかな母乳哺育の支援が必要である。

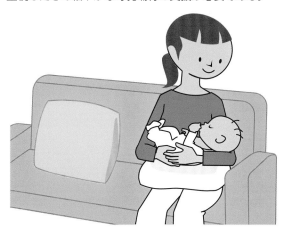

④新生児のフォローアップと支援

● 退院後の新生児に対しては、児の肥満や2型糖尿病の予防が主となり、長期的なフォローアップが必要である。

● 乳幼児健診（1か月、3～4か月、6～7か月、9～10か月、1歳、1歳6か月）では、身長、体重を標準成長曲線上にプロットし、標準曲線に沿っているかを確認していく必要がある。

● 2020年4月、診療報酬加算「**在宅糖尿病患者指導管理料**」が産後に拡大された。糖代謝異常を抱える妊婦に対して、妊娠期・分娩期の支援のみならず、**産後も一貫して長期にわたり支援する**ことが求められている。

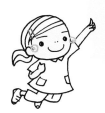

● 妊娠中→産後には時間軸をもった支援が求められます
● 産後も継続したフォローと生活習慣の改善により、2型糖尿病の発症を予防することが大事
● 「妊娠糖尿病Q&A」も指導の参考にしてください（https://www.ncchd.go.jp/hospital/about/section/perinatal/bosei/bosei-leaf04.pdf）〈2022/11/11閲覧〉

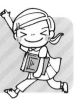

2 現在にいたるまでのアセスメント

妊娠期〜産褥期までの継続した流れを踏まえて母児両方のアセスメントを行います

① 一般状況・妊娠期・分娩期のアセスメント

一般状況

〈年齢・性別・体格〉〈既往歴・現病歴〉〈血液型・感染症・血液データ〉
- 高年齢妊婦であり、非妊時の体格は肥満、実父が糖尿病であるなど、妊娠糖尿病リスク因子を複数かかえている。

〈産科歴〉〈心理状態〉〈家族関係〉〈社会状況〉
- 前回は3年前に3,300gの女児を12時間で経腟分娩しており、妊娠糖尿病以外の産科既往歴はない。
- 妊娠糖尿病と診断されたため、児が健康で無事に生まれてくるか心配している。
- 家族関係は良好で、夫、長女ともに児の出産を楽しみにしている。

妊娠期

- 妊娠中期に高血糖を指摘され、検査で妊娠糖尿病と診断された。妊娠中にはじめて妊娠糖尿病と診断されたが、妊娠中は胎児のために気を配っていたため、増悪はしていない。また、胎児が発育成長曲線の大きめの体重で推移していた。

分娩期

- 出生体重3,900gと大きめで出生した。それに伴い、経産婦としては分娩所要時間が長くなり、Oさんは疲労を感じている可能性がある。
- 児には合併症などは特になく、子宮外生活に今のところ問題はなく適応できると考えられるが、母体が妊娠糖尿病であるため、出生後新生児低血糖になりやすいと思われるので、注意して観察していく必要がある。

② 産褥期のアセスメント（データ収集、分析・解釈）

Oさんの状況

一般状態とセルフケア能力

S（主観的データ）	O（客観的データ）	アセスメント
●「足が少しむくんでいますね。体重があまり減らず、驚いています」	●**バイタルサイン（産褥1〜3日）**：体温36.2〜36.8℃、脈拍数64〜72回/分、血圧120/72〜134/78mmHg ●**産褥3日の血液検査**：RBC 400×10^4/μL、WBC 7,000/μL、Plt 20×10^4/μL、Hb 12.5g/dL、Ht 38%、CRP 2.3mg/dL ●**産褥3日の尿検査**：尿蛋白（−）、尿糖（−） ●下肢に軽度浮腫あり	●バイタルサイン、血液・尿検査の結果より、全身状態は安定していると考えられる。 ●血圧は正常範囲内であるが、下肢に軽度の浮腫がみられることから、増悪しないか経過観察していく。
●「おしもの傷が、少し痛いです」	●会陰切開・縫合部の発赤・腫脹、離開なし。創部痛軽度あり、鎮痛薬内服で自制内	●高血糖は感染症に罹患し、重症化するリスクが高いため、血糖コントロールを良好に保つことが重要である。現在会陰切開部に感染徴候はみられていないが、治癒過程に問題がないか、また授乳に伴う乳頭の傷などにも注意する。

一般状態とセルフケア能力

S（主観的データ）	O（客観的データ）	アセスメント
●「夜中に授乳しているとおなかがすきますね」	● 産後の体重減少5.2kg ● 産後の病院食は、全量摂取。夜間小腹がすいたときに、ときどきお菓子を間食、炭酸飲料を摂取している。水分摂取量約1,500mL/日 ● 夜間は2〜3時間ごとに授乳を行っており、疲労が蓄積している	● 産後の体重管理は将来の2型糖尿病発症予防や、次子の妊娠を計画している場合などで大切である。長期的な視点で、授乳の状況に合わせた食事エネルギー摂取量を検討し、実施可能な食生活を組み立てていく。睡眠不足や疲労は空腹感-満腹感調整機能に影響を与える可能性があるため、注意する。
●「妊娠中に妊娠糖尿病と言われましたが、自分が発症してしまったのがショックでした。正直どうしてなってしまったのかわからなくて。でも妊娠中は赤ちゃんのことを思って、食生活に気をつけていました」	〈妊娠期：血糖値の推移、疾患の受け止め、知識・生活行動〉 ● OGTTの値：妊娠24週時空腹時89mg/dL、1時間値200mg/dL、2時間値147mg/dL➡1点陽性 ● 妊娠中の血糖値の推移：食前（空腹時）血糖70〜90mg/dL、食後2時間値100〜115mg/dLで推移 ● 妊娠期にはじめて妊娠糖尿病と診断され、驚きや戸惑いを感じつつも児の健康のために、医療者からの指導に合わせたセルフケア行動をとっていた ● 妊娠中の食習慣、運動習慣：栄養指導により、6分割食を導入し、長女と散歩に出かけるなど運動を実施 ● 妊娠糖尿病に対する受け止めと知識	● 妊娠中にはじめて妊娠糖尿病と診断され、妊娠中は児のために生活の見直しを図っていたが、なぜ妊娠糖尿病になったかの原因を把握できていない。 ● 妊娠糖尿病は将来の2型糖尿病発症リスクとなるので、妊娠期の生活習慣を見直し、血糖値が上がらないように注意していく必要がある。 ● 妊娠期の血糖コントロールのための努力をねぎらい、Oさんの心理状況を把握することが大切である。Oさんが主体的に考え、産後の家族4人での新たな生活でもセルフケア行動を確立できるよう支援する。

退行性変化：子宮復古

S（主観的データ）	O（客観的データ）	アセスメント
●「おしもの傷が痛いですね」 ●「上の子のときよりも、後陣痛？授乳したときの子宮がキュルキュルとした感じが強いです」	● 3,900g吸引分娩、会陰裂傷・腟壁裂傷Ⅱ度 ● 産褥3日目：子宮収縮は臍下2横指、硬度良好、悪露は赤色・中等量 ● 後陣痛が強いため、適宜鎮痛薬を服用し疼痛コントロールをしている	● 子宮復古は産褥日数相当で、良好である。 ● 経産婦であり後陣痛が前回の出産時に比べて強いようだが、鎮痛薬内服で自制内にコントロールできている。

進行性変化

S（主観的データ）	O（客観的データ）	アセスメント
●「上の子よりも今回は赤ちゃんが大きいから、授乳のポジションをとるのが難しいです」	● 乳房の型はⅢ型、乳房熱感、血管怒張軽度あり ● 乳頭の型は正常乳頭で、柔らかく伸展性良好 ● 分泌状態：にじむ程度 ● 授乳間隔：2〜3時間 ● ポジショニング：おもに脇抱きを実施、児が大きく片手で抱っこするのが難しい ● ラッチオン：ポジショニングが定まらないため、浅吸いになりやすい ● 希望する栄養方法：できれば母乳哺育 ● 過去の授乳体験：前回はトラブルなく順調に経過したため、今回戸惑っている ● 新生児の哺乳意欲：旺盛 ● 新生児の覚醒状態（活気）：活気あり ● 上の子の体重：3,300g ● 今回の児の体重：3,900g	● 前回は母乳哺育のみで、授乳はトラブルなく経過したが、今回は児の体格が大きくポジショニングが定まりにくくなっている。 ● ポジショニングが定まりにくいことで、浅吸いになりやすく適切に授乳できない可能性がある。乳頭・乳輪帯の大きさと児の口のバランスをみながら、深くラッチオンできるように援助する必要がある。 ● 児の出生体重が大きく1回必要哺乳量も多いため、児の黄疸や排泄状況、活気等を踏まえてミルク補足が必要な場合もある。その際は、児の哺乳量をしっかり確保しつつも、母親に母乳哺育希望があることを鑑みて、産褥早期に乳頭刺激が加わり乳汁分泌を促進できるケアを実施する。

進行性変化

S（主観的データ）	O（客観的データ）	アセスメント
		● 前回の状況との違いに戸惑いがみられているため、母親の思いを傾聴しながら、母親が今回の児との適切なポジショニングとラッチオンを把握し、授乳手技を獲得できるように援助する。

心理状態

S（主観的データ）	O（客観的データ）	アセスメント
●「授乳が大変で疲れてきてしまいました。上の子もいるから、産後は育児に追われそうで、自分の時間は取れなさそうだな」	● 心理状態（表情、態度、会話、話し方、身体的・精神的訴え）：産褥1日より母子同室開始。夜間は2～3時間ごとの授乳をしており、まとまって休むことができていない。顔色やや不良、疲労感あり ● セルフケア行動は自分で行えている ● 経産婦のため、育児技術はスムーズに実施できているが、授乳は前回と状況が異なり、戸惑っている	● 産後も頻回の授乳により休息をとれず、疲労が蓄積している。疲労がたまることに加え、育児に追われるという不安感からストレスを感じている。ストレスは血糖値の上昇につながる可能性がある。そのため、育児支援状況を確認し、生活を調整することでストレスを低減させる必要がある。退院後は実母のサポートを受ける予定だが、長女の世話なのか、家事なのかなど、具体的な支援については不明であるため、内容を把握して不足している点は補うように調整していく必要がある。

愛着形成・育児行動

S（主観的データ）	O（客観的データ）	アセスメント
●「赤ちゃんが大きくて、お産はたいへんだったけれど、プクプクでかわいいです。元気に生まれてくれてよかった」 ●「夫の帰りが遅いので、2人の子育てが自分にできるか少し心配です」	● 児をいとおしそうに見つめながら授乳をする、声をかけてあやす様子などがみられる ● 夫の帰宅は22時過ぎと遅い。実母がときどきサポート予定 〈退院後の環境〉 ● 退院先とサポート状況：退院後は自宅に帰り、実母がときどき手伝いに来る予定 ● 住居環境：自宅で夫と長女との3人で生活している ● 相談相手や精神的な支えとなる存在がいるか	● 児をかわいいと感じている言動がみられており、児に対する愛着形成は良好であると考えられる。妊娠糖尿病合併であり、児のリスクに関する医療者からの説明に妊娠中はやや不安を感じていたが、児が健康に出生し安堵した様子がうかがえる。 ● 退院後は自宅に帰る予定で、ときどき実母がサポート予定とのことだが、夫の帰りが遅く、日中は基本的に1人で育児を行う予定である。具体的なサポート状況を確認し、産後の生活のイメージをどのようにとらえているか情報収集する。行政のサポート制度などの社会資源について情報提供を行うなどして、不足している点を補えるようにする。育児負担が過度にならず休息をとれるような体制を構築し、母親が孤立しないように環境整備していく必要がある。

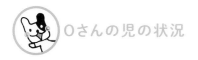 Oさんの児の状況

一般状態：O（客観的データ）	アセスメント
● **バイタルサイン**（生後1～3日）：体温36.5～37.3℃・末梢冷感なし、心拍数116～130回/分・心雑音なし、呼吸数46～52回/分・両肺のエア入り良好・異常呼吸なし。チアノーゼなし ● **姿勢**：MW型、左右対称 ● **皮膚の状態**：軽度落屑あり ● 頭部に産瘤あり。頭血腫なし ● 鼻にキュストナー徴候あり。口唇・口蓋裂なし ● 腸蠕動が全体的に聴取できる。腹部膨満軽度あり。嘔吐なし ● 臍部は乾燥しており、出血や悪臭なし。臍脱未 ● 毳毛は肩甲に中等度あり ● 指は両手・足ともに5本ずつあり ● 陰囊水腫なし、停留精巣なし。鎖肛なし ● **原始反射**：左右対称にあり（モロー反射、把握反射、バビンスキー反射、吸啜反射、探索反射） ● **血糖値**：生後1時間値52mg/dL、生後2時間値60mg/dL、生後6時間値65mg/dLで血糖フォロー終了 ● **体重減少率**（生後1～3日）：2.8%➡4.6%➡8.8% ● **哺乳量**（生後3日）：母乳哺育、授乳回数10～12回/日、1回哺乳量は量にならず～数mL。乳首の含み方が浅い ● **排泄量**（生後1～3日）：排尿は5回/日➡7回/日➡8回/日、黄色。排便は3回/日・胎便➡4回/日・胎便➡5回/日・胎便～移行便。下痢なし ● **黄疸**：生後3日は視覚的に黄染あり（クラマーの黄疸進行度は3）。経皮的黄疸計の値（生後1～3日）は4.3mg/dL➡8.7mg/dL➡11.9mg/dL。生後3日の血清総ビリルビン値（TB）13.5mg/dL、アンバウンドビリルビン値（UB）0.5μg/dL。活気、哺乳意欲旺盛 ● 出生直後より母児標識を右足首に装着している ● 生後1日目より母子同室。室温は24℃、湿度は50% ● 生後1日目にビタミンK₂シロップ内服済み	● 児のバイタルサインは正常範囲内で心雑音や異常呼吸などはなく経過できている。 ● 児の姿勢は、正常新生児がとる姿勢である。 ● 吸引分娩による産瘤がみられる。 ● 鼻のキュストナー徴候、肩甲部の中等度の毳毛、精巣が下降しているなど成熟児の徴候がみられており、Oさんの児の胎内発育は良好であったことがわかる。 ● Oさんの児は大きめであったことより、新生児低血糖のリスクが高かったが、出生後早期の血糖値は基準値内で推移し、今のところ低血糖症状はみられていない。活気や哺乳状況を注意して観察し、低血糖症状の出現に注意する必要がある。 ● 妊娠糖尿病の母体より生まれた新生児は、高ビリルビン血症、多血症などのリスクが高く黄疸が増悪しやすい。 ● 生後3日の体重減少率や黄疸は生理的（正常）な範囲内で経過しているが、視覚的な黄染の増強や経皮的黄疸計のビリルビン値の上昇がみられていることから、黄疸が基準値を超えてしまう可能性がある。黄疸の推移をIn/Outバランス（哺乳量と排泄量）と照らし合わせて注視していく必要がある。 ● 出生直後から母児標識を装着し医療事故（新生児の取り誤り）を防止し、生後1日にビタミンK₂の内服によりビタミンK欠乏性出血症［新生児メレナ（新生児早期の消化管出血）や遅発型（おもに頭蓋内出血）］の予防が図られており、室内の環境も適切である。また、生後1日より母子同室となり、愛着形成や母乳哺育を促す環境となっている。

〈産褥／生後3日の関連図〉

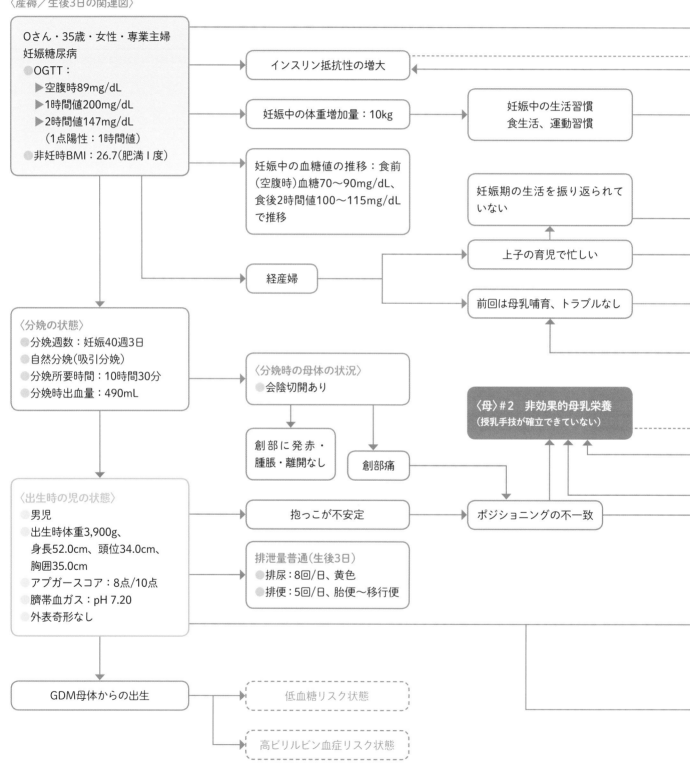

Oさん・35歳・女性・専業主婦
妊娠糖尿病
●OGTT：
　▶空腹時89mg/dL
　▶1時間値200mg/dL
　▶2時間値147mg/dL
　　（1点陽性：1時間値）
●非妊時BMI：26.7（肥満Ⅰ度）

インスリン抵抗性の増大

妊娠中の体重増加量：10kg

妊娠中の生活習慣
食生活、運動習慣

妊娠中の血糖値の推移：食前
（空腹時）血糖70〜90mg/dL、
食後2時間値100〜115mg/dL
で推移

妊娠期の生活を振り返られて
いない

経産婦

上子の育児で忙しい

前回は母乳哺育、トラブルなし

〈分娩の状態〉
●分娩週数：妊娠40週3日
●自然分娩（吸引分娩）
●分娩所要時間：10時間30分
●分娩時出血量：490mL

〈分娩時の母体の状況〉
●会陰切開あり

〈母〉#2　非効果的母乳栄養
（授乳手技が確立できていない）

創部に発赤・
腫脹・離開なし

創部痛

〈出生時の児の状態〉
●男児
●出生時体重3,900g、
　身長52.0cm、頭位34.0cm、
　胸囲35.0cm
●アプガースコア：8点/10点
●臍帯血ガス：pH 7.20
●外表奇形なし

抱っこが不安定

ポジショニングの不一致

排泄量普通（生後3日）
●排尿：8回/日、黄色
●排便：5回/日、胎便〜移行便

GDM母体からの出生

低血糖リスク状態

高ビリルビン血症リスク状態

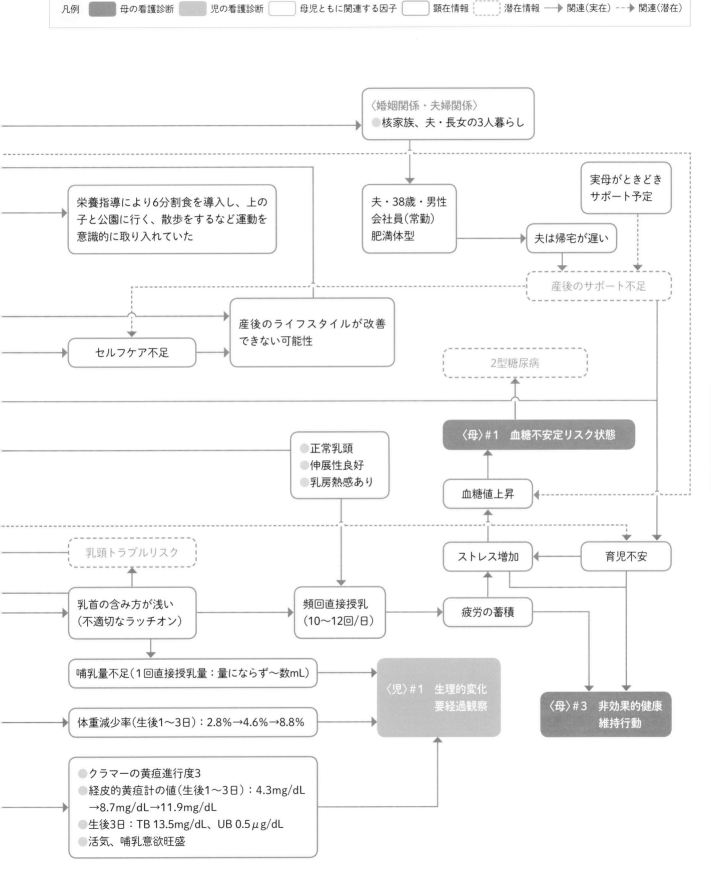

凡例　■母の看護診断　■児の看護診断　□母児ともに関連する因子　□顕在情報　┈┈ 潜在情報　→ 関連（実在）　--→ 関連（潜在）

〈婚姻関係・夫婦関係〉
●核家族、夫・長女の3人暮らし

栄養指導により6分割食を導入し、上の子と公園に行く、散歩をするなど運動を意識的に取り入れていた

夫・38歳・男性会社員（常勤）肥満体型

夫は帰宅が遅い

実母がときどきサポート予定

産後のサポート不足

セルフケア不足

産後のライフスタイルが改善できない可能性

2型糖尿病

〈母〉#1　血糖不安定リスク状態

●正常乳頭
●伸展性良好
●乳房熱感あり

血糖値上昇

乳頭トラブルリスク

乳首の含み方が浅い（不適切なラッチオン）

頻回直接授乳（10〜12回/日）

疲労の蓄積

ストレス増加

育児不安

哺乳量不足（1回直接授乳量：量にならず〜数mL）

〈児〉#1　生理的変化要経過観察

体重減少率（生後1〜3日）：2.8%→4.6%→8.8%

〈母〉#3　非効果的健康維持行動

●クラマーの黄疸進行度3
●経皮的黄疸計の値（生後1〜3日）：4.3mg/dL
　→8.7mg/dL→11.9mg/dL
●生後3日：TB 13.5mg/dL、UB 0.5μg/dL
●活気、哺乳意欲旺盛

Part 4　事例①　妊娠糖尿病　アセスメントを整理する関連図

4 看護診断と根拠

関連図で整理した看護診断に優先順位をつけて根拠を示します

Oさんの看護診断リスト

No	看護診断	根拠
#1	血糖不安定リスク状態※1	産褥3日のOさんの経過で最優先の問題は血糖不安定リスク状態である。Oさんは妊娠中にはじめて妊娠糖尿病と診断され、その原因を十分理解して受容することができないまま分娩・産後にいたった。産後、血糖コントロールを適正に保つためには、妊娠前からのライフスタイルを見直し、新生児との生活も加味した新たな視点で、産後の生活を組み立てていく必要がある。
#2	非効果的母乳栄養※2	母乳分泌は血糖値改善に効果があるため、母乳哺育を長期的に継続できるよう支援することが重要である。
#3	非効果的健康維持行動※3	育児で自分の時間がとれず、セルフケア行動がとれない可能性に対して不安やストレスを感じる発言もみられているため、家族や実母などからの具体的なサポート状況を把握し、調整することも大切である。

Oさんの児の看護診断

No	看護診断	根拠
#1	生理的変化　要経過観察※1	生後3日のOさんの児は母体糖尿病の影響から、大きめで出生した。母体糖尿病が新生児にもたらすリスクには、先天異常、早産、仮死、巨大児、分娩外傷、呼吸障害、低血糖症、低カルシウム血症、低マグネシウム血症、多血症、高ビリルビン血症などがある。最も注意すべき事項として、新生児低血糖が挙げられるが、血糖値に関しては、生後早期の血糖測定では問題なくその後も低血糖症状はみられていない。活気や哺乳意欲もみられており、今のところ子宮外生活適応は順調であるといえる。 しかし生理的体重減少も大きいことから、引き続き哺乳状況を確認し、In/Outバランスについてみていく必要がある。また、黄疸に関しては、生理的黄疸が視覚的にも認められ、一般的に生後4～5日が黄疸のピークとなることを考えると、今後の黄疸の増強に注意する必要がある。 また、児の必要哺乳量が充足するように調整する必要がある。児が大きく適切なポジショニングがとれないことが授乳時の問題点となっているため、授乳姿勢の工夫などの支援が必要である。

【NANDA-I看護診断】
※1 定義：血糖値が正常範囲から変動しやすく、健康を損なうおそれのある状態
※2 定義：母乳を乳房から直接与えることが難しく、乳幼児の栄養状態を損なうおそれのある状態
※3 定義：健康行動の基礎となる、健康の知識・健康に対する姿勢・健康習慣の管理が、ウェルビーイングの維持や向上、あるいは病気やけがの予防には不十分な状態
※1：【マタニティ診断】

看護計画の立案

挙げることの多い#1の期待される成果、看護計画と根拠を解説します

 Oさんの看護計画

#1 ≫ 血糖不安定リスク状態

期待される成果	長期目標	●将来の糖尿病発症を予防するために、血糖値を適正範囲内で維持できる。
	短期目標	●血糖値を適正に維持する意義を理解できる。 ●血糖値を適正に維持するための方法を理解できる。

看護計画	根拠・留意点
O-P （観察計画） 1. 血糖値（産後測定していた場合） 2. 授乳手技 　●抱き方・ポジショニング、乳首の含ませ方 3. 妊娠中の食習慣、運動習慣 4. 妊娠糖尿病に対する受け止めと知識 5. 心理状態 　●不安の有無・程度など 6. 疲労度、動静の状況 　●睡眠、育児行動 7. 家族の育児支援状況 　●夫・パートナー、父母、きょうだいなど 8. 社会資源の理解度や活用予定	●妊娠糖尿病は、妊娠終了後は耐糖能が正常化することが多いが、20〜30％では産後も継続することがあり、注意していく必要がある。 ●産後の長期的なリスクを考えると、支援に向けて食習慣や運動習慣の情報や疾患に対する理解度を収集していく必要がある。 ●ストレスは血糖上昇につながるため、不安や疲労度などを把握する。 ●Oさんは、退院後は自宅に戻り、実家が近いため実母がときどき手伝いに来る予定となっている。3歳の長女の子育て中でもあり、家族の支援状況や社会資源の活用予定などを確認する。
C-P （ケア計画） 1. 妊娠期の生活スタイルを一緒に見直し、産後の生活を組み立てる。 　●**食事**：エネルギー付加量、食事時間、食事内容、食事の摂りかたなど 　●**運動**：育児の合間にできるストレッチや気分転換にもつながる散歩など 2. 授乳の手技を習得できるようにサポートを行う。 　●ポジショニング、ラッチオンの確認 　●乳汁分泌の状態と児の哺乳量のバランスを確認し、乳汁分泌を促進しつつ、児の哺乳量を確保できるよう援助する。 3. 育児支援状況を一緒に整理し、必要時調整する。	●妊娠糖尿病は妊娠終了で改善することが多いが、長期的にみると糖尿病発症のリスクが約7倍という報告もあり、産後は長期的なフォローアップや栄養学的介入が重要となる。産後の生活について、Oさんと一緒に考える必要がある。 ●授乳は、母親のエネルギー消費を促進し、血糖値を下げる、脂肪の蓄積を減らすはたらきがある。母乳哺育は、GDM既往女性の将来の糖尿病発症や次子妊娠時のGDM再発予防に効果的である。 ●児が大きいため前回の授乳姿勢と異なり戸惑う場合がある。また、会陰部痛があり座位姿勢を保持しにくいため、ポジショニングがくずれやすい可能性がある。ポジショニングがくずれると浅吸いとなり哺乳が円滑にいかず、哺乳量不足となる可能性がある。また、乳頭痛や傷の原因にもなるため、ポジショニングとラッチオンが適切か観察し、整えていく。 ●乳頭に適切な刺激が加わることにより乳汁産生が促される。そのため、児の出生体重が大きめで必要哺乳量が多く産褥早期にミルク補足を行う場合も、搾乳や乳頭刺激を行うなどを考慮する。

看護計画	根拠・留意点
E-P （教育計画） 1. 妊娠糖尿病が将来の糖尿病発症のリスクであることを説明する。 2. 定期受診の必要性を伝える。 3. 直接授乳を確立することが、適正な血糖値維持に寄与することを説明する。 4. 必要時、家族にも生活習慣の見直しなどについて説明する。 5. 退院後に使用できる社会資源についての情報を提供する。	● 夫も肥満であることから、家族への適切な生活習慣の見直し・介入が必要である。現状を振り返り、これからの新生活に応じて行える食生活・運動習慣の取り入れ方など助言を行う。 ● 産科での健診は産後1か月で終了するが、母児ともに継続したフォローアップが健康のために重要であること説明する。

Oさんの児の看護計画

#1 ≫ 生理的変化　要経過観察

期待される成果	長期目標	● 子宮外生活に順調に適応できる。
	短期目標	● 新生児低血糖が回避できる。 ● 高ビリルビン血症が回避できる。

看護計画	根拠・留意点
O-P （観察計画） 1. バイタルサイン 2. 血糖値 　● 哺乳前後の血糖値 3. 黄疸の程度 　● クラマーの黄疸進行度、経皮的黄疸計の値、血清総ビリルビン値（TB*）・アンバウンドビリルビン値（UB*） 4. 活気の有無 5. 排泄状況 　● 排尿や排便の回数、性状、量 6. 哺乳状況 　● 哺乳回数・量、体重減少率	● 妊娠糖尿病で起こりやすい児の合併症に、低血糖、呼吸障害、新生児仮死、高ビリルビン血症、低カルシウム血症などがある。 ● 児は大きめではあったが、アプガースコアは8点/10点で、哺乳前後の血糖値も問題なく経過している。しかしながら、ピクツキ、振戦や易刺激性などの症状、筋緊張低下、嗜眠傾向、哺乳力低下等の低血糖の徴候に留意する。
C-P （ケア計画） 1. バイタルサインを測定する。 2. クラマーの黄疸進行度を確認し、経皮的黄疸計で黄疸の程度を測定する。 3. 必要時、血液検査時の介助を行う。	● 出生時体重が大きいため、1回必要哺乳量も多い。黄疸、活気、排泄状況と哺乳状況や体重減少率を踏まえて、必要時はミルク補足を考慮する。 ● 高ビリルビン血症のリスクが高いことより、排泄を促すためにも哺乳量が不足しないよう留意する。
E-P （教育計画） 1. Oさんに新生児低血糖症状（頻脈、チアノーゼ、痙攣、無呼吸発作など）について説明する。 2. Oさんに高ビリルビン血症を予防するための注意点（哺乳量の確保、排泄状況の確認、活気の有無などの観察項目）を説明する。	● 退院後にOさんが生理的変化からの逸脱に気づけるよう、哺乳量のめやすや児の観察ポイントを指導し、理解できるよう支援する。

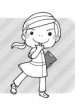

6 評価の視点
実施した看護の評価の視点や今後の看護における留意点をまとめました

退院（産褥4日目）に向けて、産褥3日ではOさんの血糖コントロール状況の確認と生活習慣の見直し、授乳確立に向けての手技獲得状況の評価、産後のサポート体制を整えることにより、長期的に持続可能な糖尿病発症リスクを減らす生活を組み立てられているかどうかに着眼していく。

また、生後3日ではOさんの児が新生児低血糖や高ビリルビン血症などの生理的範囲を逸脱するような症状を呈することなく、子宮外生活に順調に適応できているかどうかに注目していく。

● 今後の看護における留意点

Oさん	#1	血糖不安定リスク状態	● 妊娠中の生活スタイルを見直し、自身の生活上の問題点に気づくことができているか確認する。 ● 2型糖尿病発症リスクの認知程度を確認する。 ● 将来の糖尿病発症予防のための具体的な予防策として、長期的に直接授乳を継続することのメリットや、適正な体重を維持するための食習慣や運動習慣の形成、定期的な受診による血糖フォローアップの重要性を意識できるよう支援する。 ● 産後も規則正しい生活を組み立てていくために、サポート環境を調整できるよう支援する。 ● 実際に母乳哺育が確立され、長期的に母乳哺育を継続できるような支援が重要である。 ● 長期的な視点で、持続可能な産後の健康行動を習慣づけられるように、継続して一貫した心理的サポートを行うことも大切である。 ● 産後1か月健診以降は産科のフォローを離れてしまうが、適切に地域のクリニック等を受診できるような体制が整っているのか確認し、利用可能な資源について情報を提供する。
Oさんの児	#1	生理的変化要経過観察	● 母親に新生児の低血糖症状に関する情報を伝え、逸脱状況が生じた場合に早期発見・受診など適切な行動をとれるよう支援する。 ● 母親が児の哺乳状況、排泄状況（尿・便の回数、量、色、性状）や活気などから、In/Outバランス（水分出納バランス）が適切かどうかを退院後に判断できるよう、児の観察ポイントを伝える。

略語

* 【BMI】body mass index：体格指数
* 【OGTT】oral glucose tolerance test：経口ブドウ糖負荷試験
* 【HbA1c】Hemoglobin A1c：ヘモグロビンエーワンシー
* 【GDM】gestational diabetes mellitus
* 【SMBG】self-monitoring of blood glucose
* 【TB】total bilirubin
* 【UB】unbound bilirubin

引用文献

1. 岡庭豊：看護師・看護学生のためのなぜ？どうして？⑧ 女性生殖器・母性看護学. メディックメディア，東京，2015：316.
2. 福井トシ子，井本寛子：助産師のための妊娠糖尿病ケア実践ガイド. 医歯薬出版，東京，2019：2-10，63，102，108-109.
3. 古川亮子：母性・小児実習ぜんぶガイド 第2版. 照林社，東京，2021：43-44.
4. 成田伸 代表者：「妊娠糖尿病を経験されたあなたに」パンフレット. 文部科学省研究補助金基盤研究（2017〜2021）「助産外来を活用した妊娠糖尿病女性への妊娠分娩産褥期の継続的な支援の介入評価研究」，2021.
5. 日本糖尿病・妊娠学会：妊娠中の糖代謝異常と診断基準（平成27年8月1日改訂）. https://dm-net.co.jp/jsdp/information/024273.php （2022年3月6日閲覧）
6. 日本糖尿病・妊娠学会 編：妊婦の糖代謝異常 診療・管理マニュアル 第3版. メジカルビュー社，東京，2022.
7. 日本産婦人科学会，日本産婦人科医会 編：産婦人科診療ガイドライン-産科編2020. 日本産科婦人科学会事務局，2020：25.
8. 日本糖尿病学会：17妊婦の糖代謝異常. 糖尿病診療ガイドライン2019：283-304. http://www.fa.kyorin.co.jp/jds/uploads/gl/GL2019-17.pdf （2022年3月10日閲覧）
9. 国立成育医療研究センター：10万人の妊婦健診情報から「妊娠中の体重増加曲線」を作成 妊娠中の体重管理の参考になることを期待. https://www.ncchd.go.jp/press/2021/210928.html （2022年3月10日閲覧）
10. 厚生労働省：「日本人の食事摂取基準（2020年版）」策定検討報告書：385. https://www.mhlw.go.jp/content/10904750/000586553.pdf （2022年3月6日確認）
11. T. ヘザー・ハードマン，上鶴重美，カミラ・タカオ・ロペス 原書編集，上鶴重美 訳：NANDA-I看護診断 定義と分類2021-2023 原書第12版. 医学書院，東京，2021.
12. 日本助産診断実践学会 編，齋藤益子 執筆：マタニティ診断ガイドブック 第6版. 医学書院，東京，2020.

妊娠高血圧症候群

[にんしんこうけつあつしょうこうぐん]

執筆 永田智子

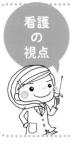

看護の視点

妊娠高血圧症候群の産褥期の経過は分娩直後から産褥4日ごろまでに血圧が上がりやすく、血圧上昇や子癇に注意しながら育児技術の獲得を進める必要があるよ。退院後も生活習慣病や脳心血管疾患のリスクがあることや、次回妊娠時も妊娠高血圧症候群を再発するリスクが高いことも含めて、退院指導を行おう。

この事例のキーワード

- 妊娠高血圧症候群
- 妊娠高血圧腎症
- 高年初産婦
- 産後の血圧上昇リスク

まず対象をとらえよう！

事例紹介

【氏名・年齢・性別・体格】
Cさん・37歳・女性。身長155cm、非妊時体重60kg、非妊時BMI*25.0。

【既往歴・現病歴】
特になし。

【家族歴】
実父が高血圧治療中。

【産科歴】
なし（1妊0産）。今回の妊娠は計画的。不妊治療なし。

【血液型・感染症・血液データ】
O型Rh（＋）。感染症なし。不規則抗体（－）、子宮頸がん検診NILM*、梅毒血清反応（－）、HBS*抗体（－）、HCV*（－）、HIV*（－）、風疹64倍、クラミジア抗原（－）、GBS*（－）、Hb*13.0g/dL、Ht*34.5%、随時血糖88mg/dL。

【心理状態】
妊娠初期には「妊娠がわかってうれしい。夫もとても喜んでいる。高年出産なのでトラブルが起こらないように過ごしたい」と話す。

【夫婦・家族関係】
夫（39歳）と2人暮らし。夫婦の両親はともに地方在住。両親は遠方のため、産後ヘルパーの利用を検討している。

【社会状況】
会社員（常勤）、現在産休中で育児休業を1年間取得する予定。夫は会社員（常勤）で育児休業を1週間取得予定である。

【妊娠期から入院までの経過】

妊娠20週ごろより体重増加が著明となり、栄養指導を受ける。妊娠28週より、浮腫（±）、蛋白尿（±）が出現、妊娠30週より血圧130/80mmHg台のため、自宅血圧の測定を行うよう医師より指示が出た。自宅血圧は120/70mmHg台で経過していた。妊娠36週の健診で、血圧148/84mmHg、蛋白尿（＋）（2回連続）、妊娠高血圧腎症と診断され、安静と血圧管理の目的のため入院となる。胎児の推定体重は2,520gであった。入院中は、降圧薬を使用することはなく、血圧120/70mmHg台で経過していた。妊娠中の体重増加は8.5kgであった。

【分娩経過】

- 37週0日頸管拡張剤挿入➡抜去。37週1日朝よりオキシトシン点滴で分娩誘発を開始し、17：30子宮口全開大、18：40男児出産、18：45胎盤娩出。分娩中の血圧は、146〜128/92〜76mmHgで推移し、頭痛や眼窩閃発はみられず、降圧薬を使用することなく分娩は終了した。

- 在胎週数37週1日、経腟分娩、分娩所要時間8時間45分、分娩時出血量295mL、会陰部右側切開あり。

- 児は男児、出生時体重2,560g、アプガースコア8点（皮膚色－2）/9点（皮膚色－1）、身長49.0cm、頭囲31.5cm、胸囲31.0cm、外表奇形なし。

- 胎児付属物の異常なし。

  ▶**胎盤**：シュルツェ様式で娩出510g、石灰沈着・白色梗塞・欠損なし。

  ▶**臍帯**：動脈2本・静脈1本、長さ55cm、太さ1.2cm、

臍帯巻絡・着色なし。

▶卵膜：3枚あり、欠損・着色なし。

▶羊水：混濁なし。

● 分娩後2時間：体温36.9℃、脈拍84回/分、血圧134/88mmHg、頭痛（－）、子宮底臍下1横指、硬度良好、悪露15g、創部痛（＋）、後陣痛（±）、導尿300mL、車いすにて病室へ戻る。「入院になって不安だったけど、赤ちゃんが元気に生まれてきてくれてよかった」と新生児を見つめながら話している。

【出生直後の新生児所見】
体温36.9℃、呼吸58回/分、心拍149回/分、SpO₂95〜99%。Cさんと面会後は、新生児室に預かりとなる。

【治療方針】
『妊娠高血圧症候群の診療指針2021』によると、産褥期は、血圧140/90mmHg以上で降圧治療を行うことが示されている[2]。Cさんは、妊娠期・分娩期ともに降圧薬の使用

がないこと、分娩後2時間の血圧は134/88mmHgであったことより、降圧薬使用の基準には該当しない。しかし、分娩後24〜72時間は母体循環が安定しないため、血圧、心拍数、血液データ、尿量などを定期的に観察し、全身状態を把握しながら経過を観察していく。

【看護方針】
血圧をはじめとしたバイタルサイン、頭痛、悪心・嘔吐、眼窩閃発などの血圧上昇に伴う症状や子癇の前駆症状の有無を注意深く観察し、異常の早期発見および全身状態が順調に回復するよう支援する。また、Cさんの血圧、疲労、心理状態、新生児の健康状態を総合的に判断して、早期母子接触を図り、母子同室を徐々に進めていく。

学生の受け持ち

看護学生は産褥・生後1日〜5日（退院日）まで受け持ち、産褥・生後2日に看護計画を立案した。

1 異常の基礎知識

異常の定義、分類、病態、症状、検査・診断、治療、看護などについて母児両面から解説します

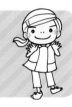

● 定義

● 妊娠時に高血圧を認めた場合、妊娠高血圧症候群とする。妊娠高血圧症候群は、**妊娠高血圧腎症、妊娠高血圧、加重型妊娠高血圧腎症、高血圧合併妊娠**に分類される（**表1**）[1]。

● 妊娠高血圧症候群における高血圧と蛋白尿の診断基準をP.90**表2**に示す。

表1 病型分類・症候による亜分類

病型分類	妊娠高血圧腎症 Preeclampsia（PE）	1）妊娠20週以降に初めて高血圧を発症し、かつ、蛋白尿を伴うもので、分娩12週までに正常に復する場合 2）妊娠20週以降に初めて発症した高血圧に、蛋白尿を認めなくても以下のいずれかを認める場合で、分娩12週までに正常に復する場合 　i）基礎疾患のない肝機能障害（肝酵素上昇【ALTもしくはAST＞40IU/L】、治療に反応せず他の診断がつかない重度の持続する右季肋部もしくは心窩部痛） 　ii）進行性の腎障害（Cr＞1.0mg/dL、他の腎疾患は否定） 　iii）脳卒中、神経障害（間代性痙攣・子癇・視野障害・一次性頭痛を除く頭痛など） 　iv）血液凝固障害（HDPに伴う血小板減少【＜15万/μL】・DIC・溶血） 3）妊娠20週以降に初めて発症した高血圧に、蛋白尿を認めなくても子宮胎盤機能不全（胎児発育不全【FGR】、臍帯動脈血流波形異常、死産）を伴う場合
	妊娠高血圧 Gestational hypertension（GH）	妊娠20週以降に初めて高血圧を発症し、分娩12週までに正常に復する場合で、かつ妊娠高血圧腎症の定義に当てはまらないもの
	加重型妊娠高血圧腎症 Superimposed preeclampsia（SPE）	1）高血圧が妊娠前あるいは妊娠20週までに存在し、妊娠20週以降に蛋白尿、もしくは基礎疾患のない肝腎機能障害、脳卒中、神経障害、血液凝固障害のいずれかを伴う場合 2）高血圧と蛋白尿が妊娠前あるいは妊娠20週までに存在し、妊娠20週以降にいずれかまたは両症状が増悪する場合 3）蛋白尿のみを呈する腎疾患が妊娠前あるいは妊娠20週までに存在し、妊娠20週以降に高血圧が発症する場合 4）高血圧が妊娠前あるいは妊娠20週までに存在し、妊娠20週以降に子宮胎盤機能不全を伴う場合

（表1　病型分類・症候による亜分類　つづき）

症候による亜分類	高血圧合併妊娠 Chronic hypertension（CH）	高血圧が妊娠前あるいは妊娠20週までに存在し、加重型妊娠高血圧腎症を発症していない場合
	重症について	次のいずれかに該当するものを重症と規定する。なお、軽症という用語はハイリスクでない妊娠高血圧症候群と誤解されるため、原則用いない。 1. 妊娠高血圧・妊娠高血圧腎症・加重型妊娠高血圧腎症・高血圧合併妊娠において、血圧が次のいずれかに該当する場合 　収縮期血圧　160mmHg以上の場合 　拡張期血圧　110mmHg以上の場合 2. 妊娠高血圧腎症・加重型妊娠高血圧腎症において、母体の臓器障害または子宮胎盤機能不全を認める場合 ＊蛋白尿の多寡による重症分類は行わない
	発症時期による分類	**妊娠34週未満に発症：早発型**（Early onset type：EO） **妊娠34週以降に発症：遅発型**（Late onset type：LO）

日本妊娠高血圧学会：妊娠高血圧症候群　新定義・臨床分類. 第70回日本産科婦人科学会学術講演会　平成30年5月31日. https://www.jsshp.jp/journal/pdf/20180625_teigi_kaiteian.pdf
（2022/7/22閲覧）をもとに作成

表2　妊娠高血圧症候群における高血圧と蛋白尿の診断基準

高血圧	● 収縮期血圧140mmHg以上、または、拡張期血圧90mmHg以上の場合
蛋白尿	● 次のいずれかに該当する場合 1. 24時間尿でエスバッハ法などによって300mg/日以上の蛋白尿が検出された場合 2. 随時尿でprotein/creatinine（P/C）比が0.3mg/mg・CRE以上である場合 ※1・2いずれも実施できない場合には、2回以上の随時尿を用いたペーパーテストで2回以上連続して尿蛋白1＋以上陽性が検出された場合を蛋白尿と診断することを許容する

日本妊娠高血圧学会：妊娠高血圧症候群　新定義・臨床分類. 第70回日本産科婦人科学会学術講演会　平成30年5月31日. https://www.jsshp.jp/journal/pdf/20180625_teigi_kaiteian.pdf
（2022/7/22閲覧）をもとに作成

● 疫学

● 発症率は、4〜5％前後。2018年の病型分類改訂で、高血圧合併妊娠が妊娠高血圧症候群に含まれたため、発症率は今後上昇することが予測される[2]。

● 病態

● 原因は不明であるが、胎盤の形成障害および全身的変化の2段階説が有力である（**図1**）。

図1　妊娠高血圧症候群の病態

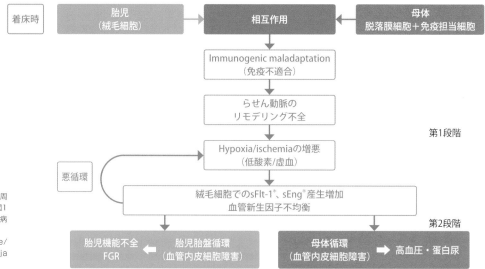

増山寿：妊娠高血圧症候群up to date. 日本周産期・新生児医学会雑誌：56（4）：642. 図1 妊娠高血圧症候群，特に妊娠高血圧腎症の病態. より一部改変して転載
https://www.jstage.jst.go.jp/article/jjspnm/56/4/56_642/_pdf/-char/ja
（2022/7/25閲覧）

● 妊娠高血圧症候群の合併症

重症化すると母体では子癇や脳出血、HELLP*症候群などを起こすおそれがあるほか、子宮胎盤血流量が減少するため、胎児発育不全や常位胎盤早期剥離、胎児機能不全にいたるおそれもある。

表3 妊娠高血圧症候群の合併症

母体合併症	● 高血圧症（高血圧脳症、脳出血） ● 子癇 ● 心不全 ● 肺水腫 ● HELLP症候群 ● 周産期心筋症 ● DIC*（播種性血管内凝固症候群） ● 急性腎不全 ● 常位胎盤早期剥離
胎児・新生児の合併症	● 胎児発育不全 ● 胎児機能不全 ● 子宮内胎児死亡 ● 新生児仮死 ● 低血糖 ● 低フィブリノゲン血症 ● 低カルシウム血症 ● 虚血性低酸素脳症 ● 脳室周囲白質軟化症 ● 脳室内出血

● 妊娠高血圧症候群のリスク要因

妊娠高血圧症候群のリスク因子としては、**表4**のものが挙げられている。

表4 妊娠高血圧症候群のリスク因子

妊娠前からのリスク因子	● 母体年齢35歳以上 ● 肥満 ● 妊娠高血圧症候群または高血圧の家族歴 ● 内科疾患合併（腎疾患、糖尿病、抗リン脂質抗体症候群など）
妊娠によるリスク	● 初産 ● 妊娠間隔5年以上 ● 尿路感染症、歯肉炎 ● 妊娠高血圧症候群の既往 ● 多胎妊娠 ● 妊娠初期の血圧高値 ● 生殖補助医療

● 治療

妊娠高血圧症候群の根本的な治療は、**妊娠の終了**（＝**分娩**）である。

表5 妊娠高血圧症候群の治療

妊娠の終了	● 胎児が子宮外生活可能な時期まで対症的治療を行う
安静・食事療法	● 安静およびストレスを避ける生活を心がける ● 極端な塩分および水分の制限は、循環血液量の低下により病態を悪化させるため推奨されない。しかし、日本人は諸外国に比べて食塩の摂取量が多いため、7〜8g/日程度の減塩を行うことは勧められる ● ビタミン、カルシウム、カリウム、マグネシウムの摂取を心がける
薬物療法	● 収縮期血圧160mmHg以上、拡張期血圧110mmHg以上の場合は、降圧薬を用いる。急な血圧低下は、子宮胎盤血流が減少し胎児機能不全を発症する可能性があるため、血圧コントロールの目標値は、収縮期140〜159mmHg、拡張期90〜109mmHgをめざす 【使用される薬剤】ヒドララジン塩酸塩、メチルドパ水和物、カルシウム拮抗薬 ● 子癇発作時は、抗けいれん薬の硫酸マグネシウムまたはジアゼパムを投与する。重症の妊娠高血圧症候群の場合、子癇予防のために、硫酸マグネシウムなどが用いられる
胎児管理と分娩時期	● 胎児機能不全が生じやすいため、超音波検査や胎児心拍数モニタリングにより胎児の健康状態の評価を行う。妊娠高血圧腎症、加重型妊娠高血圧腎症、重症妊娠高血圧、重症高血圧合併妊娠では37週以降できるだけ早期に妊娠終結を図り、分娩様式は、母児の状態や緊急度を考慮して選択する。また、病型にかかわらず、HELLP症候群、急性妊娠脂肪肝、子癇、胎児機能不全などが出現した場合は、分娩を検討する。

● 妊娠高血圧症候群の産褥期の経過

● 一般的に血圧は産褥4日にかけて徐々に上昇することが多いが、妊娠高血圧症候群の産褥期の血圧上昇リスクは**分娩直後**が最も高い。また、子癇の約40%は分娩直後から分娩後48時間以内に発症するため[2]、産褥期も適切な管理が必要である。

● 分娩直後〜退院後の管理（治療含む）と看護のポイントを**表6**に示す。

表6 分娩直後〜退院後の管理

分娩直後	● 分娩後24〜72時間は、血圧、心拍数、血液データ、尿量などを定期的に観察し、全身状態を把握する ● 血圧140/90mmHg以上は降圧治療の対象となる。脱水や分娩時出血の状態などに注意しながら、血圧を注意深く観察する。血圧160/110mmHg以上の反復、または子癇の前駆症状を認める場合は、子癇発症予防のために硫酸マグネシウムを投与する ● 妊娠高血圧腎症に帝王切開分娩、35歳以上、3回以上経産婦などの因子が加わると、静脈血栓塞栓症のリスクが上昇するため、片側性の下肢の疼痛、腫脹などの症状を観察するとともに、抗凝固療法または間欠的空気圧迫法を検討する[2]
産褥3日〜退院	● 病状が落ち着いていても、分娩後1週間は、病状悪化や新たな合併症が起こる可能性があるため、休息と活動のバランスをとりながら、育児技術の獲得を進める ● 家庭での血圧測定を指導し、本人および家族に規則正しい生活、減塩、運動などの生活改善について指導する ● 次回妊娠時に妊娠高血圧症候群の再発リスクが高くなり、早産、低出生体重児、胎児発育不全、常位胎盤早期剥離、死産のリスクも高くなる。次回妊娠は、高次医療機関での管理が望ましいことを本人および家族に説明する ● 妊娠高血圧症候群は、心的外傷後ストレス障害（PTSD*）の発症要因となる可能性があるため、メンタルヘルスケアに留意する
退院後	● 退院後1〜2週間（産後2週間健診）に血圧や蛋白尿の評価を行い、高血圧（140/90mmHg以上）や蛋白尿、血液検査の異常を認めなくなるまでフォローする ● 血圧コントロールが不良な場合や蛋白尿が持続する際は、他科と連携する ● 退院後、育児や家事負担が大きい場合は、家族のサポートや社会資源の活用を検討し、血圧コントロールと育児が並行して行えるよう支援する ● 妊娠高血圧症候群既往女性は、生活習慣病や脳心血管疾患のリスクが高いことを説明する

2 現在にいたるまでのアセスメント

妊娠期〜産褥期までの継続した流れを踏まえて母児両方のアセスメントを行います

① 一般状況・妊娠期・分娩期のアセスメント

一般状況

〈年齢・体格〉〈既往歴・現病歴〉〈家族歴〉〈産科歴〉〈血液型・感染症・血液データ〉

● 初産婦、高年妊婦、肥満1度（BMI25以上30未満）、実父が高血圧であることは、妊娠高血圧症候群のリスク因子である。感染症・血液データは、問題ない。夫婦ともRh（＋）であるため、血液型不適合妊娠はない。

〈心理状態〉〈夫婦・家族関係〉〈社会状況〉

● 妊娠を受容できており、夫も妊娠を喜ぶ様子や育児休業を取得する予定であることから母親および父親役割の獲得が開始できている。高年出産であることを心配しており、妊娠中トラブルが起こらないように気をつけて過ごしていたが、結果的に妊娠高血圧症候群で入院となったため、妊娠および出産体験の受け止めについて確認していく必要がある。

● 核家族で両親が遠方であることから産後のサポート不足が予測されるため、夫婦の意向に沿った社会資源の利用を調整する。Cさんと夫ともに育児休業取得予定であり、就業と家事育児を並行していく準備が開始できている。

妊娠期

- 妊娠20週頃より体重増加が著明となり栄養指導を受けており、結果的に全妊娠期間の体重増加は8.5kgであった。肥満1度（BMI 25以上30未満）であるCさんの妊娠中の体重増加のめやすは7〜10kgであり、適切な体重増加であった。
- 妊娠30週より自宅での血圧測定が開始となり、自宅血圧は正常範囲内で経過していたが、妊娠36週に妊娠高血圧腎症で入院となった。血圧上昇に伴う症状の観察および、子癇やHELLP症候群などの合併症に留意する。
- 妊娠高血圧症候群は、心的外傷後ストレス障害（PTSD）の要因となることから、心理面へのケアも必要である。
- 妊娠36週の時点で胎児の推定体重は2,520gであり、胎児の発育は良好であるが、胎児機能不全の出現に留意し、NST*（ノンストレステスト）やBPS*（バイオフィジカルプロファイルスコア）を確認する。

分娩期

- 37週0日より頸管拡張剤を挿入して子宮頸管を熟化させ、37週1日に子宮収縮剤を投与し分娩となった。
- Cさんは正期産で、分娩所要時間は初産婦の平均的な時間よりも短く、出血量は正常範囲内であった。また、胎盤や臍帯などの胎児付属物の異常はみられていない。
- 分娩経過中の収縮期血圧は140mmHg台まで上昇したが、眼窩閃発、頭痛などの子癇の前駆症状はなく、降圧薬を使用することなく分娩が終了した。
- 妊娠高血圧腎症に関連した産褥期の血圧上昇や産褥子癇のリスク以外に、産褥期に影響を及ぼす因子はみられない。

〈妊娠中の体重増加のめやす〉
- 2021年3月に日本産科婦人科学会が新しく「妊娠中の体重増加指導の目安」を公表し、従来の基準より下限値が引き上げられている。

 妊娠中の体重増加指導の目安[※]

妊娠前の体格^{※※}	BMI	体重増加指導の目安
低体重	18.5未満	12〜15kg
普通体重	18.5以上25.0未満	10〜13kg
肥満（1度）	25.0以上30.0未満	7〜10kg
肥満（2度以上）	30.0以上	個別対応（上限5kgまでが目安）

※「増加量を厳格に指導する根拠は必ずしも十分ではないと認識し、個人差を考慮したゆるやかな指導を心がける」産婦人科診療ガイドライン編 2020 CQ010より
※※体格分類は日本肥満学会の肥満度分類に準じた

② 産褥期・新生児期のアセスメント

分娩後〜産褥・生後1日までの情報および現在にいたるまでのアセスメントを示す

 Cさんの状況

一般状態とセルフケア／退行性変化：子宮復古

S（主観的データ）	O（客観的データ）	アセスメント
	〈分娩後2時間〉 ●体温36.9℃、脈拍84回/分、血圧134/88mmHg ●頭痛（−）、子宮底臍下1横指、硬度良好、悪露15g、創部痛（＋）、後陣痛（±）、導尿300mL ●分娩室から病室へ車いすで移動	●分娩後2時間および産褥1日7：00の血圧がやや高く、妊娠高血圧腎症の産褥期への影響や、分娩による疲労、睡眠不足が関連していると予測される。体温や脈拍は正常範囲内で、感染などを疑う徴候はみられない。
〈産褥1日7：00〉 ●「興奮してあまり眠れませんでした」	〈産褥1日7：00〉 ●体温36.8℃、脈拍72回/分、血圧140/84mmHg➡再検136/80mmHg ●頭痛（±）、眼窩閃発（−）、子宮底臍下1横指、硬度良好、悪露赤色中量、創部痛（±）、後陣痛（＋）、看護師が付き添いトイレ歩行、尿意（＋）、自尿（＋） ●分娩後よりペットボトル（水・500mL）1本を飲み、朝食は産褥食（妊娠高血圧症候群・減塩）を3分の2ほど摂取した	●子宮底高、硬度、悪露の状態より子宮収縮は良好であり、退行性変化は順調である。導尿またはトイレ歩行により膀胱充満は回避できており、子宮収縮を阻害する要因はない。創部痛や後陣痛は自制内で経過しているが、痛みによる血圧上昇を予防するため疼痛コントロールに留意する。
〈産褥1日10：30〉 ●「お産のあと体を拭いてもらったので、午後にシャワーをする予定です」	〈産褥1日10：30〉 ●体温36.5℃、脈拍68回/分、血圧124/78mmHg ●頭痛（−）、眼窩閃発（−） ●子宮底臍下1横指、硬度良好、悪露赤色中〜少量、創部痛（±）、後陣痛（±）	●産褥1日10：30の時点では、血圧は正常範囲内、頭痛や眼窩閃発などの出現はないが、母子同室や授乳など育児行動の開始により血圧が上昇する可能性があるため、休息と活動のバランスを図っていく。 ●適宜、水分は摂取できているが、食事摂取量がやや少ない。産褥期は、全身状態の回復や母乳哺育に必要な栄養を摂取する必要があるため、食欲や摂取量などを確認していく。睡眠不足や疲労、血圧の状況でシャワー浴ができない場合は、清拭・足浴などを行い、Cさんのセルフケア不足を補う。

進行性変化

S（主観的データ）	O（客観的データ）	アセスメント
〈産褥1日10：30〉 ●「母乳で育てたい気持ちはありますが、混合でもいいかなと思っています」	●乳房の型はⅡa型 ●乳頭は突出、伸展性はあまりよくない ●乳房緊満なし ●乳管開通左右1本ずつ ●圧乳程度 ●全身状態の回復や血圧の状況で、産褥1日午後より授乳を開始する予定 ●分娩室で初回授乳実施。児の吸啜はやや緩慢	●乳房緊満がなく、乳管が左右1本ずつ開通し、母乳分泌が圧乳程度であることは、産褥1日の進行性変化として順調な経過である。乳房の型はⅡa型、乳頭は突出しているが伸展性があまりよくないため、児が深く吸着できるように授乳指導を丁寧に実施する。母乳哺育の希望はあるものの、混合哺育でもよいという発言から、母乳に対する強いこだわりはないと考えられる。分娩後24〜72時間は血圧の変動が大きいことや、産後の疲労蓄積により血圧が上昇するリスクがあるため、母体の身体回復に応じた授乳支援を行っていく。

心理状態

S（主観的データ）	O（客観的データ）	アセスメント
〈産褥1日7：00〉 ● 「想像していた妊娠生活と少し違いました。でも、血圧が高くなったときは帝王切開になると聞いていたので、経腟分娩ができてほっとしています。産後、血圧がどうなるのか心配ですね」	● 表情穏やかに話す	● 妊娠高血圧腎症のため入院となり、思い描いていた妊娠生活と現実のギャップを感じながらも、経腟分娩できたことへの安堵がみられる。産褥早期に出産体験の振り返り（バースレビュー）を行い、妊娠経過を含めた出産体験の受容を促していく。また、今後の経過について不安を表出しているため、短期および長期的予後、高血圧の予防行動について退院指導を行っていく。 ● 妊娠高血圧症候群は、心的外傷後ストレス障害（PTSD）の発症要因となる可能性があるため、Cさんの今後の心理状態の変化に留意する。

愛着形成・育児行動

S（主観的データ）	O（客観的データ）	アセスメント
〈分娩直後〉 ● 「赤ちゃんが元気に生まれてきてくれてよかった」 〈産褥1日7：00〉 ● 「赤ちゃんは元気にしていますか？」 〈産褥1日10：30〉 ● 「赤ちゃんかわいいです。早くおっぱいやおむつ交換の練習をはじめないといけませんね。血圧が高くなってしまって、この子に悪いことをしました。産後、血圧が高くならないように気をつけないと」	〈分娩直後〉 ● 新生児を見つめながら笑顔で話しかけている 〈産褥1日10：30〉 ● 新生児室の児へ面会に行く ● 抱っこして児に話しかけている ● 産褥1日午後に授乳指導および母子同室指導が予定されている	● 新生児を見つめて話す様子や児を気にする姿より、愛着形成が始まっている。また、授乳やおむつ交換を行おうとする意欲がみられ、母親役割適応が順調に進んでいる。 ● 産後の血圧上昇を気にする発言がみられていることから、健康管理に関心をもつことができている点は強みである。産後は育児を優先してしまいがちであるが、自身の健康管理も重要であり、血圧コントロールのために必要なセルフケア行動についての知識を確認していく必要がある。

 Cさんの児の状況

一般状態：O（客観的データ）	アセスメント
〈出生直後の新生児所見〉 ● 体温36.9℃、呼吸58回/分、心拍149回/分、SpO₂95〜99%、アプガースコア8点/9点、外表奇形なし、出生体重2,560g、身長49.0cm、頭囲31.5cm、胸囲31.0cm ● Cさんと面会後は新生児室に預かりとなる 〈生後1日7：00〉 ● 体温37.1℃、呼吸40回/分、心拍132回/分、SpO₂96〜99%、体重2,505g ● 四肢冷感軽度、嘔気（－）、嘔吐（－）、排便（＋）（胎便）、排尿（＋）、モロー反射（＋）、経皮的ビリルビン値2.5mg/dL、K₂シロップ与薬（内服後嘔吐なし） 〈生後1日10：00〉 ● 新生児科医の診察。異常所見はなく、母子同室可能となった	● 正期産、相当体重児（AFD*）であり、アプガースコアも正常範囲であることから、子宮外生活への適応を阻害する因子はみあたらない。バイタルサインは正常範囲であり、呼吸・循環動態も安定している。 ● 生後1日の新生児の体重減少率は、2.1%であり生理的体重減少の範囲である。低出生体重児ではないが、出生体重が2,500g台のため、体重減少による哺乳力低下に留意する必要がある。生後24時間以内に初回の排泄が確認できており、消化機能・腎機能も順調に適応している。 ● ビタミンK不足による出血予防のためのK₂シロップを内服し、内服後嘔吐していないことから、適切に内服できた。

〈産褥／生後1日の関連図〉

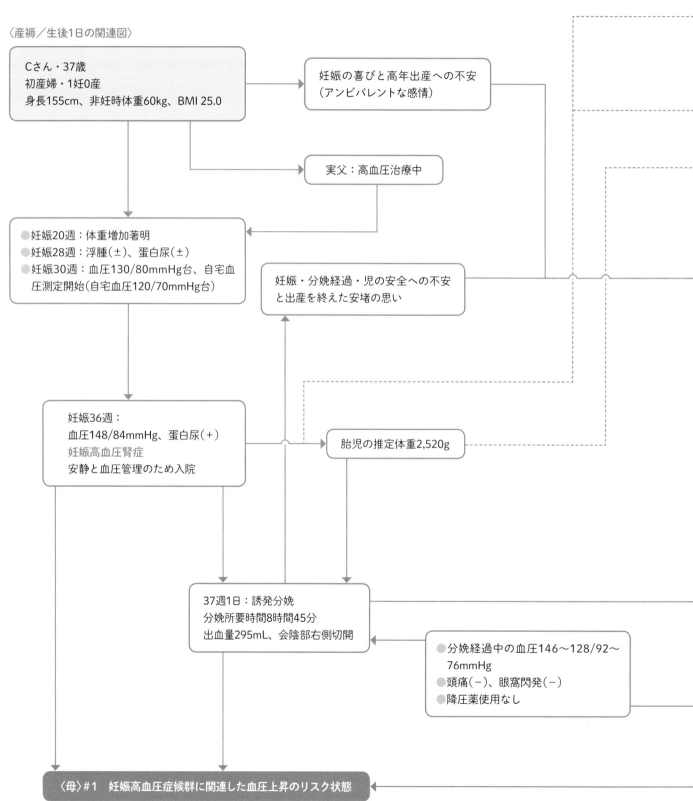

Cさん・37歳
初産婦・1妊0産
身長155cm、非妊時体重60kg、BMI 25.0

妊娠の喜びと高年出産への不安
（アンビバレントな感情）

実父：高血圧治療中

● 妊娠20週：体重増加著明
● 妊娠28週：浮腫（±）、蛋白尿（±）
● 妊娠30週：血圧130/80mmHg台、自宅血圧測定開始（自宅血圧120/70mmHg台）

妊娠・分娩経過・児の安全への不安と出産を終えた安堵の思い

妊娠36週：
血圧148/84mmHg、蛋白尿（＋）
妊娠高血圧腎症
安静と血圧管理のため入院

胎児の推定体重2,520g

37週1日：誘発分娩
分娩所要時間8時間45分
出血量295mL、会陰部右側切開

● 分娩経過中の血圧146〜128/92〜76mmHg
● 頭痛（−）、眼窩閃発（−）
● 降圧薬使用なし

〈母〉#1　妊娠高血圧症候群に関連した血圧上昇のリスク状態

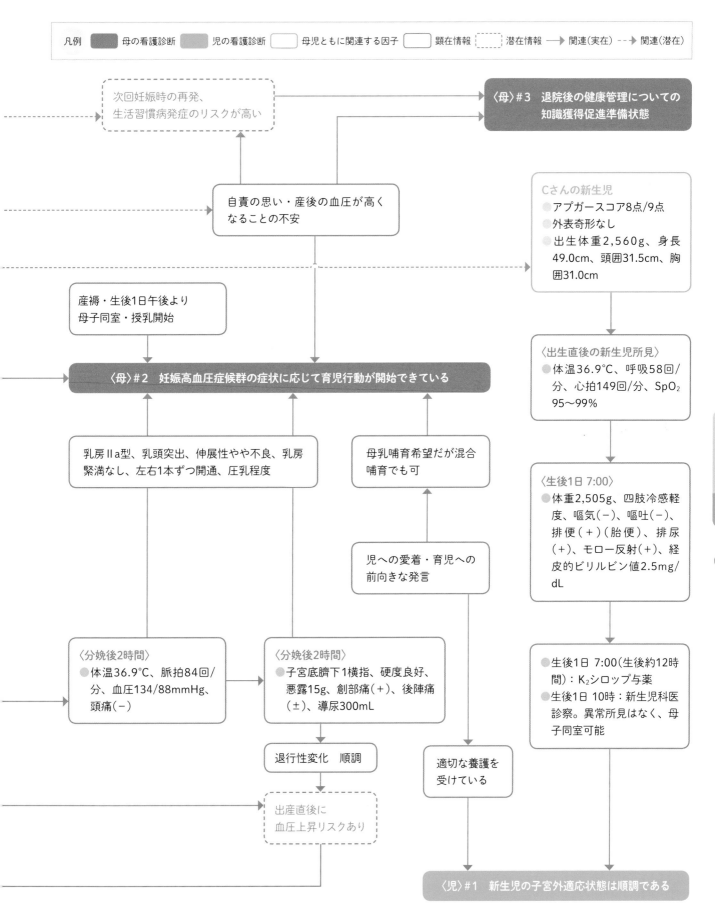

凡例　■ 母の看護診断　■ 児の看護診断　▢ 母児ともに関連する因子　▢ 顕在情報　⌐‐‐⌐ 潜在情報　── 関連（実在）　‐‐▶ 関連（潜在）

次回妊娠時の再発、
生活習慣病発症のリスクが高い

〈母〉#3　退院後の健康管理についての
知識獲得促進準備状態

自責の思い・産後の血圧が高く
なることの不安

Cさんの新生児
● アプガースコア8点/9点
● 外表奇形なし
● 出生体重2,560g、身長
　49.0cm、頭囲31.5cm、胸
　囲31.0cm

産褥・生後1日午後より
母子同室・授乳開始

〈母〉#2　妊娠高血圧症候群の症状に応じて育児行動が開始できている

乳房Ⅱa型、乳頭突出、伸展性やや不良、乳房
緊満なし、左右1本ずつ開通、圧乳程度

母乳哺育希望だが混合
哺育でも可

〈出生直後の新生児所見〉
● 体温36.9℃、呼吸58回/
　分、心拍149回/分、SpO$_2$
　95〜99%

児への愛着・育児への
前向きな発言

〈生後1日 7:00〉
● 体重2,505g、四肢冷感軽
　度、嘔気（−）、嘔吐（−）、
　排便（＋）（胎便）、排尿
　（＋）、モロー反射（＋）、経
　皮的ビリルビン値2.5mg/
　dL

〈分娩後2時間〉
● 体温36.9℃、脈拍84回/
　分、血圧134/88mmHg、
　頭痛（−）

〈分娩後2時間〉
● 子宮底臍下1横指、硬度良好、
　悪露15g、創部痛（＋）、後陣痛
　（±）、導尿300mL

適切な養護を
受けている

● 生後1日 7:00（生後約12時
　間）：K$_2$シロップ与薬
● 生後1日 10時：新生児科医
　診察。異常所見はなく、母
　子同室可能

退行性変化　順調

出産直後に
血圧上昇リスクあり

〈児〉#1　新生児の子宮外適応状態は順調である

Part 4　事例❷ 妊娠高血圧症候群　アセスメントを整理する関連図

Cさんの看護診断リスト

No	看護診断	根拠
#1	妊娠高血圧症候群に関連した血圧上昇のリスク状態	分娩後2時間および産褥1日の血圧は正常範囲内であり、退行性変化および全身状態の回復は順調に経過している。しかし、分娩後24~72時間は母体循環が安定しないこと、後陣痛や会陰部痛などの痛み、授乳による睡眠不足や疲労の蓄積により、血圧上昇のリスクがある。また、Cさんは血圧上昇に注意しながら、育児を開始したい意欲をみせており、育児技術の獲得に向けて準備が整っている。血圧が正常から逸脱することなく経過するよう、休息と活動（育児行動）のバランスに留意した計画を考えよう。
#2	妊娠高血圧症候群の症状に応じて育児行動が開始できている	
#3	退院後の健康管理についての知識獲得促進準備状態[※1]	妊娠高血圧症候群既往女性は、生活習慣病や脳心血管疾患のリスクが高く、次回妊娠時に妊娠高血圧症候群の再発リスクが高いため、予防行動の知識を獲得する必要がある。Cさんは、産後の血圧について気にかけ、健康管理を行う意欲はあるものの、高血圧の予防行動について正しい知識を獲得しているのかは不明である。産後の経過に応じて、Cさんにどのような情報を提供していくべきか、Cさんの健康管理行動を促すためにはどのように支援したらよいか考えよう。

 Cさんの児の看護診断

No	看護診断	根拠
#1	新生児の子宮外適応状態は順調である	Cさんの児の出生直後、生後1日の経過は良好であり、子宮外適応状態は順調に進んでいる。しかし、出生直後は、呼吸・循環が不安定であり、さらに生後3~5日は体重減少や生理的黄疸がピークを迎えるため、子宮外生活へ順調に適応していくよう観察やケアを継続する。

【NANDA-I看護診断】
※1 定義：特定のテーマに関する認知情報のパターン、あるいはその獲得パターンが、さらに強化可能な状態

 Cさんの看護計画

#1 》 妊娠高血圧症候群に関連した血圧上昇のリスク状態

期待される成果	長期目標	●産後12週までに妊娠高血圧腎症の症状が改善できる。
	短期目標	●血圧が正常範囲で経過する。 ●全身状態が順調に回復し子宮復古が進む。 ●血圧上昇に伴う症状があるときは医療者に伝えることができる。

看護計画	根拠・留意点

O-P
（観察計画）
 	
1. 血圧、SpO₂、体温、脈拍
2. 血圧上昇に伴う症状の有無
  ● 頭痛、悪心・嘔吐、めまい、眼窩閃発
3. 血液データ
  ● Hb、Ht、肝機能（PLT、AST、ALT、LDH）、腎機能（UA、BUN、Cr）、FDP、ATⅢ活性値など
4. 尿蛋白・尿糖
5. 産褥子癇の前駆症状の有無
  ● けいれん、意識障害
6. 深部静脈血栓症の症状の有無
  ● 下肢の疼痛、腫脹
7. 子宮底高、硬度
8. 悪露の量や性状
9. 創部痛の程度、創部の状態（腫脹・発赤）
10. 後陣痛の有無
11. 排泄状況
  ● 尿量、尿意、自尿の有無、排便回数（便秘の有無）
12. 睡眠状態、食事・水分摂取量
13. 疲労の程度
	● 一般的に産褥4日にかけて徐々に血圧が上昇することが多いが、妊娠高血圧症候群の褥婦の場合、分娩直後の血圧上昇リスクが最も高い。また、子癇は分娩直後から48時間以内に発症することが多い。血圧や、血圧上昇に伴う症状・子癇の前駆症状の有無を観察する必要がある。
	● 血圧上昇に伴う症状や子癇前駆症状を早期に把握し、血圧測定、医師への報告、休息の促しを行う。また、頭痛、悪心・嘔吐、めまい、眼窩閃発などの不快症状は、セルフケア不足や育児への意欲低下を招くため、早期に発見し、症状を軽減する介入が望まれる。
	● 妊娠期、分娩期の経過より、DICや多臓器不全を起こす可能性は低いが、産後の血液データや蛋白尿の有無を確認する。
	● 妊娠高血圧腎症、35歳以上、BMI 25.0以上であるCさんは、分娩後VTEリスク分類第3群〔分娩後VTE低リスク〕（リスク因子がない妊娠よりも危険性が高い）であるため、深部静脈血栓症の症状を観察する。
	● 創部痛、後陣痛などの疼痛、睡眠不足や疲労は血圧を変動させるため、丁寧に観察する。
	● 産褥1日までの子宮復古は良好であるが、産後早期は子宮復古不全が生じやすく、膀胱充満や便秘は子宮復古を阻害する要因となるため、継続して観察する。

C-P
（ケア計画）
 	
1. 休息できる環境整備
  ● 疲労が強い場合や血圧上昇時は、説明したうえで児を新生児室で預かる。
2. セルフケア不足を補うための日常生活援助
  ● 清拭、洗髪、洗面、更衣、配膳など
3. 疼痛コントロール
  ● 医師の処方による鎮痛薬の使用。安楽な姿勢、円座使用を促す。
4. 便秘予防
  ● 水分摂取、決まった時間にトイレに行く、腸内環境を改善する乳酸菌などの食品摂取
	● 分娩後1週間は、病状の悪化や新たな合併症が起こる可能性があるため、休息と活動のバランスがとれるよう援助する。
	● 血圧上昇時は安静を余儀なくされることもあるため、日常生活におけるセルフケア不足を補う必要がある。新生児を預かる際は、Cさんが自責の念や挫折を感じないよう、丁寧な説明を行い、Cさんが納得したうえで児を預かる。
	● 創部痛、会陰痛などの疼痛による血圧上昇を予防するために、医師の指示のもと鎮痛薬を適切に使用する。薬剤使用以外にも、姿勢の工夫や円座使用により疼痛軽減を図る。
	● 産後は、分娩時の不感蒸泄や食事摂取量の低下、会陰痛などにより便秘が生じやすい。子宮復古の促進や努責による血圧上昇を防ぐため、便秘を予防する。

E-P （教育計画） 1. 産褥期も血圧上昇のリスクがあることを説明する。 2. 血圧上昇に伴う症状（頭痛、悪心・嘔吐、めまい、眼窩閃発）出現時は医療者に知らせるよう説明する。 3. 子宮復古を促進する行動を説明する（定期的にトイレに行く、授乳など）。 4. 疼痛、疲労などを感じた際は、遠慮なく申し出るよう説明する。	● 血圧が上昇することなく、育児技術獲得を進めるために、産後も血圧上昇のリスクがあることを説明し、Cさん自身が体調に留意しながら育児行動がとれるよう促す。 ● ルービンの母親役割適応過程では、受容期（分娩後24〜48時間）、保持期（分娩後2日〜10日頃）、解放期（分娩後10日以降）があり、Cさんは受容期に当たる。基本的欲求のニーズが満たされることで、子どもへの関心が高まるため、疼痛や疲労などは我慢することなく申し出るよう説明し、Cさんのニーズが早期に充足されるようにする。

#2 ≫ 妊娠高血圧症候群の症状に応じて
育児行動が開始できている

期待される成果	長期目標	●血圧が上昇することなく、育児技術が獲得できる。
	短期目標	●妊娠・出産体験を受容することができる。 ●適切なポジショニングで授乳できる。 ●休息と活動のバランスを気にかけながら育児ができる。

看護計画	根拠・留意点
O-P (観察計画) 1. 血圧、SpO₂、体温、脈拍 2. 育児技術習得状況 　●おむつ交換、抱っこ、授乳手技 3. 児への愛着行動、声かけ 4. 乳房の大きさ、型、乳頭の形、伸展性 5. 乳輪の硬さ、乳管開口数、乳汁分泌の程度、乳房緊満感 6. 授乳回数・間隔、母乳分泌量、乳腺炎の症状（発赤、硬結、疼痛、発熱） 7. 乳頭トラブルの有無 　●乳頭痛、乳頭亀裂 8. 児の体重の増減、体重減少率 9. 授乳姿勢、抱き方（横抱き、交差抱き、縦抱き、フットボール抱き）、ラッチ・オン 10. 妊娠・出産経過に対する思い 11. 退院後のサポート状況、社会資源の活用に対する意向 12. 妊娠高血圧症候群の産後の経過についての理解度や思い 13. マタニティブルーズの症状（涙もろさ、不安、抑うつ、集中困難など）	●育児技術獲得のために心理的負荷がかかってしまったり、授乳による睡眠不足が続くと、血圧が上昇するおそれがある。血圧とともに、現在の育児技術の獲得状況を確認する。 ●妊娠高血圧症候群は産後も血圧上昇のリスクがあるため、循環動態の注意深い観察を行いながら、育児行動を促していく。 ●乳頭は突出しているが伸展性があまりよくないため、乳房緊満出現時は深い吸着が困難になる可能性がある。浅い吸着による乳頭痛や乳頭亀裂を予防する。 ●妊娠高血圧症候群の産褥期の経過を正しく理解しているか確認する。 ●産褥3〜10日はマタニティブルーズの好発時期である。Cさんは思い描いていた妊娠生活とは違ったと発言していることからも、心理状態の変化に注意する。
C-P (ケア計画) 1. 血圧上昇時は新生児室で児を預かる。 2. 体調に応じて母子同室を実施し、母子同室中も定期的に訪室して様子を確認する。 3. バースレビュー（妊娠期からの経過を含む） 4. 妊娠経過について自責の念や後悔を抱いている場合は、妊娠や出産体験を肯定的にとらえられるように、Cさんの気持ちを受容しねぎらう。 5. 足浴やマッサージなどの安楽ケア 6. Cさんがストレスや不快症状を表出しやすい環境を整える。 7. Cさんができているところを承認する。 8. Cさんの話を傾聴し、支持的にかかわる。 9. Cさんの希望を尊重しつつ、血圧上昇時は人工乳の追加を検討する。	●妊娠や出産までの経過が思い描いたものでなかった場合、育児技術の獲得がスムーズにいかないことがあるため、Cさんの思いを確認する。 ●母乳哺育への強いこだわりはないものの、血圧上昇時は休息のため、人工乳を追加する場合が想定される。Cさんの気持ちを確認しながら、効果的な授乳と休息がとれるような支援を行う。 ●初産婦であり、育児技術獲得の過程で不安やストレスが生じることは正常な反応である。しかし、過度な不安やストレスは血圧上昇を招くため、Cさんが医療者に思いを表出したり、質問しやすい環境をつくる。 ●バースレビューにより、妊娠期からの体験を受容し、育児に前向きに取り組めるよう支援する。 ●足浴やマッサージなどの安楽ケアは、全身をリラックスさせ、血液循環の促進により疲労回復や進行性変化を促進することが期待できる。 ●母親役割適応や育児技術獲得を促進するために、承認や支持的・共感的かかわりは効果的である。
E-P (教育計画) 1. 育児技術指導 　●おむつ交換、抱っこ、授乳、排気、沐浴指導など 2. 降圧薬を内服することになった場合、十分なインフォームド・コンセントを行う。 3. 頭痛、眼窩閃発などの血圧上昇に伴う症状出現時は看護師に知らせるよう伝える。 4. Cさんと夫のニーズに合った社会資源について情報提供する。	●血圧などの全身状態の回復、母親役割適応過程（受容期・保持期・解放期）に応じた育児技術の指導を行う。 ●降圧薬内服が必要になった際は、母乳哺育継続への不安が出現する可能性があるため、薬剤と母乳についての正しい情報を提供する。また、母乳哺育継続への不安から、自己判断で内服を中止することがないよう、十分なインフォームド・コンセントが重要である。

看護計画	根拠・留意点
E-P （教育計画）	● 核家族であり、両親は遠方であることから、産後のサポート不足が懸念される。血圧上昇を回避するためにも、退院後のサポートを充実させ、疲労が蓄積しないよう生活するための環境を整える。Cさんとパートナーのニーズに沿った社会資源の情報提供を行う（産後ケア事業など）。

#3 ≫ 退院後の健康管理についての知識獲得促進準備状態

期待される成果	長期目標	● 妊娠高血圧症候群の正しい知識を獲得し、予防行動をとることができる。
	短期目標	● 退院後の健康管理について具体策を挙げられる。 ● 家族がCさんの健康状態と妊娠高血圧症候群の長期的予後について理解できる。

看護計画	根拠・留意点

O-P
（観察計画）
	1. 血圧、SpO₂、脈拍
	2. 血圧上昇に伴う症状（頭痛、悪心・嘔吐、めまい、眼窩閃発）
	3. 血液データ：Hb、Ht、肝機能（PLT、AST、ALT、LDH）、腎機能（UA、BUN、Cr）、FDP、ATIII活性値など
	4. 尿蛋白
	5. 産褥子癇の症状（けいれん、意識障害）
	6. 次子の希望
	7. 家族のサポート状況
	8. Cさんおよび家族の妊娠高血圧症候群に関する知識・理解度
	9. 生活習慣（家族も含む）
	  ● 食事、睡眠、運動、嗜好品など
	10. 生活習慣改善や高血圧予防への意欲
	11. 復職予定
	12. 授乳状況
	  ● 母乳哺育、混合哺育、人工哺育
		● 入院中に加え、産後2週間健診または1か月健診でも、血圧の正常化および全身状態の回復を確認する。
		● Cさんに適した高血圧の予防行動を考えられるように、まずは妊娠前および妊娠中の生活習慣を把握する。非妊時BMI25.0であったことから、食事摂取量が多い、食事時間が遅いまたは不規則、運動量が少ないなどの生活習慣の問題が潜んでいることが予測される。
		● Cさんは就業しているため、育児休業を終え、復職後も適切な予防行動がとれることを見据えて支援するために、復職時期などを把握する。
		● 母乳哺育か否かによって授乳期のエネルギー付加量が異なるため、児の栄養方法を確認する。

C-P （ケア計画）	1. 妊娠期～産褥期までの経過の受け止め方（病識）を確認し、Cさんの思いを傾聴する。 2. 育児をしながら改善できる生活習慣を一緒に考える。 3. 妊娠中、異常にならないように気をつけていたCさんの努力をねぎらう。 4. Cさんの血圧コントロールには家族の協力が必要であることを伝える。 5. 血圧上昇時は医師に報告する。	● 初産婦で不慣れな育児をしながらの生活習慣改善は困難である一方、母親となり、子どものために健康を維持するといった動機づけも行いやすい。家族の協力を得ながら、Cさんの生活に最適な予防策を一緒に考えることで、主体的な予防行動につながる。 ● 高年妊娠であったためトラブルが起こらないよう気をつけて生活していたCさんの努力をねぎらい、高血圧の予防行動を継続できるよう寄り添う。 ● 血圧上昇の早期発見に努め、異常時は医師に報告し早期介入することで、母親役割適応を中断することなく、育児技術獲得を進めることができる。

E-P
（教育計画）
	1. 食事指導（授乳期の栄養付加、減塩）
	2. 体重管理
	  ● BMI普通体重（18.5～25）の範囲内で体重管理することが望ましい。
	3. 自己血圧の測定と記録方法
	  ● 産後2週間健診まで、1日2回、起床時と就寝前
	4. 症状悪化時の受診について
	  ● 自宅血圧の上昇、心窩部痛、頭痛、悪心・嘔吐、眼窩閃発出現時は受診する。
	  ● 血圧上昇に伴う症状出現時は、休息を確保できるよう育児を家族と調整する。
	5. 次回妊娠時のリスクについて本人と家族へ説明する。
		● 現時点では母乳哺育または混合哺育の予定であり、授乳期の栄養付加量を保持しながら、減塩を心がける。また、一緒に生活している家族（夫）の生活習慣の把握にも努め、家族も巻き込んだ指導をめざす。
		● 非妊時BMI25.0であり肥満I度に分類される。体格が普通体重（BMI18.5以上25.0未満）になるよう、定期的な体重測定および適切な栄養摂取を試みる。
		● 退院後から数週間は、自宅での育児や生活への適応のために、身体的または心理的にも負荷がかかる時期である。血圧上昇時に早期に受診行動がとれるよう指導する。また、血圧上昇に伴う症状出現時に、育児・家事を夫と調整し、休息できるようにすることは、高血圧予防行動を継続するために重要である。

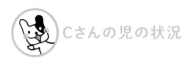

#1 ≫ 新生児の子宮外適応状態は順調である

期待される成果	長期目標	●子宮外生活への適応が順調に経過し、正常からの逸脱がみられない。
	短期目標	●呼吸・循環動態が安定する。 ●新生児に必要な養育環境が提供される。

看護計画	根拠・留意点
O-P （観察計画） 1. バイタルサイン（呼吸数、心拍数、体温、SpO_2） 2. 意識レベル（state1〜6） 3. チアノーゼ、四肢冷感、筋緊張、原始反射の有無、呼吸異常の有無（陥没呼吸、シーソー呼吸、呻吟、鼻翼呼吸） 4. 皮膚の状態 　●発赤、発疹、乾燥、落屑、母斑 5. 成熟度の評価（デュボビッツ法） 6. 大泉門の状態（陥没、膨隆、平坦）、頭部の状態（産瘤、頭血腫） 7. 外表奇形の有無 8. 体重、体重減少率 9. 皮膚の黄染、経皮的ビリルビン値、血清ビリルビン値、クラマー法による黄疸進行度 10. 臍の状態 　●臍落、発赤、浸出液の有無 11. 児のなだめやすさ	●胎児循環から新生児循環への大きな変化を遂げる時期であり、出生直後は頻回に、生後1日以降は1〜3回/日など、児の健康状態に応じて観察する。 ●生後3〜5日に、生理的黄疸と体重減少がピークとなる。生理的範囲を逸脱していないか注意する。
C-P （ケア計画） 1. ドライテクニック、沐浴、更衣、おむつ交換 2. 体重測定 3. 室温は24〜26℃、湿度50〜60%に調整する。 4. 必要時は掛け物を調整する。 5. 人工乳の哺乳（体重減少率が生理的範囲を逸脱したとき、Cさんの休息が必要なとき） 6. 出生当日と退院日にK_2シロップを投与する。 7. 先天性代謝異常等検査（新生児マススクリーニング検査） 8. 新生児聴力検査	●Cさんの全身状態の回復や母乳分泌状況に応じて、新生児に必要なケアを実施する。 ●新生児の皮膚についた汚れ（血液、羊水、排泄物など）をあたたかいタオルで拭き取るドライテクニックが多くの医療施設で実施されている。 ●新生児は体温調節機能が未熟であるため、環境温度に留意する。 ●新生児ビタミンK欠乏性出血症（消化管出血・頭蓋内出血）予防のために、ビタミンK_2製剤の投与を行う。
E-P （教育計画） 1. 新生児の生理（生理的体重減少、生理的黄疸など）を説明する。 2. 異常時の受診について家族を含め説明する。 3. 効果的な授乳ができるようにAさんに授乳指導を行う。 4. 母子同室中、わからないことはいつでも質問してよいことを伝える。 5. 1か月健診、出生届、出生連絡票、新生児訪問事業について説明する。	●Cさんと家族（夫）に、新生児の生理や異常時の受診について説明し、退院後も適切な養育行動がとれるよう促す。また、新生児の特徴をCさんが理解することで、母親役割の適応が促進される。

✎ 略語

＊【BMI】body mass index
＊【NILM】Negative for Intraepithelial Lesion or Malignancy
＊【HBS】hepatitis B surface
＊【HCV】hepatitis C virus
＊【HIV】human immunodeficiency virus
＊【GBS】group B streptococcus

＊【Hb】hemoglobin
＊【Ht】hematocrit
＊【sFlt-1】soluble fms-like tyrosine kinase-1：可溶性fms様チロシンキナーゼ-1
＊【sEng】soluble endoglin：可溶型エンドグリン
＊【HELLP】hemolysis, elevated liver enzymes, and low platelets syndrome：溶血、肝酵素上昇、血小板減少を

三主徴とする重篤な合併症
＊【DIC】disseminated intravascular coagulation
＊【PTSD】post-traumatic stress disorder
＊【NST】non-stress test
＊【BPS】biophysical profile scoring
＊【AFD】appropriate for dates infant

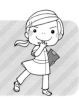

6 評価の視点

実施した看護の評価の視点や今後の看護における留意点をまとめました

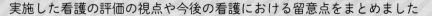

- 血圧コントロールを良好に維持しながら、育児技術の獲得を進めることができているか評価する。
- 血圧上昇や産褥子癇の前駆症状に留意し、子宮復古および全身状態が順調に回復するよう支援する。

- 退院後、自宅に戻ってから、休息と活動のバランスを保ちながら、健康管理と育児を並行させることができるようかかわることが重要である。

● 今後の看護における留意点

Cさん	#1	妊娠高血圧症候群に関連した血圧上昇のリスク状態	●退行性変化および全身状態の回復などの一般的な観察項目に加え、血圧、尿蛋白の有無、血圧上昇に伴う症状、子癇の前駆症状、血液データなど妊娠高血圧腎症の経過を確認する。 ●血圧がいったん正常化しても、睡眠不足や疲労の蓄積により再び血圧が上昇することがあるため、定期的な血圧測定により評価する。 ●血圧上昇に伴う不快症状やセルフケア不足が生じないよう、Cさんのニーズに合わせたケアや指導を実施し、血圧上昇時に早期発見・介入ができるよう注意深く観察する。
	#2	妊娠高血圧症候群の症状に応じて育児行動が開始できている	●初産婦であり、母親役割に適応し、育児技術を獲得していく過程での過度な不安、疲労やストレスは血圧上昇を招く可能性がある。血圧が上昇することなく育児が継続できるよう、丁寧な指導や見守りが必要である。また、Cさんのできているところを承認し、前向きに育児に取り組むことができるようにする。 ●バースレビューをできる限り早い時期に実施し、妊娠・分娩経過の受容を促し、育児を円滑にスタートできるようにする。 ●退院後は、両親のサポートを得ることが難しいため、Cさんと夫の不安や疑問点を解消し、夫婦にとって適切な社会資源の選択ができるようかかわる。 ●Cさんが血圧に留意しながら育児を行い、高血圧の予防行動がとれるよう自宅での環境を調整する。
	#3	退院後の健康管理についての知識獲得促進準備状態	●妊娠高血圧症候群の産褥期および長期的予後についての理解度を把握し、Cさんの思いや今後の生活改善に対する意欲を確認する。 ●新しい役割への適応や育児技術を獲得しながら、生活習慣を改善することは負担が大きいことが予想される。Cさんが生活に取り入れやすい方法を一緒に考え、納得したうえで実施してもらうことが重要である。また、育児と高血圧予防を続けるためには、夫の理解および協力は不可欠であるため、家族を含めた生活上の指導を行う。 ●次回妊娠時の、妊娠高血圧腎症の再発リスクは高いため、高次医療機関での妊娠管理が望ましく、また血圧コントロールが良好な時期に次子の妊娠を検討する。
Cさんの児	#1	新生児の子宮外適応状態は順調である	呼吸・循環が安定し、体重減少や黄疸が生理的範囲を逸脱しないよう、継続的に観察する。Cさんの進行性変化や育児技術獲得状況に応じて、人工乳の追加や新生児室に預かるケアを検討する。適切なラッチ・オンができるよう、Cさんに抱き方、乳頭の含ませ方などの指導を行い、児が適切な養育を受けられるようにする。

引用・参考文献

1. 日本妊娠高血圧学会：妊娠高血圧症候群 新定義・臨床分類. 第70回日本産科婦人科学会学術講演会 平成30年5月31日. https://www.jsshp.jp/journal/pdf/20180625_teigi_kaiteian.pdf〈2022/1/4閲覧〉
2. 日本妊娠高血圧学会 編：妊娠高血圧症候群の診療指針2021. メジカルビュー社, 東京, 2021.
3. 増山寿：妊娠高血圧症候群up to date. 日本周産期・新生児医学会雑誌2021；56(4)：642-644.
4. 我部山キヨ子, 武谷雄二 編：助産学講座6 助産診断・技術学Ⅱ[1] 妊娠期 第6版 (電子版). 医学書院, 東京, 2021.
5. 日本産科婦人科学会, 日本産婦人科医会：産科婦人科診療ガイドライン―産科編 2020-. https://www.jsog.or.jp/modules/about/index.php?content_id=16 (2022/1/13閲覧)
6. 中村幸代 編：根拠がわかる母性看護過程 事例で学ぶウェルネス志向型ケア計画. 南江

堂, 東京, 2020.
7. 太田操 編著：ウェルネス看護診断にもとづく母性看護過程 第3版. 医歯薬出版, 東京, 2018.
8. 佐世正勝, 石村由利子 編：ウエルネスからみた母性看護過程＋病態関連図 第4版. 医学書院, 東京, 2021.
9. 森恵美 著者代表：系統看護学講座専門分野 母性看護学[2] 母性看護学各論 第14版. 医学書院, 東京, 2021.
10. 村本淳子, 町浦美智子 編著：直前母性看護実習プレブック―看護過程の思考プロセス 第2版. 医歯薬出版, 東京, 2020.
11. 古川亮子, 市江和子 編著：母性・小児看護ぜんぶガイド 第2版. 照林社, 東京, 2021.
12. 田中幹二, 大石舞香：191の疑問に答える周産期の栄養 病態栄養と食事 2)妊娠高血圧症候群. 周産期医学2022；vol.52増刊；291-293.

Part 4 事例 ❷ 妊娠高血圧症候群 看護計画の立案／評価の視点

事例 3

前置胎盤
［ぜんちたいばん］

執筆 鈴木紀子

看護の視点

前置胎盤は、妊娠経過とともに胎盤が上方移動し正常となる場合があるため経過観察となるが、陣痛・子宮口開大が始まると胎盤剝離・大量出血を起こし危険であるため、その前に予定帝王切開術を行うよ。帝王切開術後の母児に起こりうる合併症も念頭に看護を提供しよう。

この事例のキーワード
- 全前置胎盤
- 初産婦
- 予定帝王切開術
- 脊髄くも膜下麻酔
- 早期離床

まず対象をとらえよう！

事例紹介

【氏名・年齢・性別・体格】Dさん・30歳・女性。身長153cm、非妊時体重46kg、非妊時BMI*19.6。

【既往歴・現病歴】25歳のときに、ジョギング中に転倒し、左手首の橈骨骨折。ギプス固定にて完治。現病歴なし。

【家族歴】実父が糖尿病。

【産科歴】なし(1妊0産)。不妊治療は行っていない。

【血液型・感染症・血液データ】
- A型、HIV*抗体(ー)、HBs*抗原(ー)、HCV*抗体(ー)、HTLV-1*(ー)、梅毒(ー)。風疹抗体(64倍)、GBS*(ー)。
- 妊娠36週：RBC*380×10⁴/μL、WBC* 6,500/μL、Hb* 11.8g/dL、Ht*38%、Plt*30×10⁴/μL。

【心理状態】妊娠初期は、経腟分娩で出産するのが当たり前と思っていた。全前置胎盤がわかり予定帝王切開術での分娩になることが決まってからは、分娩の日にちが確定したので、しっかり準備しようと前向きに過ごしていた。早産のリスクについての保健指導を受けており、日常生活で無理することなく過ごしていた。帝王切開術で無事に赤ちゃんが生まれてほっとしている。母乳哺育を希望している。

【夫婦・家族関係】夫は会社員(常勤)・32歳、夫婦関係は良好。Dさんとともに出産を楽しみにしていた。夫の両親は健在で、他県に住んでいる。新幹線で2時間弱の距離。Dさんの両親は健在で、2人とも働いている。車で1時間の距離に住んでいる。

【社会状況】Dさんは会社員。営業職だったが、妊娠がわかり、デスクワーク中心の仕事内容にしていた。経済的な問題はない。

【妊娠期から入院までの経過】妊娠16週の超音波検査で前置胎盤を指摘され、妊娠35週の超音波検査で全前置胎盤が確定した。その他、妊娠経過に異常はみられなかった。妊娠37週5日の時点で入院した。

【分娩経過】
- 妊娠37週6日に予定帝王切開術施行。子宮底部横切開。癒着胎盤なし。
- 麻酔方法：脊髄くも膜下麻酔。
- 出生時間：9時30分、出血量850mL(羊水込)。
- 胎児付属物の異常なし。
  - ▶胎盤：シュルツェ様式で娩出、重さ500g、石灰沈着・白色梗塞・欠損なし。
  - ▶臍帯：動脈2本、静脈1本、長さ55cm、太さ1cm×1cm、臍帯巻絡・着色なし。
  - ▶卵膜：3枚あり、欠損・着色なし。
  - ▶羊水：混濁なし。
- 児：出生体重2,860g、男児、身長47.0cm、頭位32.0cm、胸囲31.0cm、アプガースコア1分後9点、5分後9点(皮膚色ー1)、外表奇形なし。

【治療方針】予定帝王切開術での分娩となるよう、早産に注意しながら妊娠経過を管理。分娩後は、術後合併症に注意して管理。

【看護方針】術後は麻酔の覚醒、バイタルサインの変動、術後出血、子宮収縮、疼痛管理に注意する。早期離床を進め、術後合併症を予防する。状況に応じて、母乳哺育・育児技術の習得を進めていく。

学生の受け持ち

学生は帝王切開術後当日に受け持つことになり、術後当日に術後1日目の看護計画を立案した。

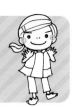

1　異常の基礎知識

異常の定義、分類、病態、症状、検査・診断、治療、看護などについて
母児両面から解説します

● 定義

● 前置胎盤は、**胎盤が子宮下部に付着し、内子宮口を覆っている**ものをいう。

● 病態

● 正常な妊娠では、胎盤は子宮
体部に位置している。前置胎
盤では、正常よりも子宮の低
い位置に胎盤がある（**図1**）。
前置胎盤が診断された場合、
帝王切開術での分娩となる。

図1 正常な妊娠と前置胎盤

〈正常〉

子宮体部

子宮頸部

内子宮口

〈前置胎盤〉

胎盤の位置が低く、
胎盤が内子宮口を
覆っている

● 分類

● 胎盤が**内子宮口をどの程度覆
っているか**で分類される。臨
床では、**全前置胎盤、部分前
置胎盤、辺縁前置胎盤**は、ま
とめて前置胎盤としている場
合が多い。

図2 前置胎盤の分類

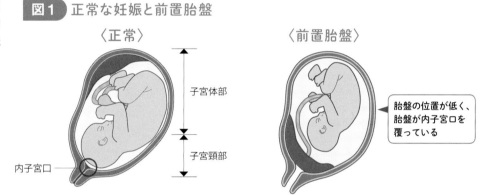

全前置胎盤
● 胎盤が内子宮口
を全部覆ってい
る状態
● 胎盤辺縁から内
子宮口までの距
離が2cm以上

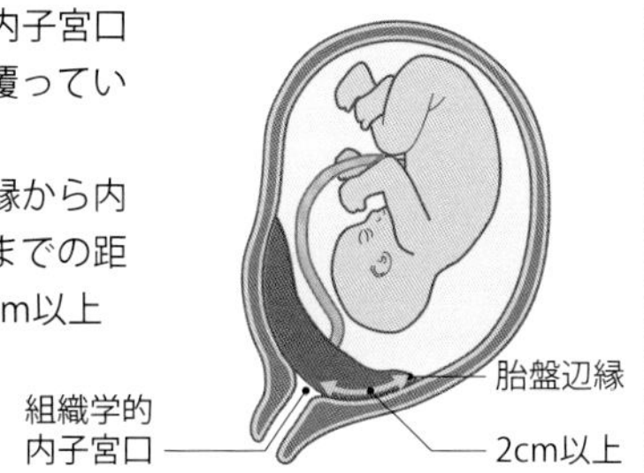

組織学的
内子宮口
胎盤辺縁
2cm以上

部分前置胎盤
● 胎盤が内子宮口
を一部覆う状態
● 胎盤辺縁から内
子宮口までの距
離が2cm未満

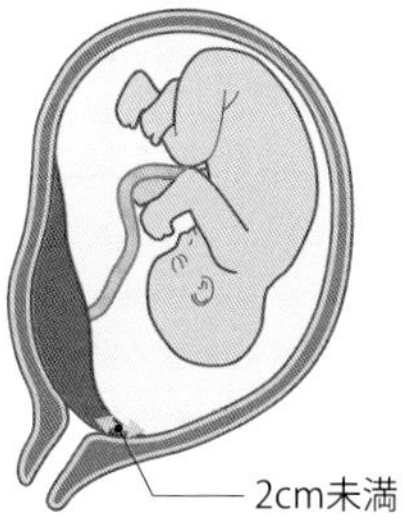

2cm未満

辺縁前置胎盤
● 胎盤辺縁が内子
宮口の縁にかか
っている状態
● 胎盤辺縁から内
子宮口までの距
離は0cm

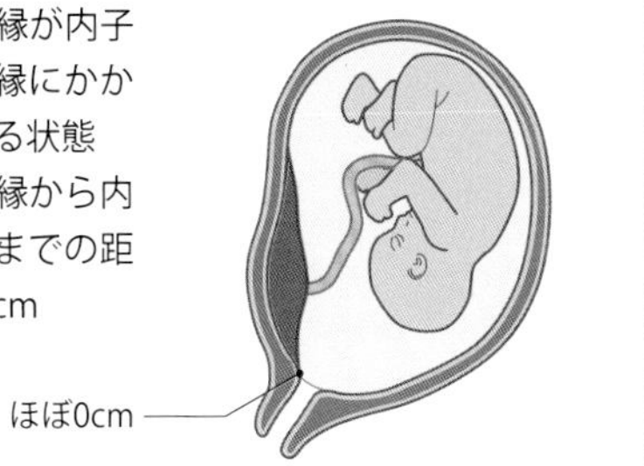

ほぼ0cm

低置胎盤
● 厳密には前置胎
盤とは異なる
● 胎盤の辺縁が内
子宮口に近い。
その距離が2cm
より短い状態

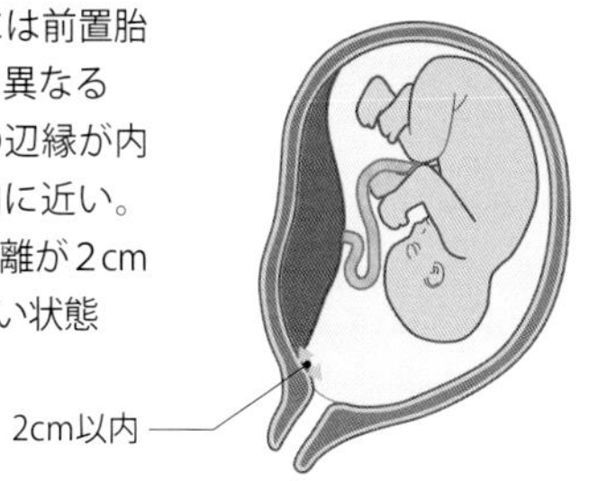

2cm以内

● 症状

- **無症状**で痛みはない。
- 妊娠29週ごろから**警告出血**［痛みがない状態で急に出血（外出血）することがある］や**大量出血**を起こす可能性がある。

表1 前置胎盤と常位胎盤早期剥離

	前置胎盤	常位胎盤早期剥離
出血	おもに**外出血**、一定の間隔をもって反復、多量。出血は陣痛発作時に多い	おもに内出血、外出血は少量。出血は陣痛に無関係
疼痛	なし	胎盤付着部に激しい疼痛
子宮底	上昇せず	上昇する
内診	胎盤を触れる	胎盤を触れない
外診	胎児部分を触れる	胎児部分不明瞭
超音波	胎盤が内子宮口を覆っている	非特異的、胎盤後血腫像
母体貧血	外出血量と相関する	外出血量と相関しない
胎動・児心音	比較的遅くまで良好	早期に消失（減弱）
胎児低酸素所見	比較的少ない	多い
合併症	少ない	DIC

● 検査・診断

- 前置胎盤の分娩前診断は**超音波断層法**の画像診断によってなされる。
- 胎盤は子宮の増大や子宮下節（峡部）の伸長に伴い、**胎盤辺縁の位置が変化**する（Placental migration）。そのため、妊娠20週以降に超音波にて胎盤付着部位を確認し、診断する。

図3 前置胎盤の経腹超音波写真

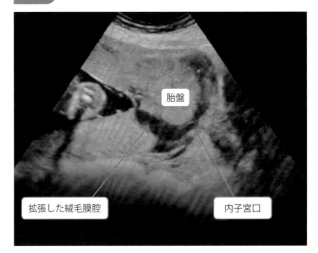

胎盤

拡張した絨毛膜腔　　　内子宮口

超音波断層法とは？

　超音波とは、一般に20kHz（キロヘルツ）以上の周波数の音のことをいう。超音波診断に用いられる周波数は2〜20MHz（メガヘルツ、メガはキロの1,000倍）であり、産婦人科領域では、経腹超音波では2〜5MHz、経腟超音波では5〜10MHzの高周波数の超音波が用いられている。

　超音波断層法とは、超音波プローブと呼ばれる妊婦の体に接する部分から、超音波を出したり受け取ったりすることで、反射波が戻ってくるまでの時間と強度を測定し、モニター画面に光の光度で示している。

● 治療

- 定期的な超音波検査を実施し、経過観察を行う。陣痛（じんつう）が始まり子宮口が開大すると、胎盤が剝離し**大量出血**となるため、**陣痛発来より前に帝王切開術を行う**。妊娠38週までに予定帝王切開術で分娩となる。早産のリスクがあるため、緊急時の対応ができるように管理していく。
- **帝王切開術時の麻酔**：脊髄くも膜下麻酔（**図4**）で行う。

- 前置胎盤では大量出血による播種性血管内凝固症候群（はしゅせい）（DIC*）のリスクもあるため、硬膜外血腫のリスクを懸念し硬膜外麻酔は選択されない。
- **子宮筋層切開部位**：前置胎盤では**子宮底部横切開**となる（こうまくがいけっしゅ）（**図5**）。

図4 　脊髄くも膜下麻酔

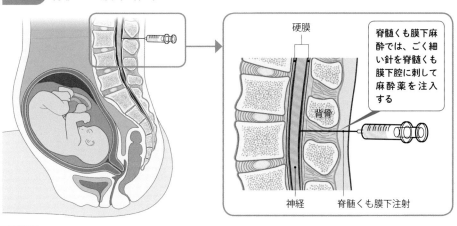
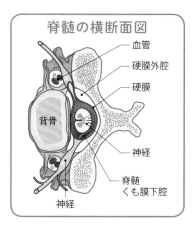

硬膜

脊髄くも膜下麻酔では、ごく細い針を脊髄くも膜下腔に刺して麻酔薬を注入する

背骨

神経　　脊髄くも膜下注射

脊髄の横断面図

血管
硬膜外腔
硬膜

背骨

神経

脊髄くも膜下腔

神経

図5 　帝王切開術の子宮筋層切開部位

子宮下部横切開	子宮体部縦切開	逆T字切開	子宮底部横切開
子宮下部横切開は皮膚割線（皮膚の線維の走行）に沿った皮膚切開であり、傷跡が目立たない	今日はあまり用いられていない。子宮下部に子宮筋腫などがある場合や、胎位の異常（横位など）、子宮下部横切開では胎児の娩出が困難な場合などに限られる	児の娩出が困難な場合に選択される	前置胎盤など子宮下部横切開ができない場合、子宮底部の切開となる

J字切開
U字切開
横切開

縦切開
頸部筋腫

L字切開
逆T字切開

底部切開

前置胎盤

● 帝王切開術後の合併症のリスク

- 帝王切開術後は母児ともに以下のようなリスクが考えられる。
- 母体
  - **早期**：出血多量、再出血、縫合不全、深部静脈血栓症・肺塞栓症、腸閉塞、感染（産褥熱）、肺水腫、麻酔に伴う合併症、子宮復古不全
  - **長期**：妊孕性や次回妊娠への影響、帝王切開既往患者の周術期合併症、下腹部痛、月経困難症の増悪、腰痛、排

尿痛など
- **胎児・新生児**：胎児損傷、新生児一過性多呼吸、麻酔薬の移行（できる限り、腰椎・硬膜外麻酔とする）
- 前置胎盤では、**弛緩出血**や胎盤剝離面からの**出血**、**播種性血管内凝固症候群（DIC）**などの出血のリスクが高い。術後の**子宮収縮状態**、**出血量**、**バイタルサイン**などに注意が必要となる。

帝王切開術で生まれた新生児の観察のポイント

〈新生児一過性多呼吸（TTN）〉

● **新生児一過性多呼吸（TTN*）**に注意する。帝王切開術で生まれた児は、産道を通過しないため、肺水の吸収遅延が起こりやすい。その結果、多呼吸の呼吸障害が起こりやすくなる。特に陣痛発来前の予定帝王切開で出生した児に発症しやすい。

● 臨床症状としては、おもに**出生直後からの多呼吸**と**中心性**

チアノーゼである。肺水が吸収されれば、症状は出生後数日で改善する。

〈その他の呼吸障害〉

● 鼻翼呼吸、陥没呼吸、呻吟などの呼吸障害の有無を確認する。

● 帝王切開に限らず、児の状態に応じてNCPRアルゴリズム（新生児蘇生法アルゴリズム）に沿って、新生児の蘇生がなされる（**図6**）。

図6 NCPRアルゴリズム（新生児蘇生法アルゴリズム）2020年版

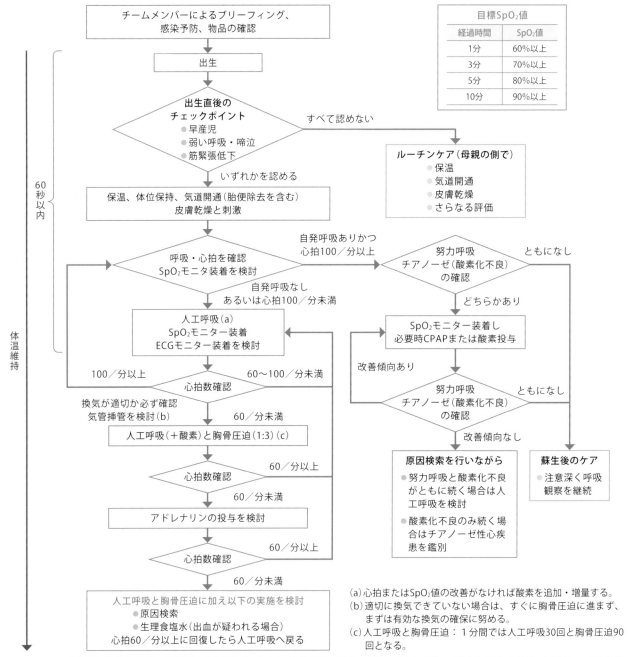

目標SpO₂値	
経過時間	SpO₂値
1分	60%以上
3分	70%以上
5分	80%以上
10分	90%以上

（a）心拍またはSpO₂値の改善がなければ酸素を追加・増量する。
（b）適切に換気できていない場合は、すぐに胸骨圧迫に進まず、まずは有効な換気の確保に努める。
（c）人工呼吸と胸骨圧迫：1分間では人工呼吸30回と胸骨圧迫90回となる。

日本蘇生協議会 監修：JRC蘇生ガイドライン2020. 医学書院，東京，2021：234. 図1　2020年版NCPRアルゴリズム．より転載

2 現在にいたるまでのアセスメント

妊娠期～産褥期までの継続した流れを踏まえて母児両方のアセスメントを行います

① 一般状況・妊娠期・分娩期のアセスメント

一般状況

〈年齢・性別・体格〉〈既往歴・現病歴〉
〈血液型・感染症・血液データ〉

- 高年初産婦ではない。身長・非妊時の体重からBMIは19.6であり、体格による分娩への影響はないといえる。
- 既往歴はすでに完治しており、分娩・産後への影響はない。感染症はすべて陰性であり、分娩・胎児へのリスクは低い。

〈産科歴〉〈心理状態〉〈家族関係〉〈社会状況〉

- 初産婦である。初めての妊娠で帝王切開術となったが受け入れはできている。夫婦関係は良好であり、経済的にも問題ない。

妊娠期

- Dさんは妊娠16週の超音波検査で前置胎盤を指摘され、経過観察されていた。その後、妊娠35週の時点で全前置胎盤が確定している。前置胎盤では、妊娠中に切迫早産の症状（性器出血、腹痛、子宮頸管長短縮など）があると、出血のリスクが高まる。その結果、正期産よりも前の時点で、緊急の帝王切開術になる可能性もある。そのため、妊娠経過では早産にならないよう、症状に注意した管理が必要となる。また、緊急の帝王切開術が対応できる病院での経過管理が必要となる。
- Dさんは切迫症状もなく、順調な妊娠経過を送ることができていた。そして、妊娠37週6日に予定帝王切開術を受けることになった。妊娠37週6日は正期産であり、児の出生体重からも、妊娠経過に伴う発育・発達は良好であったといえる。

分娩期

- Dさんは脊髄くも膜下麻酔による、帝王切開術を受けた。全前置胎盤の場合、多量出血のリスクがある。そのため、輸血などの準備を事前にしておく場合もある。さらに前置胎盤に癒着胎盤を合併すると、さらに多量出血のリスクが高まる。
- Dさんの場合は、癒着胎盤の合併はなく、出血量も850mL（羊水込）であった。一般的に妊娠末期の羊水量は約500mLである。妊娠経過で羊水量の異常は指摘されていないため、平均的な羊水量であったと推測される。そのため、出血量は約350mLと思われ、正常な範囲である。今後は、術後合併症に注意しながら、早期離床を行っていく必要がある。

 帝王切開術の出血量の考え方

- 分娩時出血とは分娩開始後から分娩2時間（分娩第1期～4期）の出血量をいう。
- 一般的には、帝王切開術では羊水込みの出血量となる。
- 分娩時異常出血は500mL以上と定義されている。日本産科婦人科学会周産期委員による分娩時出血の分析結果に基づき、現在では胎児数（単胎・多胎）、分娩様式（経腟分娩・帝王切開）別に統計学的上限の90パーセンタイルを分娩時異常出血の診断の参考と提示している。
- 分娩では計測された出血量のみにとらわれることなく、バイタルサインの異常（頻脈、低血圧、乏尿）、特にショックインデックス（SI：shock index）に留意し管理することが大事になる。

分娩時出血量の90パーセンタイルを胎児数、
分娩様式別に示した。

	経腟分娩	帝王切開
単胎	800mL	1,500mL
多胎	1,600mL	2,300mL

（日本産科婦人科学会周産期委員会、253,607分娩例、2008年）
※帝王切開時は羊水込み。

$$SI_{（ショックインデックス）} = \frac{心拍数}{収縮期血圧}$$

妊婦のSI：1は約1.5L、SI：1.5は約2.5Lの出血量であることが推測される。

② 産褥期・新生児期のアセスメント

帝王切開術当日の状況　11：00に手術室より帰室、帰室後から15時までの観察結果をまとめた。

Dさんの状況

一般状態とセルフケア能力

S（主観的データ）	O（客観的データ）	アセスメント
●「無事に生まれてよかったです」	バイタルサイン ●体温36.9〜37.1℃ ●脈拍70〜80回/分、リズム不整なし ●血圧110〜120/70〜80mmHg ●SpO₂ 99〜100% ●呼吸数15〜20回/分、リズム不整なし、呼吸困難なし ●覚醒している、下肢は自力で動かせない ●膀胱留置カテーテル挿入中 ●蓄尿バッグ内の尿はクリア、浮遊物なし、血液なし ●点滴挿入中	●バイタルサインは正常である。まだ麻酔の影響が残っているが、今後麻酔からの回復状況を確認していく必要がある。また、それに伴い、創部痛が出現する可能性があるため、疼痛コントロールに注意していく。 ●術後1日目で抜去予定であるが、それまではきちんと挿入されているか、尿量、尿の性状の観察が必要である。
●「痛くはないです」	●創部周囲の発赤なし、腫脹なし、出血なし	●創部の状態から感染を起こしている徴候はない。 ●現在は帝王切開術時の麻酔の影響で創部痛は感じていないが、今後麻酔の効き目がなくなってくると創部痛が生じる可能性が高い。疼痛コントロールを行う必要がある。

退行性変化：子宮復古

S（主観的データ）	O（客観的データ）	アセスメント
●「痛くはないです」	子宮底・悪露 ●子宮底高：臍下1横指 ●硬度：硬式テニスボール様 ●後陣痛：なし ●悪露の量：15g/時 ●悪露の色：赤色	●現在、子宮底高は臍下1横指であり、硬度良好、出血量も正常範囲であることから、子宮収縮は順調である。

進行性変化

S（主観的データ）	O（客観的データ）	アセスメント
●「できれば母乳であげたいです」	〈妊娠36週時の外来での情報〉 ●乳房Ⅱa型、乳頭凸型乳頭・乳輪部の伸展やや不良 ●ベッド上にて全介助で直接授乳実施。児の吸啜良好	●母乳哺育の希望であるため、術後の状況に合わせて直接授乳を進めていく。乳頭・乳輪部の伸展やや不良のため、授乳前のマッサージを行い、トラブルが出現しないよう注意していく。

心理状態

S（主観的データ）	O（客観的データ）	アセスメント
●「とにかくほっとしています。手術室ですぐに泣き声が聞けたのがよかったです」	●帝王切開術に対する否定的発言なし ●表情穏やか	●無事に帝王切開術を終え、安堵の様子がみられている。帝王切開術での分娩に対して、受け止めも良好である。

愛着形成・育児行動

S（主観的データ）	O（客観的データ）	アセスメント
●「かわいいですね。元気に生まれてくれて本当に良かったです」	●夫とともに病室にて児と対面。新生児はコット上で寝ている ●児の顔や手に触れている	●母児の早期接触は愛着形成にも重要である。 ●本日は術直後であるが、明日以降は、体調に応じて少しずつ授乳行動がとれるようにしていく必要がある。

 Dさんの児の状況

一般状態：O（客観的データ）	アセスメント
●体温36.7度、心拍128回/分、呼吸44回/分、SpO₂ 100% ●呼吸音清明、異常呼吸なし ●心雑音なし、不整なし ●腸蠕動音良好、腹部膨満なし ●四肢冷感なし、チアノーゼなし ●筋緊張あり、活気良好 ●皮膚鮮紅色 ●大泉門平坦 ●顔貌の異常なし、外表奇形なし ●胎便1回あり、排尿なし ●嘔吐なし ●**外性器**：両睾丸陰嚢内 ●**原始反射**：吸啜反射あり、モロー反射あり、把握反射あり	●帝王切開術で生まれた児は、経腟分娩で生まれた児と比較して呼吸障害（一過性多呼吸など）を起こしやすい。これは帝王切開術での分娩では、児が産道を通らずに出生となるため、肺液が排出されないことで生じる。現在、呼吸状態は問題ないが今後も注意していく。 ●バイタルサインは正常であり、活気もあり、皮膚色も良好であることから、呼吸・循環動態は問題ない。 ●治療が必要となるような児の異常は認められない。 ●現在排尿はみられていないが、生後24時間以内に排泄されるか観察していく。 ●現在の全身状態は良好であるが、生後24時間は呼吸・循環動態に変動がみられやすいので注意していく。

乳房の形態

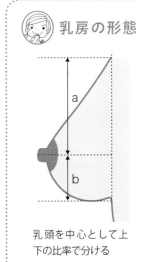

乳頭を中心として上下の比率で分ける

	Ⅰ型	Ⅱa型	Ⅱb型	Ⅲ型
形状				
比率	a<b	a=b	a>b	a>b
特徴	扁平型	おわん型 下垂を伴わない	おわん型 やや下垂している	下垂が著しい 大きい

アセスメントを整理する関連図

アセスメントした内容を関連図に整理し看護診断を導きます

凡例 ■ 母の看護診断　■ 児の看護診断　□ 母児ともに関連する因子　□ 顕在情報　⸨潜在情報⸩　→ 関連(実在)　--→ 関連(潜在)

〈帝王切開術当日の関連図〉

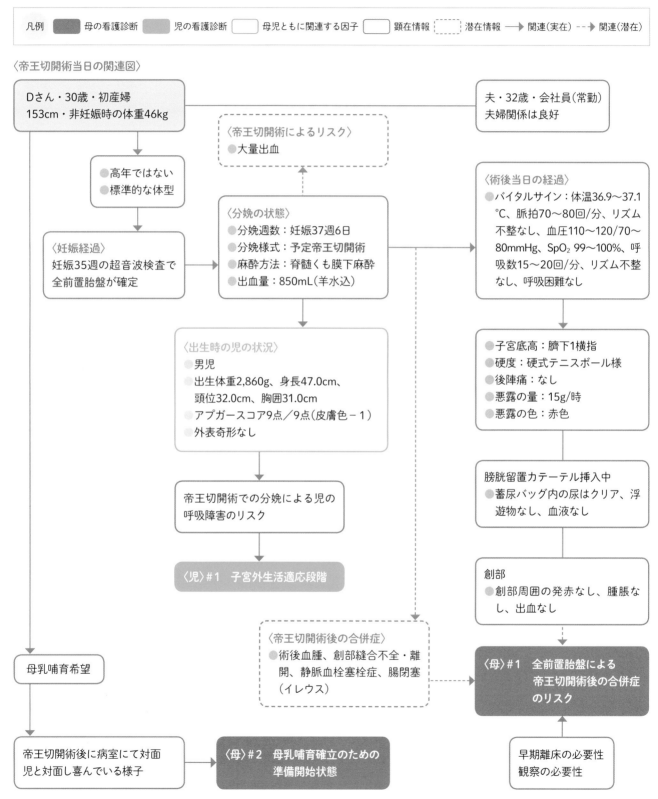

Dさん・30歳・初産婦
153cm・非妊娠時の体重46kg

夫・32歳・会社員(常勤)
夫婦関係は良好

〈帝王切開術によるリスク〉
●大量出血

●高年ではない
●標準的な体型

〈妊娠経過〉
妊娠35週の超音波検査で
全前置胎盤が確定

〈分娩の状態〉
●分娩週数：妊娠37週6日
●分娩様式：予定帝王切開術
●麻酔方法：脊髄くも膜下麻酔
●出血量：850mL(羊水込)

〈術後当日の経過〉
●バイタルサイン：体温36.9～37.1
℃、脈拍70～80回/分、リズム
不整なし、血圧110～120/70～
80mmHg、SpO₂ 99～100%、呼
吸数15～20回/分、リズム不整
なし、呼吸困難なし

〈出生時の児の状況〉
●男児
●出生体重2,860g、身長47.0cm、
頭位32.0cm、胸囲31.0cm
●アプガースコア9点／9点(皮膚色－1)
●外表奇形なし

●子宮底高：臍下1横指
●硬度：硬式テニスボール様
●後陣痛：なし
●悪露の量：15g/時
●悪露の色：赤色

帝王切開術での分娩による児の
呼吸障害のリスク

膀胱留置カテーテル挿入中
●蓄尿バッグ内の尿はクリア、浮
遊物なし、血液なし

〈児〉#1　子宮外生活適応段階

創部
●創部周囲の発赤なし、腫脹な
し、出血なし

母乳哺育希望

〈帝王切開術後の合併症〉
●術後血腫、創部縫合不全・離
開、静脈血栓塞栓症、腸閉塞
(イレウス)

〈母〉#1　全前置胎盤による
帝王切開術後の合併症
のリスク

帝王切開術後に病室にて対面
児と対面し喜んでいる様子

〈母〉#2　母乳哺育確立のための
準備開始状態

早期離床の必要性
観察の必要性

Dさんの看護診断リスト

No	看護診断	根拠
#1	全前置胎盤による 帝王切開術後の合併症のリスク	帝王切開術後の合併症には「術後血腫」「創部縫合不全・離開」「静脈血栓塞栓症（VTE*）」「腸閉塞」などがある。これらが発症していないかの観察および予防のための看護が重要となる。また、術後合併症の予防のために早期離床を行う必要がある。
#2	母乳哺育確立のための準備開始状態	また、帝王切開術後でも、術後の回復状況に合わせて、母児の接触、育児行動を進めていく必要がある。そのためには、術後の疼痛コントロールを行ったうえで、褥婦の体調に合わせて安楽に行動できるよう環境を整える必要がある。Dさんは母乳哺育を希望している。帝王切開術後の児は呼吸状態の異常（一過性多呼吸など）が起こりやすいため、児の状態が落ち着いている状況で、母乳哺育による授乳を開始する。

 Dさんの児の看護診断

No	看護診断	根拠
#1	子宮外生活適応段階	経腟分娩で出生した児は、産道を通過することで胸部が圧迫され、肺液の排泄、吸収がなされる。一方、帝王切開術で出生した児は、産道を通過しないため、新生児一過性多呼吸（TTN*）などの呼吸障害を起こしやすい。よって、呼吸状態に注意が必要である。 また、出生後は、経腟分娩で出生した児と同様に呼吸・循環動態に注意していく必要がある。 消化・排泄機能については、直接授乳・人工乳などの量と、排尿・排便の回数・量をみていく必要がある。今後、生理的黄疸、生理的体重減少と合わせてみていくことが大事である。

Dさんの看護計画

#1 ≫ 全前置胎盤による帝王切開術後の合併症のリスク

期待される成果	長期目標	●術後合併症を回避できる。
	短期目標	●深部静脈血栓症を予防するため、術後1日目に離床できる。

看護計画	根拠・留意点
O-P （観察計画） 1. 術後血腫 ●バイタルサイン（術後より3日以上、または術後一度解熱後に再度発熱） ●採血データ（予想外の原因不明の貧血がある場合） ●術創部周囲に紫斑様の皮下出血の有無 ●通常の鎮痛薬でも制御しづらい創部痛や疼痛の有無 2. 創部縫合不全・離開 ●バイタルサイン ●採血データ ●抗菌薬の内服状況 ●創部の感染の有無 ●創部の離開の有無と程度（深さと範囲） ●創部の滲出液、出血の有無 3. 静脈血栓塞栓症（VTE） ●離床状況 ●ホーマンズ徴候（腓腹部の疼痛） ●下肢の腫脹、発赤、疼痛の有無 ●弾性ストッキングの着用状況 4. 腸閉塞 ●腸蠕動音 ●嘔気、嘔吐の有無 ●腹部膨満の有無 ●排ガスの停止 5. 早期離床	看護計画に挙げた観察項目をしっかり観察することで、早期発見・早期治療につなげることができる。 ●帝王切開術にて切開された子宮筋層や腹壁の縫合は、見ためでは止血されているようでも、断裂した血管が筋層内の深い部分に開口し血腫を形成している場合がある。 ●創部の縫合不全・離開は、創部の二次感染で起こる。また、創部縫合不全のリスク因子には、肥満、創部の血腫、創部の死腔形成、糖尿病、肝機能障害、妊娠高血圧症候群、低タンパク血症や高度の貧血などがある。受け持ち患者にリスク因子がないか妊娠中から確認しておく必要がある。 ●VTEは帝王切開術の重大な合併症の1つで、早期離床、弾性ストッキング着用は予防効果があることが示唆されている。また、術後の離床ができない場合は、下肢の挙上、足関節運動を行うとよい。経腟分娩と比較して、帝王切開術後はVTEのリスクが高いが、帝王切開術後に限らず、VTEの既往、35歳以上、高度の肥満、喫煙者、分娩前安静臥床、表在性静脈瘤が顕著、全身性感染症などはVTEのリスクが高いため注意が必要である。 ●帝王切開術後に多くみられるのが、麻痺性腸閉塞である。麻痺性腸閉塞のおもな症状は、腹部膨満、嘔気・嘔吐、排ガスの停止であるため、十分な観察が必要となる。 ●術後合併症を予防するためには、早期離床が必要となる。疼痛コントロールをしながら早期離床を行う。
C-P （ケア計画） 1. O-Pの内容について異常がみられたら医師に報告する。 2. 定期的な観察の継続 3. 術後1日目に早期離床を行う（**図7**）。 【離床の進め方】 ❶臥床時のバイタルサインの確認 ❷深部静脈血栓（DVT*）の徴候の有無の確認（下肢の腫脹、疼痛、左右差など） ❸下肢に麻酔によるしびれなどがないか確認 ❹離床のタイミングに合わせて鎮痛薬などを使用 ❺ベッドのギャッジアップ（セミファウラー位）にてバイタルサインの変動の有無を確認	●早期離床を進めることで、VTEの予防、子宮復古の促進、子宮内感染の予防、創傷の治癒などにつながる。また、早期離床が進むことで、腸蠕動の促進にもなる。

看護計画		根拠・留意点
C-P (ケア計画)	❻ベッドサイドで端座位をとり、バイタルサインの変動の有無を確認 ❼ゆっくりと起立する ❽その場で足踏みをする ❾ゆっくり歩行する ※必ず医療者と一緒に離床を行う。褥婦1人で実施しない。	
E-P (教育計画)	1. 術後合併症についてどのようなものがあるのか、症状について説明し、異常があれば医療者に教えるよう指導する。 2. 早期離床の必要性について説明する。	●事前に褥婦に必要性を十分に説明し、状況に応じて安全に離床を進めていく必要がある。

図7 早期離床の目的と実際の離床方法

目的	方法など
静脈血栓塞栓症の予防	1. 帝王切開術時には弾性ストッキングを装着し、間欠的空気圧迫法を行う。麻酔覚醒後には、膝の屈伸、足の背屈運動などを行う。 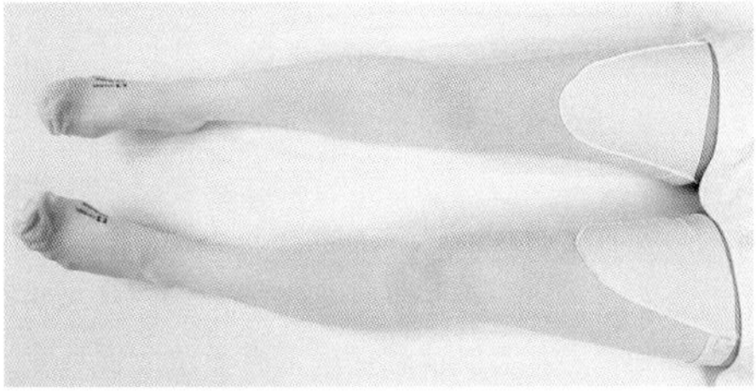 弾性ストッキングの着用 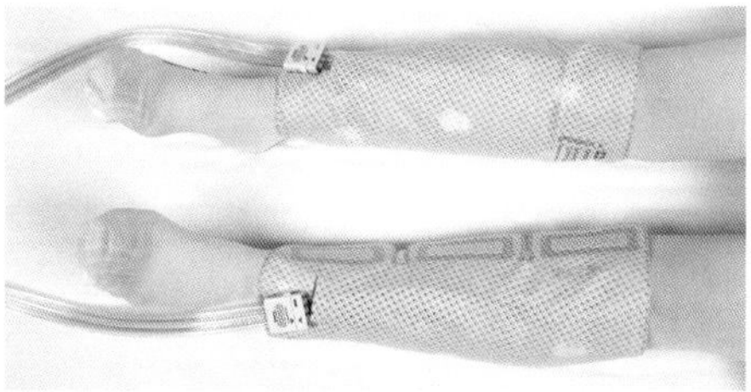　　間欠的空気圧迫法 2. 離床の進め方 ❶臥床時のバイタルサインの確認 ❷深部静脈血栓（DVT）の徴候の有無の確認（下肢の腫脹、疼痛、左右差など） ❸下肢に麻酔によるしびれなどがないか確認 ❹離床のタイミングに合わせて鎮痛薬などを使用 ❺ベッドのギャッチアップ（セミファウラー位）にてバイタルサイン変動の有無を確認 ❻ベッドサイドで端座位をとり、バイタルサイン変動の有無を確認 ❼ゆっくりと起立する ❽その場で足踏みをする ❾ゆっくり歩行する ＊必ず医療者と一緒に離床を行う。褥婦1人で実施しない。
子宮復古の促進、子宮内感染予防	●陣痛発来前の予定帝王切開術などの場合、子宮口が開いていないことが多い。その結果、悪露が停滞し、子宮内感染が起こりやすくなる。早期離床により、悪露の排出が促進される（「離床の進め方」は上記と同様）。
創部の治癒の促進	●早期離床により循環が促進され、治癒過程が進む（「離床の進め方」は上記と同様）。

#2 ≫ 母乳哺育確立のための準備開始状態

期待される成果	長期目標	● 母乳哺育が確立する。
	短期目標	● 安全安楽に授乳姿勢がとれる。 ● 正しい抱き方ができる。 ● 乳頭乳輪部に応じた含ませ方ができる。

看護計画	根拠・留意点
O-P （観察計画） 1. 乳房の型、乳頭乳輪部の大きさ、乳頭乳輪部の伸展 2. 乳房の緊満、熱感 3. 乳管開通状況、乳汁分泌 4. 授乳手技 　● 抱き方、支え方、児の含ませ方 5. 授乳中の姿勢 6. 1回の授乳にかかる時間、授乳間隔、1日の授乳回数 7. 哺乳量（母乳、人工乳） 8. 疲労状況 9. 児の覚醒状況、開口状況、哺乳意欲 10. 児の体重、体重減少率、排泄状況、黄疸の状況 11. 創痛の程度、鎮痛薬使用の有無	● 帝王切開術後は、創部痛により授乳行動が遅れる場合がある。乳房の状態、児の状態に合わせて褥婦の負担なく授乳が進められるようにケアしていく必要がある。
C-P （ケア計画） 1. 授乳状況を確認し、必要なサポートを行う。 2. 授乳中に創部に当たらないような抱き方を調整する。 　● **リクライニング授乳**：ベッドの背をセミファウラー位にする。枕やタオルなどを用いて、児がうつ伏せにならない体位を維持できるように介助する。 　● **添い寝授乳（添い乳）**：褥婦がベッド上で横になった状態で、児を胸の高さに寝かせる。児と褥婦の腹部を向かい合わせ密着させる。	● 授乳姿勢によって創部に負荷がかかってしまうと、褥婦にとって授乳自体が否定的になってしまう可能性がある。創痛がある場合は、負担なくできる態勢での授乳ができるようにしていくことが大事である。創痛が軽減したら、座位などでの授乳を行うようにしていく。
E-P （教育計画） 1. 正しい授乳手技について指導する。 2. 褥婦の状態に応じて、休息の重要性について指導する。 3. 児の哺乳状況、1日に必要な栄養量について説明する。	● 褥婦の授乳状況を確認しながら、必要時、そのつど正しい授乳手技を指導する。また、無理して授乳行動をとってしまう褥婦もいるため、入院中に授乳の合間の休息のとりかたを褥婦自身が理解できるようにすることが大切である。

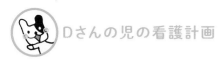

#1 》》 子宮外生活適応段階

期待される成果	長期目標	●順調に子宮外生活に適応できる。
	短期目標	●呼吸障害が起こらない。 ●生理的な範囲で経過する(体重減少、黄疸)。 ●バイタルサインが安定する。 ●全身状態に異常がみられない。

	看護計画	根拠・留意点
O-P (観察計画)	1. バイタルサイン、異常呼吸の有無 2. 皮膚色、黄疸の程度 3. 排泄状況 　●排尿回数、排便回数、便の性状、量、腹部膨満 4. 活気、原始反射 5. 哺乳状況 6. 医師による退院診察	●帝王切開術後に出現しやすい呼吸障害(一過性多呼吸など)に注意して観察する必要がある。また、その日だけでなく、前日との比較、今度の経過の予測をしながら観察する必要がある。
C-P (ケア計画)	1. 各勤務帯でO-Pを実施する。 2. 保温に留意し、適宜、衣類や掛け物で調節する。 3. 感染予防のために児に触れる前後で手指消毒(1処置1手洗い)を行う。 4. 全身状態に問題がなければドライテクニック(または沐浴)を実施する。 5. 排泄(特に排便)がある場合には拭き残しがないように注意しておむつ交換を行う。 6. 体重減少率が生理的範囲から逸脱しないよう、母乳分泌状況、授乳回数に応じて、人工乳の量を調整する。 　●その際は必ず褥婦が納得できるよう説明を行う。 7. コットの中には、不要なものを置かないようにする。 8. 児の覚醒状況(state)に合わせて落ち着いているときに観察を行う。	●出生後は、呼吸・循環動態が変化しやすいため、日々の観察が重要である。また、生後日数に合わせて全身状態の観察を行う必要がある。一般的な生理的体重減少のピーク、生理的黄疸のピークがいつなのかを踏まえて、生理的範囲から逸脱しないように援助していく必要がある。
E-P (教育計画)	1. 児の生理的変化について説明する。 2. 母子同室の際に、児に何か異常がみられたときはすぐにナースコールで連絡するように伝える。 3. 母子同室で部屋を離れる場合は児を1人にしないよう説明する。	●毎日のなかで常に児に接しているのは母親である褥婦である。褥婦が児の変化に気づけるように説明することが大事である。そして実際に毎日の変化を共有していくことで、褥婦自身が児の変化に気づき、その積み重ねが育児の自信につながっていく。そして退院後の生活の自信にもつながる。

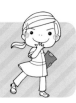

6 評価の視点

実施した看護の評価の視点や今後の看護における留意点をまとめました

帝王切開術後の看護には、術後合併症の予防という視点と産後の進行性・退行性変化の観察・ケアという2つの視点がある。それぞれを毎日評価し、必要な看護をタイムリーに実践していく必要がある。また、バイタルサインの正常値だけでなく、全身状態と合わせて評価していく必要がある。

● 今後の看護における留意点

Dさん	#1	全前置胎盤による帝王切開術後の合併症のリスク	● 術後合併症を起こすことなく経過することができたら、退院前に評価する。 ● 具体的には、入院中の日常生活に支障なく、安全安楽にADLが拡大し、育児行動がとれるようになっていることが重要である。 ● 術後合併症のリスクが軽減していれば、入院中でも計画を終了することは可能である。その際は、経腟分娩後の褥婦と同様に子宮復古に関する観察は継続していく。
	#2	母乳哺育確立のための準備開始状態	● 直接授乳については、退院前に母乳分泌状況を確認し、児に必要な栄養が母乳のみで可能か、人工乳との混合授乳がいいのかを判断する必要がある。 ● 褥婦の疲労状況と併せて、退院後にも継続して実施できる授乳スタイルを、褥婦と一緒に考える必要がある。
Dさんの児	#1	子宮外生活適応段階	● 子宮外生活に適応していけるかどうか、毎日評価していく。 ● 退院までは生後日数に応じて、黄疸の出現に伴う変化の有無、哺乳状況と体重減少率など、日々評価していく必要がある。

略語

* 【BMI】body mass index
* 【HIV】human immunodeficiency virus：ヒト免疫不全ウイルス
* 【HBs】hepatitis B surface
* 【HCV】hepatitis C
* 【HTLV-1】human T-cell leukemia virus type 1：ヒトT細胞白血病ウイルス1型
* 【GBS】Group B *Streptococcus*：B群連鎖球菌
* 【RBC】red blood cell：赤血球
* 【WBC】white blood cell：白血球
* 【Hb】hemoglobin：ヘモグロビン量
* 【Ht】hematocrit：ヘマトクリット値
* 【Plt】platelet：血小板
* 【DIC】disseminated intravascular coagulation
* 【VTE】venous thromboembolism
* 【TTN】transient tachypnea of the newborn
* 【DVT】deep vein thrombosis

引用・参考文献

1. 竹内正人 編著：助産師だからこそ知っておきたい術前・術後の管理とケアの実践 帝王切開のすべて. ペリネイタルケア2013新春増刊；20.
2. 村越毅 編著：術前・術中・術後のアセスメント&ケアを時系列で網羅！ 帝王切開バイブル. ペリネイタルケア2018新春増刊；52-59.
3. 日本産科婦人科学会, 日本産婦人科医会：産婦人科診療ガイドライン産科編2020. 日本産科婦人科学会, 東京, 2020；129, 147-149.
4. 医療情報科学研究所 編：病気がみえるvol.10 産科 第4版. メディックメディア, 東京, 2018：128-129.
5. BIRTH2012；1(1)；14-15.
6. 産婦人科患者説明ガイド. 臨床婦人科産科2021；75(4)；99-104.
7. 臨床婦人科産科2021；75(7)；620-626.
8. 日本産科麻酔学会：帝王切開の麻酔Q&A. https://www.jsoap.com/general/c_section/q4 (2022/11/11閲覧)
9. 日本産科婦人科学会 他：産科危機的出血への対応指針2017. https://anesth.or.jp/files/pdf/guideline_Sanka_kiki.pdf (2022/11/11閲覧)

切迫早産・早産

［せっぱくそうざん・そうざん］

執筆 永田智子

看護の視点
切迫早産では、診断後、安静を余儀なくされ、体力低下を招くほか、通常の妊娠生活を送れなかったことや、妊娠中からきょうだいががまんを強いられるなどストレスを感じることが多い。今回の妊娠・出産をどうとらえているか傾聴し、家族が新しい生活をスムーズにスタートできるよう支援しよう。

この事例のキーワード
- 切迫早産
- 子宮収縮抑制剤
- 自宅安静
- 経産婦
- 正期産
- 母乳哺育
- 就業女性

まず対象をとらえよう！

事例紹介

【氏名・年齢・性別・体格】Bさん・33歳・女性。身長165cm、非妊時体重50kg、非妊時BMI*18.4。

【既往歴・現病歴】特になし。

【産科歴】2妊1産。第1子の妊娠・分娩・産褥経過に問題なし。38週0日2,650gで男児出産。母乳哺育。

【血液型・感染症・血液データ】A型Rh（＋）、不規則抗体（−）、子宮頸がん検診NILM*、梅毒血清反応（−）、HBs*抗体（−）、HCV*（−）、HIV*（−）、風疹128倍、クラミジア抗原（−）、GBS*（−）、Hb*11.2g/dL、Ht*33.1%、随時血糖78mg/dL

【夫婦・家族関係】
- 夫（33歳）と上の子（3歳・男児）と3人暮らし。
- Bさんの実家は車で10分の場所にあり、育児や家事の協力を得られている。

【社会状況】
- Bさんは看護師として総合病院に勤務。第1子出産後は外来勤務で夜勤はしていない。
- 上の子は保育園に預けている。
- 夫は会社員で、帰宅は毎日19時頃。週1回テレワーク。

【心理状態】
- **妊娠初期**：「上の子も夫も妊娠を喜んでいます」
- **妊娠20週**：「上の子の赤ちゃん返りが少し心配です。仕事中は、無理をしないように気をつけています」
- **妊娠30週**：「上の子がいるので、入院するのは避けたい。こんなことになって、びっくりしています」

【妊娠期から入院までの経過】妊娠8週で妊娠を診断され、つわりと腰痛などのマイナートラブルはみられたものの、順調に経過していた。妊娠20週から仕事中に軽度の腹部緊満感を自覚するようになり、できる限り座って仕事をするように気をつけていた。妊娠26週、頸管長32mm、下腹部痛、出血はみられない。腹部緊満感出現時は仕事を休むなど切迫早産の予防行動をとっていたが、妊娠30週、医師より、自宅安静と子宮収縮抑制剤内服の指示があり（リトドリン塩酸塩 5mg、1日3錠、3回）、切迫早産と診断される。仕事は有給休暇と産前休業を取得し、実家の母が上の子の世話や家事を行い、自宅で安静に過ごせるようにした。子宮収縮抑制剤の経口薬内服後は、動悸や手の震えがみられるが自制内で経過し、腹部緊満感は軽減、下腹部痛、出血はみられない。妊娠36週、子宮収縮抑制剤の内服終了となる。胎児の推定体重は2,510ｇ。ノンストレステスト（NST）の結果はreassuring。37週0日22時に、破水感・陣痛発来にて入院となる。

【分娩経過】
- **37週0日22時**：破水感・陣痛発来にて入院。入院時の内診所見：子宮口3cm開大、展退30%、Station−2、硬度：中、位置：中、BTB青変（＋）、羊水混濁（−）、陣痛間欠8分、発作30秒。
- 37週1日午前5時00分に子宮口全開大、午前5時15分に女児出産、午前5時20分に胎盤娩出となる。
- **分娩所要時間**：7時間20分、分娩時出血195mL、会陰裂傷I度。
- **胎盤所見**：重さ505g、縦×横×厚さ＝19cm×18cm×2.0cm。
- **卵膜欠損**：なし、**胎盤欠損**：なし、**白色梗塞**：なし、**石灰沈着**：なし、**臍帯の長さ**：63cm、**太さ**：1.5×1.3cm、

臍帯付着部位：中央、血管異常：なし。

● 児は女児、出生体重2,525g、身長48.5cm、頭囲31.5cm、胸囲31.0cm、アプガースコア9点（皮膚色−1）／9点（皮膚色−1）、臍帯血ガスpH 7.306であった。

【治療方針】子宮頸管長が25mm以上保たれていること、Bさんが入院しなくても自宅で安静を保つ環境を調整できること、切迫早産の予防行動をとることができる点を加味し、自宅で安静にしながら、リトドリン塩酸塩の内服を36週まで行う。

【看護方針】Bさんは、経産婦、就業妊婦であることから、切迫早産で入院になった場合、上の子の世話や就業に影響が出る。妊娠中は、自宅で安静を保持できるよう、上の子とのかかわりかたや家族メンバーの協力を得ながら生活を調整できるよう助言を行う。また、急な入院に備えて入院準備を早めに実施することを指導する。分娩後は、妊娠中の安静により体力が低下しているため、Bさんのペースで徐々に育児行動がはじめられるよう支援する。

学生の受け持ち

看護学生は産褥/生後0〜4日まで受け持つことになり、産褥/生後1日に看護計画を立案した。

1 異常の基礎知識

異常の定義、分類、病態、症状、検査・診断、治療、看護などについて母児両面から解説します

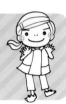

● 定義

①切迫早産[1]

● 早産の危険性が高いと考えられる状態のことである。
● 規則的子宮収縮に子宮頸管熟化傾向を伴う状態と定義される（**表1**）。
● 子宮収縮だけであれば切迫早産と診断すべきではない。

②早産

● 妊娠22週0日以降36週6日までの分娩。

表1 早産の分類

自然早産	● 陣痛が自然に初来して分娩が不可避になって起こる早産 **原因** 感染の影響が重要視されている。絨毛膜羊膜や子宮頸管が何らかの原因で感染すると、炎症サイトカインおよび多種類の蛋白質分解酵素などが産生され、コラーゲン分解が進むことで子宮頸管熟化や子宮収縮が引き起こされる 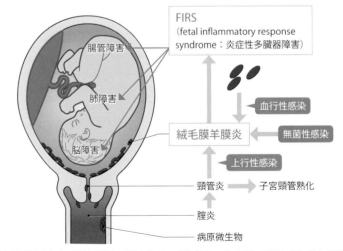 日本早産学会 編：早産のすべて 基礎から臨床、DOHadまで. メジカルビュー社、東京、2021：11. 図1 自然早産発症メカニズムを参考に作成
人工早産	● 母体や胎児を早期に救命する必要が生じたときに、医学的介入をもって早産させること **原因** 妊娠高血圧症候群などの母体合併症により妊娠継続が不可能となる場合と、母体合併症や胎盤機能不全、胎児合併症により胎児の状態が悪化し、妊娠継続が不可能になる場合がある

図中ラベル：腸管障害、肺障害、脳障害、FIRS（fetal inflammatory response syndrome：炎症性多臓器障害）、血行性感染、絨毛膜羊膜炎、無菌性感染、上行性感染、頸管炎 → 子宮頸管熟化、腟炎、病原微生物

●疫学

● 早産率は、**5%前後**であり、ここ数年は横ばいである（1980年4.1%、2000年5.4%、2010年5.7%、2018年5.6%）。妊娠22〜31週の早産率は1980年よりほとんど変化していないのに対して、妊娠32〜36週の早産率は増加している[1]。

表2　早産のリスク要因

母体側のリスク		胎児側のリスク
● 遺伝的因子、家族因子 ● 早産既往 ● 糖尿病、高血圧 ● 低栄養、妊娠中の体重増加が少ない ● ストレス/うつ病 ● 感染	● 子宮奇形、子宮筋腫、子宮内膜症 ● 子宮頸部の手術歴（円錐切除術など） ● 喫煙、大量のアルコール摂取 ● 歯周病 ● 妊娠前のやせ、高度な肥満	● 多胎 ● 羊水過多 ● 前期破水 ● 胎盤の異常（前置胎盤、低置胎盤） ● 常位胎盤早期剥離

●早産児の予後

● 長期的な予後としては、**呼吸窮迫症候群、慢性肺疾患、壊死性腸炎、脳出血、未熟児網膜症**などがある。近年、新生児集中医療の発達により、予後は改善されている。

●検査・診断

● 早産・切迫早産妊婦が入院する際は、**症状の進行の評価、早産分娩への準備、鑑別診断**（常位胎盤早期剥離など）を同時進行で行う（**表3**）。

表3　早産・切迫早産入院時の母体の評価と流れ

同時進行・迅速に的確に評価・把握・準備する		
鑑別	症状・進行評価	早産分娩準備
● 常位胎盤早期剥離[※1] ● 前置胎盤、頸部腫瘍 ● 頸部ポリープ ● 子宮収縮の原因となる他の病態	● 母体情報収集 ● 内診台での診察・検体採取 ● 経腟超音波断層法 ● 経腹超音波断層法 ● 血液検査、静脈路確保 ● 胎児心拍陣痛図	● 分娩受け入れ体制確認 ● 母体へのステロイド投与 ● 抗菌薬投与（B群溶血性連鎖球菌：GBS感染予防） ● 新生児科医、NICU*看護師と情報共有 ● 硫酸マグネシウム投与（胎児脳保護）[※2]

※1　常位胎盤早期剥離は周産期死亡の原因の1つであり、子宮収縮、腹痛、性器出血など切迫早産と共通する症状が初発であるため、常に鑑別の筆頭に置く必要がある。

※2　妊娠32週未満の早産が予測される場合は、児の脳保護を目的とした硫酸マグネシウム投与が考慮される[2]。

鈴木朋, 梅原永能 著, 日本早産学会 編：母体・胎児評価と診断－母体評価. 早産のすべて基礎から臨床, DOHaDまで. メジカルビュー社, 東京, 2021：107. 図1入院時母体評価の流れとポイントを一部改変

表4　早産・切迫早産の入院時評価項目

母体情報収集	● 早産既往、早産のハイリスク因子の有無、母体合併症
内診台での診察・検体採取	● 性器出血の有無、破水の有無、帯下の性状、胎胞露見の有無、GBS・クラミジア培養検体採取（必要に応じてヒト癌胎児性フィブロネクチン、顆粒球エラスターゼなどの早産予知マーカー）
経腟超音波断層法	● 頸管長、胎位、胎盤の位置、臍帯下垂の有無
経腹超音波断層法	● 胎盤血腫の有無、胎児推定体重、羊水量
母体血液	● 血算、生化、凝固、交差検体 （絨毛膜羊膜炎の鑑別や緊急帝王切開に備えた術前検査）
その他	● 胎児心拍数陣痛図（子宮収縮の評価）

鈴木朋, 梅原永能 著, 母体・胎児評価と診断－母体評価. 日本早産学会 編：早産のすべて基礎から臨床, DOHaDまで. メジカルビュー社, 東京, 2021：107. 表1　成育医療研究センターの入院時評価項目を一部改変

● 治療

- 母体と胎児の状態が良好で妊娠継続可能であれば、胎児の発育と予後の改善のために、**妊娠期間の延長**を試みる。
- 基本的な治療方針は、**安静**と**子宮収縮抑制剤**の投与（リトドリン塩酸塩、硫酸マグネシウム）、**抗菌薬**の投与である。リトドリン塩酸塩は内服薬または点滴静脈注射で投与され、点滴静注では精密持続点滴を行う。
- リトドリン塩酸塩は副作用の発生頻度が高いため、**胸痛**、**呼吸困難**、**動悸**、**手の震え**、**低カルシウム血症**、**胎児頻脈**などの出現の有無の観察が必要である。
- 母体の感染徴候が著明、分娩が不可避であるときは、娩出方法の判断および速やかに分娩準備を行う。
- 妊娠34週未満の児に対して、肺の成熟や頭蓋内出血予防を目的として、母体にステロイド（ベタメタゾン12mg、24時間ごとに2回）投与が推奨されている[2]。

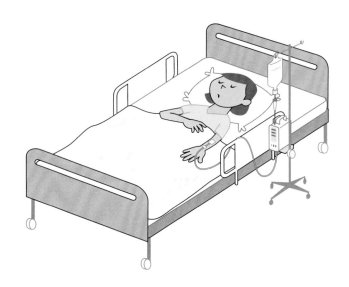

2 現在にいたるまでのアセスメント

妊娠期～産褥期までの継続した流れを踏まえて母児両方のアセスメントを行います

① 一般状況・妊娠期・分娩期のアセスメント

一般状況

〈母体の状態〉
- 非妊時BMIが18.5未満のため、妊娠中の体重増加は12～15kgがめやすであるが、Bさんの体重増加は10kgであり、体重増加がやや不良である。また、やせと妊娠中の体重増加不良は切迫早産のリスク因子である。

〈社会状況〉
- 共働きであり、夫の帰宅時間がやや遅いことから、家事育児の負担がBさんに偏っている可能性がある。また、総合病院の看護師であることから、身体的活動量は多く、仕事によるストレスや疲労の蓄積の可能性がある。しかし、Bさんの実家の協力は得られていることから、第1子の育児、家事、就業のバランスをとりながら生活できている。

- Bさんと家族の妊娠の受け入れは良好である。切迫早産で安静を余儀なくされる生活であったため、妊娠経過や出産体験の受容ができているか産後にバースレビューを行う必要がある。仕事で無理をしないように気をつけるなど、妊娠が順調に経過するためのセルフケア行動をとることができている。

妊娠期		分娩期

妊娠期

- 感染症・血液データ、既往歴、産科歴より、今回の妊娠経過に影響を及ぼす因子はなく、切迫早産以外の異常はみられていない。
- 妊娠30週で切迫早産にて自宅安静と子宮収縮抑制剤の内服が開始となる。子宮収縮抑制剤の副作用（動悸、手の震え

など）出現や腹部緊満感や出血などの早産症状の増強に注意する。胎児の発育および健康状態は良好であった。
- 切迫早産の診断後は、自宅で安静が保持できるよう就業や家族役割の調整を行い、妊娠経過に応じたセルフケア行動をとることができている。

分娩期

- 正期産で、分娩経過、分娩所要時間、出血量ともに正常な分娩であった。胎児および胎児付属物の異常もみられていない。産褥経過に影響を及ぼす要因はみあたらない。

---

② 産褥期・新生児期のアセスメント（データ収集、分析・解釈）

 Bさんの状況

一般状態とセルフケア能力／退行性変化：子宮復古

S（主観的データ）	O（客観的データ）	アセスメント
	〈妊娠期・分娩期の情報〉 ● 妊娠30週〜切迫早産にて自宅安静 ● 自宅安静中、家事および上の子の育児は、夫と実家の両親にお願いしていたが、食事摂取、トイレへの歩行、排泄、洗面・シャワーなどのセルフケア行動は行っていた 〈分娩後2時間〉 ● 体温36.8℃、脈拍72回/分、血圧114/66mmHg、子宮底臍下1横指、硬度良好、悪露20g、創部痛（±）、後陣痛（＋）、分娩台の上で初回授乳を実施した ● 分娩室で清拭・更衣を実施（シャワー浴は産褥1日から可）、歩行にて病室に帰室。トイレ歩行し、尿意（＋）、自尿（＋） 〈8：00〉 ● 朝食（産褥食）全量摂取。ベッドに横になって休む 〈13：00〉 ● 体温36.6℃、脈拍68回/分、血圧110/78mmHg、子宮底臍下1横指、硬度良好、悪露赤色中〜少量、創部痛（−）、後陣痛（＋） ● 昼食全量摂取、自尿（＋）	● 妊娠末期は切迫早産にて自宅で安静にしていたため、体力が低下している可能性がある。Bさん自身も体力低下を自覚しているため、分娩の疲労や夜間授乳による睡眠不足に留意し、不足するセルフケアを充足する。 ● バイタルサインは正常範囲内、子宮収縮や悪露の状態も、産褥当日相当の経過である。経産婦であることから、授乳時に後陣痛が増強する可能性があるため、日常生活行動や育児技術獲得に支障が出ないよう観察を継続する。トイレ歩行を行い自尿が出ており、膀胱充満による子宮収縮不良のリスクはなく、分娩後2時間で授乳開始できていることからオキシトシンの分泌により子宮収縮が促進される。 ● 食事・排泄のセルフケア行動は自立しており、順調な経過であれば産褥1日にシャワー浴が可能となる。夜間〜明け方の分娩であったため睡眠不足であるが、適宜、横になり休息できていることから睡眠のセルフケアも行えている。 ● 以上のことから、子宮復古は順調であり、退行性変化を促進するためのセルフケア行動をとることができている。しかし、妊娠期の長期安静より体力が低下している可能性がある。
〈産褥当日 7：30〉 ●「明け方のお産だったので、少し眠たいですね。のどが渇くので、水をこまめに飲んでいます」		
〈産褥当日 13：00〉 ●「妊娠中、自宅で極力安静にしていたので、体力が落ちている気がします」		

進行性変化／育児行動

S（主観的データ）	O（客観的データ）	アセスメント
〈産褥当日　13：00〉 ●「午前中は少し休めたので、赤ちゃんにおっぱいあげたいです」 〈産褥当日　17：00〉 ●「16時30分頃、おむつを替えて授乳しました。3年前なので授乳の仕方を忘れていますね。思い出さなくてはいけませんね」	〈産科歴〉 ●第1子母乳哺育（1歳まで）。今回も母乳哺育の希望あり 〈分娩後2時間〉 ●分娩台の上で初回授乳実施 〈産褥当日　13：00〉 ●助産師から母子同室指導および授乳指導を受ける ●横抱きで左右5分ずつ授乳実施。助産師の介助と少しの助言で授乳姿勢を整えられるが、児の吸着がやや浅い ●乳管開口左右3、4本ずつ。乳房緊満感（−） ●乳房の型：Ⅱa型 ●乳頭：突出、伸展性あり ●母子同室指導および授乳指導後、母子同室を開始した	●乳房の型はⅡa型、突出しており、伸展性もあるため、児が吸啜しやすい状態である。乳房緊満感はなく、乳管が開口していることは、産褥0日として順調な進行性変化である。児の吸着が浅い授乳を継続すると乳頭亀裂や乳頭痛などの乳頭トラブルが生じる可能性がある　ため、Bさんの授乳手技に応じた介助を行う。授乳や母子同室への意欲があり、分娩後2時間より授乳を開始していることは、進行性変化を促進する因子となる。一方で、第1子の育児技術を想起しながら新生児の世話を開始できているものの、3年前の経験であるため、Bさんの考えを尊重しながら、今回誕生した児に合わせた育児技術の指導が必要である。

心理状態

S（主観的データ）	O（客観的データ）	アセスメント
〈産褥当日　13：00〉 ●「自宅で安静にして薬を飲みましょうと医師に言われたときは、仕事休んで迷惑かけちゃうな、上の子のお世話はどうしようと焦りました。実家の両親と夫と協力して、正期産でお産できたので、今はほっとしています。上の子のときは、妊娠中、特にトラブルはなかったので、切迫早産になるとは思ってもみませんでした」	●表情は穏やかで、時折、笑顔を交えて話す	●切迫早産という予想外のトラブルにより、妊娠中は心理的に不安定な日々を過ごしたが、正期産で無事出産できたことで、安堵している。また、切迫早産で安静を余儀なくされる状況下で、家族役割の調整を行い危機を乗り越えた経験は、新生児を迎えた家族役割の変化に対応できる強みである。発言や表情などから妊娠や分娩経過を受容できている様子がうかがえるが、思い描いた妊娠生活と異なる経過であったため、産褥早期にバースレビューを行い、Bさんの思いの表出を促す。

家族機能／愛着形成

S（主観的データ）	O（客観的データ）	アセスメント
〈産褥当日　13：00〉 ●「夫も上の子もとても喜んでいました。上の子がさみしがっているみたいなので、少し心配です」 ●「新生児のときって、こんな顔していましたよね。かわいいですね」	●看護師として総合病院に勤務。平日外来勤務のみ。第1子は保育園に通っている。夫は会社員で、帰宅は毎日19時ころ。週1回テレワークで、休日は、第1子の子育てと家事を夫が主に行っている ●Bさんの実家が車で10分の距離にあり、平日は家事育児を手伝ってもらう予定である 〈産褥当日　13：00〉 ●児に話しかけたり、笑顔で児を見つめている	●夫と上の子は新生児の誕生を喜んでおり、新生児は家族に受け入れられている。 ●児に話しかけたり、見つめたりしており、児への愛着行動がみられている。しかし、経産婦であるBさんは、出生した児よりも、第1子のことが心配な発言もみられている。第1子を心配するBさんの気持ちを傾聴し、第2子の育児技術だけでなく、第1子に退行現象がみられた場合の対応なども伝える必要がある。 ●平日は夫の帰宅が遅いが、実家のサポートがあるため、退院後、新しい家族を迎えた生活へ適応していけることが予測される。必要に応じて、入院中に、家族メンバーが具体的な役割分担を考え話し合えるような機会を設ける。 ●就業と育児のやりくりについては、育児休業の取得の有無・取得期間などを確認し、就業女性が利用できる社会資源を紹介するなど、就業と子育て支援を行う。

 Bさんの児の状況

一般状態：O（客観的データ）	アセスメント
〈出生直後の新生児所見〉 ●体温36.9℃、呼吸58回/分、心拍149回/分、SpO$_2$ 95〜99%、アプガースコア9点（皮膚色−1）/9点（皮膚色−1）、外表奇形なし、意識レベル State 4 ●出生体重2,525g、身長48.5cm、頭囲31.5cm、胸囲31.0cm 〈7：15　生後2時間〉 ●体温37.1℃、呼吸45回/分、心拍128回/分、SpO$_2$ 99%、意識レベルState 3、四肢末端冷感（＋）、チアノーゼ（−）、嘔吐（＋）（透明水様性少量）、腹部膨満軽度あり、初回授乳 〈13：00　生後8時間〉 ●体温37.2℃、呼吸38回/分、心拍128回/分、SpO$_2$ 99%、意識レベルState 4、嘔気（＋）、嘔吐（−）、モロー反射（＋）、四肢末端冷感軽度、チアノーゼ（−）、排便1回（胎便）、排尿1回あり。授乳時は哺乳力緩慢であったが、おむつ交換時には啼泣し四肢を活発に動かしていた。母子同室開始 〈17：00　生後12時間〉 ●体温37.1℃、呼吸39回/分、心拍132回/分、SpO$_2$ 98%、嘔気（−）、嘔吐（−）、ビタミンK$_2$シロップ内服 ●チアノーゼ、四肢冷感（−）、排便1回（胎便）、排尿1回ずつあり	●正期産、AFD*児であり、切迫早産以外に妊娠期および分娩期に異常を認めていないことから、子宮外生活への適応を阻害する要因はみあたらない。 ●出生直後、生後2時間、生後8時間、生後12時間のバイタルサインに問題はなく、呼吸・循環は安定している。生後24時間以内に初回排尿、排便がみられたことから、消化機能の適応は順調で、排泄状態に問題はみられていない。 ●透明水様性の少量の嘔吐は、初期嘔吐であり、分娩時に飲み込んだ羊水を嘔吐している。バイタルサインをはじめとした全身状態に異常はみられないため、経時的に観察を続ける。 ●生後8時間で嘔気が生じていたが、生後12時間では消失しており、ビタミンK不足による出血予防のために、K$_2$シロップを内服することができた。 ●出産当日から、母親は授乳や母子同室を実施しており、新生児は適切な養護を受けることができている。

3 アセスメントを整理する関連図

アセスメントした内容を関連図に整理し看護診断を導きます

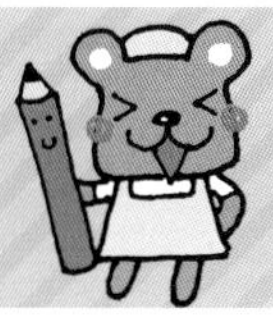

〈産褥／生後当日の関連図〉

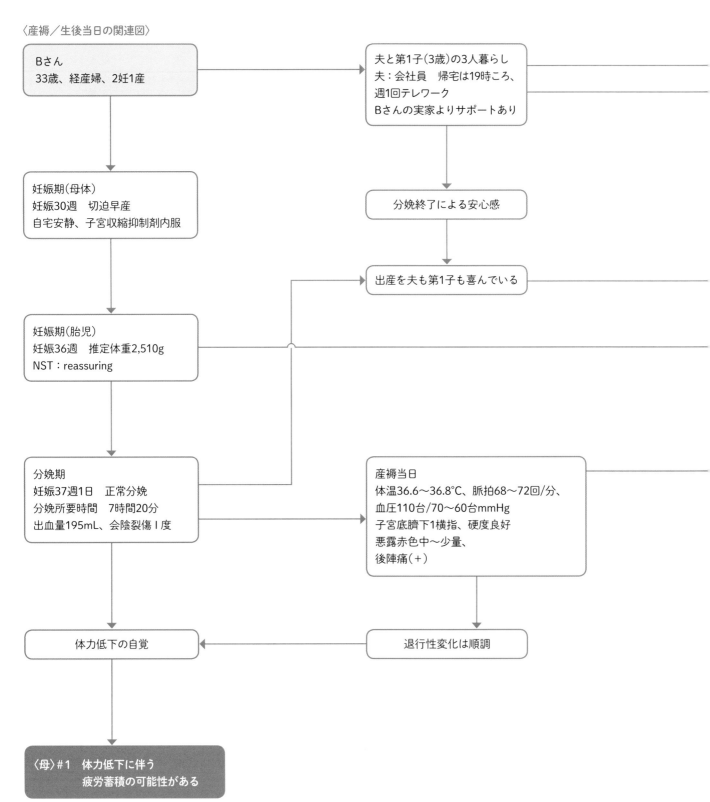

Bさん
33歳、経産婦、2妊1産

夫と第1子(3歳)の3人暮らし
夫：会社員　帰宅は19時ころ、
週1回テレワーク
Bさんの実家よりサポートあり

妊娠期(母体)
妊娠30週　切迫早産
自宅安静、子宮収縮抑制剤内服

分娩終了による安心感

出産を夫も第1子も喜んでいる

妊娠期(胎児)
妊娠36週　推定体重2,510g
NST：reassuring

分娩期
妊娠37週1日　正常分娩
分娩所要時間　7時間20分
出血量195mL、会陰裂傷Ⅰ度

産褥当日
体温36.6～36.8℃、脈拍68～72回/分、
血圧110台/70～60台mmHg
子宮底臍下1横指、硬度良好
悪露赤色中～少量、
後陣痛(＋)

体力低下の自覚

退行性変化は順調

〈母〉#1　体力低下に伴う疲労蓄積の可能性がある

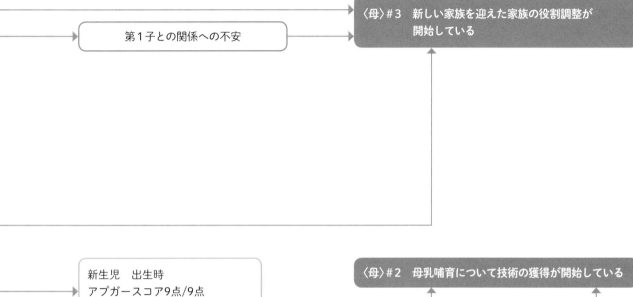

〈母〉#3　新しい家族を迎えた家族の役割調整が開始している

第1子との関係への不安

〈母〉#2　母乳哺育について技術の獲得が開始している

新生児　出生時
アプガースコア9点/9点
外表奇形なし、出生体重2,525g、
身長48.5cm、頭囲31.5cm、
胸囲31.0cm

母乳哺育希望（第1子母乳哺育）
分娩後2時間　初回授乳
産後0日より母子同室開始

乳房Ⅱa型、乳頭突出、
伸展性あり
左右3、4本乳管開口、
乳房緊満（－）

進行性変化は
順調

新生児　生後2時間
呼吸・循環状態：安定
四肢末端冷感（＋）
初期嘔吐（＋）、腹部膨満軽度

新生児　生後8時間
呼吸・循環状態：安定
嘔気（＋）、嘔吐（－）、
排便（＋・胎便）、排尿（＋）
四肢を活発に動かす

児は適切な養護を受けている

新生児　生後12時間
呼吸・循環状態：安定
ビタミンK₂シロップ内服

〈児〉#1　子宮外生活への適応は順調である

Part 4
事例 4 切迫早産・早産　アセスメントを整理する関連図

127

4 看護診断と根拠

関連図で整理した看護診断に優先順位をつけて根拠を示します

 Bさんの看護診断リスト

No	看護診断	根拠
#1	体力低下に伴う疲労蓄積の可能性がある	妊娠30週から分娩時（37週1日）までの約2か月、安静にしなければならない生活であったため、体力が低下している。また、正期産に入ってすぐの分娩であったため、安静制限がない通常の生活のリズムに戻っていないことが推察される。産後は、夜間の授乳などで、十分な休息時間を確保しづらいため、体力が低下したまま育児を開始したBさんは、疲労が蓄積する可能性がある。
#2	母乳哺育について技術の獲得が開始している	産褥当日の進行性変化は順調であり、授乳への意欲がみられ、育児行動を開始する準備ができている。一方で、授乳の際に児の吸着が浅くなっており、乳頭トラブル発生の要因となり得る。第1子の母乳哺育の経験を尊重しながら、Bさんと新生児に適した母乳哺育の支援を考える。
#3	新しい家族を迎えた家族の役割調整が開始している	切迫早産により生活の変化を余儀なくされたが、家族内で役割調整を行い、正期産まで自宅で過ごした経験はBさんや家族の強みとなる。第1子の退行現象を心配するBさんの気持ちに寄り添いながら、家族役割の調整が円滑に進む支援を考える。また、夫の帰宅時間や実家のサポート状況、Bさんの復職の意向も踏まえた役割調整ができるような支援も重要となる。

 Bさんの児の看護診断

No	看護診断	根拠
#1	子宮外生活への適応は順調である	Bさんの児の出生当日の経過は良好であり、子宮外生活への適応は順調に進んでいる。しかし、出生直後は、呼吸・循環が不安定であり、さらに生後3〜5日は体重減少や生理的黄疸がピークを迎えるため、子宮外生活へ順調に適応していくように継続して観察やケアを行う。

Bさんの看護計画

#1 ≫ 体力低下に伴う疲労蓄積の可能性がある

期待される成果	長期目標	●産褥経過が順調に進む。
	短期目標	●休息と活動のバランスをとることができる。 ●子宮復古および全身状態の回復を促すセルフケア行動がとれる。 ●疲労蓄積時は他者に支援を求めることができる。

看護計画	根拠・留意点
O-P （観察計画） 1. バイタルサイン 2. 顔色、表情 3. 睡眠状態、疲労感の有無 4. 食事摂取量 5. 活動状況 　●日常生活動作（ADL）、セルフケア不足の有無 6. 子宮復古状況 　●子宮底高・硬度 　●悪露の量・性状 　●後陣痛 　●子宮復古を妨げる因子の有無（膀胱充満、便秘、過度な安静、貧血、疲労） 7. 会陰 　●会陰の状態（発赤、腫脹）、創部痛 8. 浮腫の有無 9. 排泄状況 　●尿量、尿意、自尿の有無、排便の有無 10. 検査データ 　●血液データ（Hb、Ht、赤血球、白血球、CRP） 　●尿糖、尿蛋白 11. 体重	●Bさんの産褥当日（0日）までの退行性変化は順調である。産褥早期は、子宮復古不全などの退行性変化の異常が生じやすいため、継続して観察する。 ●産褥1〜2日は、会陰部痛や分娩時の疲労によりセルフケア不足が生じやすく、特にBさんは、妊娠中の安静により体力低下を自覚しているため、退行性変化および全身状態の回復、疲労の程度、セルフケア行動を丁寧に観察する。 ●膀胱充満や便秘は、子宮復古を阻害するため、妊娠前および妊娠中の排泄状況を踏まえた観察が必要である。
C-P （ケア計画） 1. 疲労の程度やBさんの希望を確認し、一時的に新生児室で児を預かる。 2. 清潔に関するセルフケアが不足する際は清拭、洗髪、更衣などを実施する。 3. 妊娠期および分娩期の体験の振り返りを行い（バースレビュー）、切迫早産の治療への取り組みや、正期産で出産できたことをねぎらう。 4. 創部痛や後陣痛増強時は、医師が処方した鎮痛薬で疼痛コントロールを行う。 5. 足浴、アロマ、バックケアなどのリラクゼーションを促すケアを実施する。	●児の預かりを提案する際は、Bさんが思うように育児行動を遂行できないジレンマや自責感を抱かないよう、希望や意向を十分に確認したうえで実施する。 ●過度な安静は、退行性変化を阻害するため、Bさんの体力低下の自覚や疲労を確認しながら、育児行動およびセルフケアを促す。 ●予想外の妊娠経過であったため、妊娠経過を含めた分娩の振り返りを行い、体験を受容できるよう促す。 ●足浴など全身の血液循環を促進することは、リラクゼーション効果に加え、疲労回復や進行性変化、全身状態の回復につながる。退院後は、上の子と新生児の2人の育児を行うため、育児技術の獲得を行いながら、入院中に体力を回復できるようにする。

看護計画	根拠・留意点
E-P （教育計画） 1. 子宮復古を促進する行動についての説明を行う。 　●定期的にトイレに行く、授乳、疲労の程度に応じた日常生活動作、便秘予防など 2. 産後の心身の回復について指導し、少しずつ体力を回復させながら育児を行う。 3. 子宮内感染、子宮復古不全などの異常時の受診について説明する。 4. 産後2週間健診、産後健診の受診について説明する。 5. 授乳以外のときは横になり休息するよう説明する。 6. 疲労やストレスが蓄積した際は、遠慮なく相談するように伝える。	●Bさんが全身状態の回復や疲労の程度を把握し、休息と活動のバランスをとりながら育児を進められることが重要である。 ●第1子の育児経験や、切迫早産の安静指示を遵守し早産の予防行動を継続できたことはBさんの強みである。一般的な産後の身体回復の指導に加えて、Bさん自身で、産後の身体回復を促進できるようなかかわりを考えよう。また、疲労やストレスの蓄積をBさんが表出しやすい環境を整える。

#2 ≫ 母乳哺育について技術の獲得が開始している

期待される成果	長期目標	●母乳哺育が確立できる。
	短期目標	●適切なポジショニングで授乳が行える。 ●児が乳頭を深く吸啜し、適切なラッチ・オンが行える。 ●疲労の程度に応じた栄養方法が選択できる。

看護計画	根拠・留意点
O-P （観察計画） 1. 乳房の大きさ、型 2. 乳頭の伸展性、乳輪の硬さ 3. 乳管開口数、乳汁分泌の程度 4. 乳房緊満感 5. 授乳回数・間隔、母乳分泌量 6. 乳腺炎の症状の有無 　●発赤、硬結、疼痛、発熱 7. 乳頭トラブルの有無 　●乳頭痛、乳頭亀裂 8. 児の体重の増減、体重減少率 9. 授乳姿勢、抱き方、乳頭の含ませ方（吸着の深さ） 　●横抱き、交差抱き、縦抱き、フットボール抱き、ラッチ・オン 10. 食事・水分摂取量 11. 疲労・睡眠状況	●産褥当日の進行性変化や育児行動の開始は順調に進んでいる。しかし、乳頭の浅い吸着は、乳頭トラブルの要因であるため、乳房・乳頭の状態、授乳姿勢などを観察する。また、疲労や睡眠状態を観察し、Bさんが体調に合わせた母乳哺育を進められているか確認する。
C-P （ケア計画） 1. 睡眠不足や疲労が強い場合は、Bさんの希望を確認して児の一時預かりを提案する。 2. 母乳哺育の経験や思いを確認し、尊重する。 3. 授乳状況を確認し、できている部分は肯定し、不足している部分は知識や技術を補う。 4. 円座や授乳クッションを使用し、効果的な授乳姿勢になるよう支援する。	●第1子の母乳哺育の経験を尊重しながら、児の浅い吸着を改善できるような支援を計画する。「経産婦」、「第1子母乳哺育」という情報から、今回も母乳哺育が順調に確立すると予測しがちであるが、妊娠中の安静による体力低下は、頻回授乳が必要になる産褥早期にスムーズに授乳ができない可能性がある。さらに、児の哺乳力や飲み方は個々の児によって異なるため、今回の経過に沿ったケアや指導が重要である。また、休息と活動のバランスのために、一時的に人工乳を追加する必要がある際は、Bさんの母乳哺育への意欲を低下させないよう、丁寧に説明する。
E-P （教育計画） 1. 授乳指導 　●新生児の母乳をほしがるサイン、抱き方、乳頭の含ませ方、排気のしかた 2. おむつ交換の指導 3. 母乳哺育に必要なエネルギー付加量、十分な水分摂取について指導する。 4. 新生児の生理、異常時の受診について説明する。 5. 乳腺炎の症状、乳房トラブル時の受診方法について説明する。 6. 人工乳の追加が必要なときは、追加の必要性、量、回数を説明する。	

#3 》 新しい家族を迎えた家族の役割調整が開始している

期待される成果	長期目標	● 新しい家族を迎えた生活に向けて家族役割の調整が行える。
	短期目標	● 退院後の生活について家族と話し合うことができる。 ● 第1子への対応について考えることができる。

看護計画	根拠・留意点
O-P （観察計画） 1. 新生児への声かけ、かかわりかた（愛着行動） 2. 退院後の生活についての思い 3. 父親役割獲得の状況、父親の養育行動 4. 家族のサポート状況（夫、祖父母） 5. 社会資源の利用予定 6. 第1子の新生児に対する反応（肯定的反応および退行現象） 7. 夫や祖父母の新生児への反応	● 切迫早産による自宅での安静により、Bさんはもちろん、夫、第1子、Bさんの実家の両親などの各家族メンバーに、長期間にわたり身体的、心理的ストレスがかかっていたことが推察される。児の誕生についてのBさんや家族の思い、妊娠中から現在までの気持ちを把握する。また、Bさんが夫とお互いの気持ちを共有することは、第2子を迎えた夫婦関係の再構築に重要である。
C-P （ケア計画） 1. 第1子および出産した児に対する思いを傾聴・受容する。 2. 退院後の生活についてBさん自身が考えられるように支持的にかかわる。 3. 第1子と新生児が面会する機会を設ける。	● 家族以外のサポートはBさんの実家の両親であるため、いつ・どのようなサポートが可能なのか把握し、Bさんが具体的な退院後の生活がイメージできるようにかかわる。 ● 第1子と新生児が面会する機会を早期に設けることは、第1子が新生児を家族として受け入れることを促し、ストレス軽減にもつながる。
E-P （教育計画） 1. 社会資源の活用について説明する（産後ケア事業など）。 2. 発達段階に応じた第1子への対応を提案する。 ● 第1子と新生児の世話を一緒に行う。 ● 第1子にストレスがかからないよう、祖父母にも協力を促す。 3. 家族計画指導を行う。 4. 食生活を見直し、適正体重を意識する必要があること、授乳期の栄養付加量を伝える。 5. 復職予定、就労女性の利用できる制度について説明する。 ● 育児休業、育児時間、保育園など 6. 夫の育児休業取得予定や取得についての意向を確認する。	● やせ型体型は早産のリスク要因であるため、次子を希望する場合は特に、適正体重になるようバランスのよい食生活を心がける。また、母乳哺育を希望するBさんの場合、エネルギー付加量350kcalを考慮した食生活になるよう指導する。 ● 育児介護休業法による育児休業、労働基準法による育児時間など、就労女性が活用できる制度は請求しないと利用できないため、情報提供する。 ● 令和4年10月の育児介護休業法改正により、出生時育児休業（産後パパ育休）の新設や育児休業の柔軟な取得が可能となった。しかし、法律の改正と実際の育児休業の取得のしやすさに乖離がある場合もあるため、Bさんの夫の意向を確認し、夫婦で話し合う機会は必要である。

Column 正しく理解していますか？ 切迫早産の治療と看護

　日本で子宮収縮抑制剤として保険適用が認められているのは、リトドリン塩酸塩と硫酸マグネシウムであり、多くの医療施設で用いられています。「産婦人科診療ガイドライン産科編2020」では、リトドリン塩酸塩の有用性について、48時間以内の持続投与が支持され、リトドリン塩酸塩経口薬の長期間の維持療法が、37週未満の早産率やNICU入院率を減少させるエビデンスはないと示しています[2]。さらに、動悸や手の震えなどの副作用があることから、48時間を超えた場合は、減量または中止を検討することが望ましいとされています。

　ところが、実際は切迫早産で治療中の妊婦の8割以上は、48時間以上の子宮収縮抑制剤の投与を受けていたと報告されています[9]。また、日本では切迫早産の治療は、リトドリン塩酸塩がほぼ100%に対して、米国では硫酸マグネシウム薬、ヨーロッパではオキシトシン拮抗薬がtocolyticsの第1選択薬となっており[1]、日本と海外では切迫早産の治療が大きく異なっているのです。

　切迫早産の治療薬のリトドリン塩酸塩について、本来推奨されている投与期間や有害事象について、正しく理解できていたでしょうか？

　そして、長期間の入院や生活の制限が多いことから、メンタルヘルスの不調を訴える妊婦に遭遇することも少なくありません。妊娠中のメンタルヘルスの不調は、産後にも影響を及ぼすため、切迫早産妊婦の心理的ケアは、子育てを円滑にスタートさせるために重要です。リトドリン塩酸塩投与のための精密持続点滴注射（輸液ポンプ）、腹部緊満や胎児の健康状態確認のためのNST（ノンストレステスト）など、医療者には当然である治療や検査も、妊婦にとっては緊張やストレスとなります。「お母さんがゆっくり休んでくれているから、赤ちゃんはおなかの中が心地よいね」など、妊婦の日々の治療への取り組みをねぎらい、胎児の存在を意識できるようなかかわりが妊婦の大きな心の支えになるでしょう。

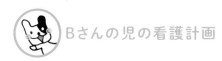

#1 ≫ 子宮外生活への適応は順調である

期待される成果	長期目標	●子宮外生活への適応が順調に経過する。
	短期目標	●呼吸・循環動態が安定する。 ●新生児に必要な養育環境が提供される。 ●子宮外生活への適応を阻害する因子が発生しない。

看護計画	根拠・留意点
O-P （観察計画） 1. バイタルサイン（呼吸数、心拍数、体温、SpO₂） 2. 意識レベル（state1〜6） 3. チアノーゼ、四肢冷感の有無 4. 筋緊張、活気 5. 原始反射の有無 6. 呼吸異常の有無 　●陥没呼吸、シーソー呼吸、呻吟、鼻翼呼吸 7. 皮膚の状態 　●発赤、発疹、落屑、母斑 8. 成熟度の評価（デュボビッツ法） 9. 大泉門の状態 　●陥没、膨隆、平坦 10. 頭部の状態 　●産瘤、頭血腫の有無 11. 外表奇形の有無 12. 体重、体重減少率 13. 黄疸の有無 　●皮膚の黄染、経皮的ビリルビン値、血清ビリルビン値、 　　クラマー法による黄疸進行度 14. 臍の状態 　●臍落、発赤、浸出液の有無 15. 児のなだめやすさ 16. 哺乳力、哺乳量、人工乳追加の有無	●胎児循環から新生児循環への大きな変化を遂げる時期であり、出生直後は頻回に、生後1日以降は1〜3回/日、バイタルサインを測定し、全身状態を注意深く観察する。 ●生後3〜5日に、黄疸と体重減少がピークとなるため、生理的範囲を逸脱しないよう、必要な哺乳量が確保されているか、黄疸のリスク要因は存在しないかなどを観察する。
C-P （ケア計画） 1. Bさんの疲労時は新生児室で児を預かる。 2. ドライテクニック、沐浴、更衣、おむつ交換 3. 体重測定 4. 室温は24〜26℃、湿度50〜60%に調整する。 5. 体温や室温に応じて、掛け物を調整する。 6. 人工乳の哺乳（体重減少率が生理的範囲を逸脱したとき） 7. 生後当日、退院日、その後3か月まで週1回、K₂シロップを投与する。 8. 先天性代謝異常等検査（新生児マススクリーニング検査） 9. 新生児聴力検査	●Bさんの全身状態の回復や母乳分泌状況に応じて、必要な新生児のケアを実施する。 ●新生児は、体温調節機能が未熟であるため、環境温を適切に保つ。 ●疲労が蓄積しているなかで、無理に育児行動を継続することのないよう、疲労の程度や母親役割の適応段階に応じて、Bさんの休息を優先する。 ●新生児ビタミンK欠乏性出血症（消化管出血・頭蓋内出血）予防のために、ビタミンK₂シロップの投与を行う。
E-P （教育計画） 1. 新生児の生理と異常時の受診について家族を含め説明する。 2. 効果的な授乳ができるようにBさんに授乳指導を行う。 3. 母子同室中、わからないことはいつでも質問してよいことを伝える。 4. 1か月健診、出生届、出生連絡票、新生児訪問事業について説明する。	●新生児の生理や異常時の受診について説明し、退院後も適切な養育行動がとれるよう促す。また、新生児の特徴をBさんが理解することで、母親役割の適応が促進される。

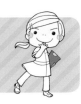

6 評価の視点

実施した看護の評価の視点や今後の看護における留意点をまとめました

- 正期産で出産にいたったものの、切迫早産のため就業を中断せざるを得なかったこと、安静指示のために通常の妊娠生活が送れなかったこと、第1子にがまんをさせているという思いを抱いている可能性があることから、今回の妊娠・出産をどのようにとらえているか丁寧に傾聴する必要がある。

- Bさんの心身の回復に応じた休息と活動のバランスがとれているか確認する。
- 妊娠中の自宅安静期間中、第1子はBさんに思うように甘えることができず、ストレスを感じていた可能性がある。新生児を迎えた新しい生活が開始されるにあたり、家族役割の調整を行えているか評価する。

● 今後の看護における留意点

Bさん	#1	体力低下に伴う疲労蓄積の可能性がある	● 退行性変化および全身状態の回復を丁寧に観察し、退院時に、疲労や体力低下の自覚が軽減するよう支援する。 ● 思うように育児行動がとれないもどかしさを感じないよう、セルフケア不足を補い疲労回復を促すケアを取り入れ、Bさんが前向きに育児に取り組めるようにかかわる。
	#2	母乳哺育について技術の獲得が開始している	● Bさんの疲労の程度、進行性変化、育児技術獲得状況に応じて、必要なケアをBさんに提案する。頻回授乳により休息がとれない状況が続かないよう、休息と活動のバランスに留意する。 ● 児の吸着が浅いため、適切な授乳姿勢を指導し、乳頭・乳房トラブルを起こさないようにする。 ● 第1子の母乳哺育の経験を尊重し、第2子に適した母乳哺育が行えるように、支持的にかかわる。
	#3	新しい家族を迎えた家族の役割調整がはじまっている	● 切迫早産の治療のための安静は、Bさんはもちろん、第1子、夫、実家の両親などの家族メンバーに大きな影響と生活の変化を与えた。妊娠中の体験を受容し、退院後の生活を見据えた育児技術の獲得や母親役割の適応が順調に進んでいるか評価する。 ● 夫が仕事と家庭での役割を調整できるように、また、第1子は児を家族として受け入れ、兄として成長できるようにかかわる。また、祖父母のサポート状況を具体的に把握し、各家族メンバーが新しい役割に適応し、協力できるようにする。
Bさんの児	#1	子宮外生活への適応は順調である	● 胎児循環から新生児循環への適応が順調に進み、体重減少や黄疸が生理的範囲を逸脱しないよう、継続して観察する。 ● 適切なラッチ・オンができるよう、Bさんの第1子の母乳哺育の経験を尊重しつつ、第2子に適した抱き方、乳頭の含ませ方などの授乳指導を行い、児が適切な養育を受けられるようにする。

✎ 略語

＊【BMI】body mass index

＊【NILM】Negative for Intraepithelial Lesion or Malignancy

＊【HBs】hepatitis B surface

＊【HCV】hepatitis C virus

＊【HIV】human immunodeficiency virus

＊【GBS】group B streptococcus

＊【Hb】hemoglobin

＊【Ht】hematocrit

＊【NICU】neonatal intensive care unit

＊【AFD】appropriate-for-dates

✎ 引用文献

1. 日本早産学会 編：早産のすべて基礎から臨床，DOHaDまで．メジカルビュー社，東京，2021．

2. 公益社団法人 日本産科婦人科学会，日本産婦人科医会：産科婦人科診療ガイドライン－産科編2020－．
https://www.jsog.or.jp/modules/about/index.php?content_id=16
（2022/2/13閲覧）

3. 太田操 編著：ウェルネス看護診断にもとづく母性看護過程 第3版．医歯薬出版，東京，2018．

4. 佐世正勝，石村由利子 編集：ウェルネスからみた母性看護過程＋病態関連図 第4版．医学書院，東京，2021．

5. 森恵美 著者代表：系統看護学講座専門分野 母性看護学〔2〕母性看護学各論 第14版．医学書院，東京，2021．

6. 村本淳子，町浦美智子 編著：直前母性看護実習プレブック―看護過程の思考プロセス 第2版．医歯薬出版，東京，2020．

7. 古川亮子，市江和子 編著：母性・小児看護ぜんぶガイド 第2版．照林社，東京，2021．

8. 中村幸代 編：根拠がわかる母性看護過程 事例で学ぶウェルネス志向型ケア計画．南江堂，東京，2020．

9. 重見大介：今知っておくべき ビッグデータから見た日本の切迫早産治療．ペリネイタルケア2021；40(10)：12-17．

双胎

[そうたい]

執筆 鈴木紀子

看護の視点

双胎は、分類や胎位によって合併症のリスクや選択できる分娩様式が異なる。母児の合併症の予防や早期発見・早期治療への援助や、出産後は双子に対する育児の困難さへの援助などが重要。

この事例のキーワード

- 双胎（DD双胎）
- 初産婦
- 予定帝王切開術
- 不妊治療
- 双子の育児技術指導

まず対象をとらえよう！

事例紹介

【氏名・年齢・性別・体格】Fさん・34歳・女性。身長160cm、非妊時体重55kg、非妊時BMI*21.5（普通）。

【既往歴・現病歴】特になし。

【家族歴】特になし。

【産科歴】なし（1妊0産）。今回の妊娠は計画的。不妊治療あり。

【血液型・感染症・血液データ】
- O型(Rh＋)、HIV抗体(－)、HBs抗原(－)、HCV抗体(－)、HTLV-1(－)、梅毒(－)、風疹抗体(32倍)、GBS(－)
- 妊娠36週：RBC 400×10⁴/μL、WBC 7,000/μL、Hb 10.8g/dL（鉄剤処方）、Ht 31.0%、Plt 33×10⁴/μL

【心理状態】
- 「出産は帝王切開術と言われました。出産も初めて、手術も初めてで少し怖いです」「2人の育児は大変そうなのでちょっと心配です」「母乳は出るようならあげたい」。混合哺育希望。
- バースプラン：「手術室で元気な赤ちゃんの顔を見たい。生まれてすぐに赤ちゃんに触りたい」

【夫婦・家族関係】
- 夫34歳・会社員（常勤）。病院主催の両親学級（おむつ交換、抱っこ、沐浴）に夫婦で参加している。夫は産後4週間、育児休業を取得予定。Fさんは退院後は自宅に戻る。
- 実父母は車で30分の距離に住んでいる。義父母は遠方で頼ることはできない。

【社会状況】
- Fさんは会社員、事務職、常勤。妊娠26週から産休を取得。子どもたちが1歳になるまで育児休業を取得予定。子どもたちが1歳になったら保育園に預けて仕事に復帰する予定。

【妊娠期から入院までの経過】DD*双胎。妊娠30週の時点

で下腹部痛有、子宮口開大なし、子宮頸管の短縮なし。子宮収縮抑制剤（リトドリン塩酸塩）内服が処方され安静にて過ごす。妊娠32週まで子宮収縮抑制剤を内服した。その後内服なし。第1子骨盤位、第2子頭位にて予定帝王切開となる。妊娠38週6日。予定帝王切開のため入院となる。

【分娩経過】
- 脊髄くも膜下麻酔による帝王切開術を施行した。出血量900mL（羊水込）。
- 第1子男児、出生体重2,680g、頭位31.0cm、胸囲30.0cm アプガースコア1分後9点、5分後9点（皮膚色－1）。第2子男児、出生体重2,600g、頭位31.0cm、胸囲30.0cm、アプガースコア1分後9点、5分後9点（皮膚色－1）。

【第1子】出生後24時間のバイタルサインと全身状態
- **体温**：腋窩37.0〜37.4℃、肛門計にて37.0℃
- **呼吸**：40〜50回/分、異常呼吸なし
- **皮膚色**：出生直後は手掌にチアノーゼがみられたが、その後は全身ピンク色
- 出生後1時間の時点で羊水様の吐物が少量みられたが、その後は嘔吐なし
- 出生直後に排便あり（胎便）。出生後6時間の時点で排尿あり

【第2子】出生後24時間のバイタルサインと全身状態
- **体温**：腋窩36.8〜37.3℃、肛門計にて37.2℃
- **呼吸**：40〜50回/分、異常呼吸なし
- **皮膚色**：出生直後は手掌にチアノーゼがみられたが、その後は全身ピンク色
- 嘔吐なし
- 出生2時間後に排便あり（胎便）。出生後6時間の時点で排尿あり

【治療方針】予定帝王切開術での分娩となるよう、早産に注

意しながら妊娠経過を管理。分娩後は、術後合併症に注意して管理。
【看護方針】術後の管理、産後のケア、双胎の育児技術習得の援助を行う。

学生の受け持ち

学生は帝王切開術後1日目に受け持つことになり、術後2日目に看護計画を立案した。

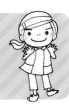

1 異常の基礎知識

異常の定義、分類、病態、症状、検査・診断、治療、看護などについて母児両面から解説します

● 定義

- **多胎妊娠**とは、子宮内に**複数の胎児**が存在している状態をいう。
- **双胎妊娠**とは、多胎妊娠のうち、子宮内に**胎児が2人**存在している状態をいう。

三菱UFJリサーチ＆コンサルティング：令和2年度 子ども・子育て支援推進調査研究事業 多胎児の家庭等に対する子育て支援に関する調査研究報告書. 令和3（2021）年3月. より引用
https://www.murc.jp/wp-content/uploads/2021/04/koukai_210426_13.pdf（2022/9/26閲覧）

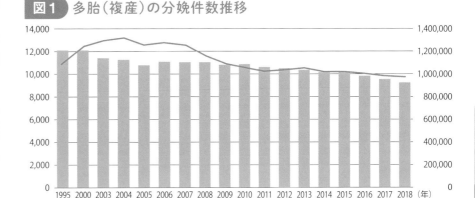

図1 多胎（複産）の分娩件数推移

● 病態

- 双胎妊娠そのものが病気というわけではない。
- 双胎妊娠の場合、**産科合併症**（早産、妊娠高血圧症候群、HELLP*症候群、血栓塞栓症、胎児発育異常、産後の過多出血）のリスクが高まる。

- また、産科合併症以外にも単胎妊娠と比較して、腰痛などの**マイナートラブルの出現リスク**や、**仰臥位低血圧症候群のリスク**も高まる。

● 病態

膜性による分類（膜性診断）

- 胎児は**卵膜**に包まれている。卵膜は**羊膜**、**絨毛膜**、**脱落膜**の3層で構成されている。
- 多胎は、早産や胎児発育不全などのリスクが高い妊娠であるが、そのなかでも**一絨毛膜性双胎**の場合は、さらにリスクが高くなる。そのため超音波検査にて、**膜性による分類**を行う（**表1**、**図2**）。

①胎嚢の数の確認

- **胎嚢の数**が絨毛膜の数となる。胎嚢が確認できる時期（妊娠5週以降）に胎嚢が2つ確認できれば、**二絨毛膜性双胎**といえる。1つの胎嚢に2つの胎芽が確認できれば、**一絨毛膜性双胎**である。

②羊膜の数の確認

- 1つの受精卵が途中で分離したものが**一絨毛膜性双胎**である。1つの絨毛膜のなかに、2つの胎芽があり、それぞれが**別々の羊膜に包まれている状態**が**一絨毛膜性二羊膜性双胎**となる

表1 双胎の膜性による分類

双胎の分類	二絨毛膜性双胎	一絨毛膜性双胎	
胎囊の数	2	1	
胎芽の数	2	2	
胎盤の数	2	1	
羊膜の数	2	一絨毛膜性二羊膜性双胎（MD双胎）	一絨毛膜性一羊膜性双胎（MM双胎）
		2	1

図2 一絨毛膜性二羊膜性双胎と二絨毛膜性二羊膜性双胎の診断

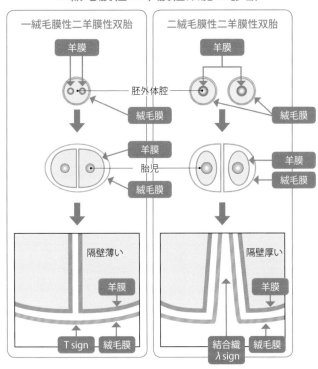

日本産科婦人科学会／日本産婦人科医会 編集・監修：産婦人科診療ガイドライン 産科編 2020. 日本産科婦人科学会事務局，東京，2020：339. より改変して転載

卵性による分類

- **一卵性双胎**：1つの受精卵が2つの胎芽に分割される時期により、膜性が異なる。
- **二卵性双胎**：2つの卵子と2つの精子による受精卵からなる。必ず**二絨毛膜性二羊膜性双胎**（dichorionic diamniotic twins；**DD双胎**）となる。

図3 双胎の分類

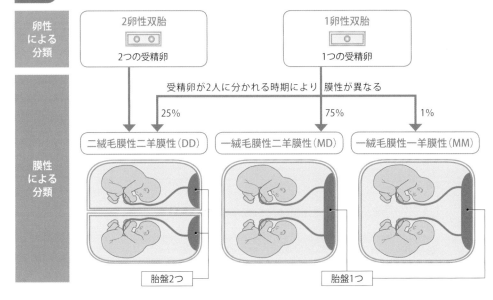

● 症状

- 一絨毛膜性双胎では、**双胎間輸血症候群**（**TTTS**：twin-twin transfusion syndrome）、一児の胎児発育不全、胎児死亡、無心体双胎（TRAP sequence：twin reversed arterial perfusion sequence）などのリスクが高い。
- 一絨毛膜一羊膜双胎（MM*双胎）の場合、臍帯の相互巻絡により、胎児死亡のリスクが高まる。

表2 双胎の合併症

母体			胎児および付属物	
● 流産	● 妊娠糖尿病	● 微弱陣痛	● 胎児発育不全（FGR）	● 胎児機能不全
● 切迫早産・**早産**	● 妊娠高血圧症候群	● 産後の過多出血：	● 胎児奇形	● 羊水過多・羊水過少
● 妊娠悪阻	● HELLP症候群	弛緩出血	● 双胎一児死亡	● 体位異常（懸鉤など）
● 貧血	● 急性妊娠脂肪肝	● 血栓塞栓症	● 一絨毛膜性双胎の場合：**双胎間輸血症候群**（TTTS）	
			● 臍帯異常：臍帯脱出、臍帯下垂	

双胎間輸血症候群（TTTS）

- 一絨毛膜性双胎では、胎盤が1つのため、2人の胎児で胎盤を共有し、胎盤において2人の胎児の間に血管のつながり（吻合血管）がある。
- TTTSとは、この胎盤の吻合血管により双胎間に**慢性の血流アンバランス（不均衡）**が生じて引き起こされる病態で、一絨毛膜性二羊膜性双胎（MD*双胎）の約10%に起こるといわれている。
- 吻合血管を通して血液を送るほうを**供血児**（donor）といい、血液をもらうほうを**受血児**（recipient）という。
- MD双胎では、最大羊水深度の測定で羊水過多（最大羊水深度≧8cm）と羊水過少（最大羊水深度≦2cm）が同時に認められたときTTTSの発症を疑う※。TTTSの早期発見のために、少なくとも**2週間に1回以上の超音波検査**を行う。

※一絨毛性一羊膜性双胎（MM双胎）におけるTTTSの診断基準は確立されていない。

図4 双胎間輸血症候群（TTTS）

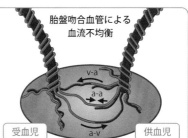

胎盤吻合血管による血流不均衡

受血児
- 血液量増加
- 高血圧
- 多尿
- 心不全
- 胎児水腫

供血児
- 血液量減少
- 低血圧
- 乏尿
- 発育不全
- 腎不全

受血児 Twin A　胎盤が1つ　供血児 Twin B

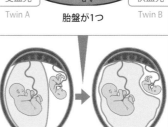

超音波検査所見
- 羊水過多 羊水深度≧8cm
- 膀胱拡大
- 心拡大
- 房室弁逆流
- 血液ドップラー異常 静脈管拡張期逆流 臍帯静脈拍動

超音波検査所見
- 羊水過少 羊水深度≦2cm
- 膀胱縮小
- 血液ドップラー異常 臍帯動脈拡張期途絶・逆流

● 検査・診断

- 双胎の場合、妊娠初期（遅くても妊娠**14週**まで）に超音波検査にて**膜性診断**が行われ、双胎の分類がなされる。

● 治療

- 双胎では産科合併症のリスクが高いため、双胎の分類に合わせた管理を行う。**合併症の早期発見、管理**が重要となる。**緊急時に対応できる産科施設での管理**となる。
- 双胎妊娠では、早産、妊娠高血圧症候群、HELLP症候群、血栓塞栓症、胎児発育異常、産後の過多出血などの合併症を起こしやすいため、経過に留意する。
- 妊娠22週0日〜妊娠36週6日に出産にいたる場合を早産という。双胎の場合、単胎よりも**早産のリスク**は高くなる。
- MD双胎におけるTTTSでは、胎児鏡下吻合血管レーザー凝固術による治療が行われることがある（**図5**）。
- 分娩様式については、2児それぞれの胎位によって決定される。**帝王切開術**が選択される場合が多い。

図5 胎児鏡下吻合血管レーザー凝固術

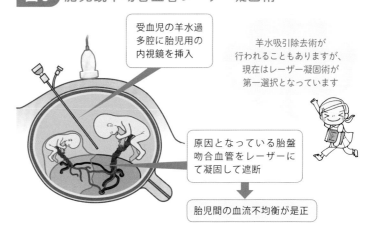

受血児の羊水過多腔に胎児用の内視鏡を挿入

羊水吸引除去術が行われることもありますが、現在はレーザー凝固術が第一選択となっています

原因となっている胎盤吻合血管をレーザーにて凝固して遮断

↓

胎児間の血流不均衡が是正

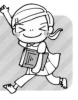

2 現在にいたるまでのアセスメント

妊娠期〜産褥期までの継続した流れを踏まえて母児両方のアセスメントを行います

① 一般状況・妊娠期・分娩期のアセスメント

一般状況

〈年齢・体格〉
● 高齢初産婦ではない。
● 身長・非妊娠時の体重からBMIは21.5であり、体格による分娩への影響はないといえる。

〈産科歴〉〈心理状態〉〈家族関係〉〈社会状況〉
● Fさんは、大学の同級生だった夫と4年前に結婚した。しばらくは夫婦2人の生活を楽しもうと思っていた。結婚後2年が経過し、「そろそろ子どもがほしいね」と夫婦で話し合い、避妊をしない生活を開始した。しかし結婚後3年過ぎても妊娠しなかった。
● 婦人科を受診したところ不妊症の診断を受け、タイミング療法、人工授精、体外受精などの不妊治療を経て今回の妊娠となった。一般的に「不妊」とは、妊娠を望む健康な男女が避妊をしないで性交をしているにもかかわらず、1年間妊娠しないものをいう。不妊治療の末、妊娠となり、夫婦ともに喜んでいる。

妊娠期

● Fさんは双胎妊娠であり、単胎の妊娠と比較して早産などのリスクが高くなる。妊娠30週時に切迫早産の症状である下腹部痛が出現し、子宮収縮抑制剤を2週間内服した。切迫早産の治療として安静、子宮収縮抑制剤の内服などがある。Fさんも同様の治療を行っている。
● 正期産での帝王切開術となり、妊娠経過が産後に及ぼす影響は少ないといえる。

分娩期

● DD双胎で予定帝王切開術による分娩となった。DD双胎は二絨毛膜二羊膜双胎のことである。
● 出生時体重は2,500g以上あり、アプガースコアも正常であることから、妊娠中の胎児の発育・発達は良好であったと考えられる。
● 第1子、第2子ともに出生後24時間は子宮外生活への適応が進んでいる。帝王切開術後の児は、経腟分娩後の児と比較して呼吸障害が起こりやすい。そのため、十分な観察が必要となる。

② 産褥期・新生児期のアセスメント

分娩後〜産褥・生後1日までの情報および現在にいたるまでのアセスメントを示す

 Fさんの1日目の情報

一般状態とセルフケア能力

S（主観的データ）	O（客観的データ）	アセスメント
●「気持ち悪くはないです」	● バイタルサイン：体温36.9℃、脈拍70回/分、リズム不整なし。血圧120／66mmHg、SpO₂*100%、呼吸数20回/分、リズム不整なし、呼吸困難なし ● ホーマンズ徴候なし ● 11時に膀胱留置カテーテル抜去。トイレ歩行。バイタルサイン変動なし。自尿あり。弾性ストッキング着用中	● 帝王切開術後は静脈血栓塞栓症（VTE）のリスクが高いため、予防のために早期離床を進めることが重要となる。バイタルサインは正常であり、早期離床が進んでいる。
●「さっぱりしました」	● 13時30分に全身清拭実施	● 帝王切開術後は術後3日目以降からシャワー浴可となる。そのため、全身清拭を実施し、清潔を維持する。

退行性変化：子宮復古

S（主観的データ）	O（客観的データ）	アセスメント
●「傷はがまんできるくらいの痛さです」	13：00 ●創部からの出血なし。創周囲の発赤腫脹なし ●子宮底臍上。硬式テニスボール様の硬さ ●悪露：赤色中等量 ●後陣痛あり	●清拭のタイミングに合わせて、創部、子宮復古状態の観察を実施することで、褥婦の負担の軽減となる。創部の状態は良好であり、感染や創部の縫合不全などは起こっていない。 ●子宮復古状態をみると、子宮底の高さは一般的には産後1日目は臍下1横指である。帝王切開術後は経腟分娩後より子宮復古は遅れやすい。また、双胎の場合、術後合併症として出血のリスクがあるが、本日早期離床もできており、子宮の硬さも良好であることから、今後悪露の排出も進み、子宮復古が進んでいくと予測する。

進行性変化／愛着形成・育児行動

S（主観的データ）	O（客観的データ）	アセスメント
●「かわいいですね」	●14時30分より母子同室開始。助産師の指導により、おむつ交換実施。1つひとつ丁寧に実施している ●15時：全介助にて第1子直接授乳実施。創部に児が当たらないよう、授乳枕とバスタオルで高さを調整。第2子は助産師が人工哺乳実施 ●乳房Ⅱb型、乳頭突出、乳頭乳輪部の伸展やや不良 ●乳管開通右1本、左1本。初乳分泌じわりにじむ程度あり。乳房の熱感・緊満なし ●第1子は哺乳意欲あり。吸啜力あり	●妊娠中から夫婦で両親学級に参加しており、指導内容について理解し、実施できている。今後も第1子、第2子の状況に合わせ、育児技術の習得に向けたかかわりが重要となる。

心理状態

S（主観的データ）	O（客観的データ）	アセスメント
●「昨日は眠れました。おなかの中に赤ちゃんがいないのが不思議な感じです」 ●「手術室ですぐに赤ちゃんに触れることができたのがよかったです」 ●「2人とも元気でかわいいですね」	●表情おだやか。日中は母子同室中	●帝王切開術での分娩になったことに対して、受け止めは良好である。両児が元気に生まれたことに対して安堵の様子がみられる。落ち着いた精神状態で育児に参加していけると考える。

 Fさんの児（第1子、第2子）の1日目の状況

一般状態：O（客観的データ）		アセスメント
9時の観察 〈第1子〉 ●体温36.9℃、心拍124回/分、心雑音なし、リズム不整なし ●呼吸40回／分、胸腹式呼吸、異常呼吸なし ●皮膚色全身ピンク、末梢冷感なし ●臍部からの出血なし、臍周囲の発赤腫脹なし ●排尿あり、排便あり（胎便）、嘔吐なし、腹部膨満なし	〈第2子〉 ●体温36.9℃、心拍124回/分、心雑音なし、リズム不整なし ●呼吸40回／分、胸腹式呼吸、異常呼吸なし ●皮膚色全身ピンク、末梢冷感なし ●臍部からの出血なし、臍周囲の発赤腫脹なし ●排尿あり、排便なし、嘔吐なし、腹部膨満なし	●第1子、第2子ともに呼吸、循環動態は落ち着いており、子宮外生活に適応している。
9時30分・12時30分 ●第1子、第2子ともに助産師による人工哺乳実施（人工乳10mL） ●哺乳力良好 ●哺乳後の嘔吐なし		●消化、排泄は良好である。 ●哺乳力もあるため、児のタイミングに合わせ、直接授乳も進めていくことができると考える。

〈産褥／生後1日の関連図〉

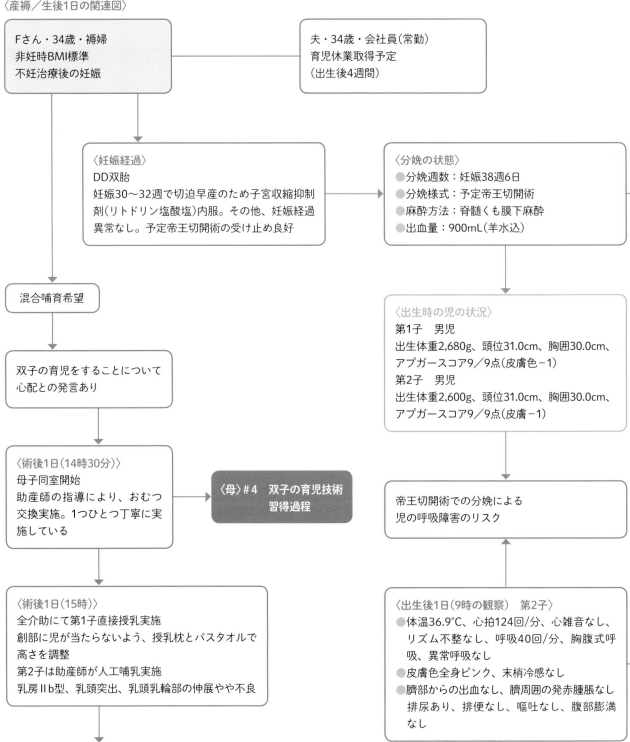

Fさん・34歳・褥婦
非妊時BMI標準
不妊治療後の妊娠

夫・34歳・会社員（常勤）
育児休業取得予定
（出生後4週間）

〈妊娠経過〉
DD双胎
妊娠30〜32週で切迫早産のため子宮収縮抑制剤（リトドリン塩酸塩）内服。その他、妊娠経過異常なし。予定帝王切開術の受け止め良好

〈分娩の状態〉
●分娩週数：妊娠38週6日
●分娩様式：予定帝王切開術
●麻酔方法：脊髄くも膜下麻酔
●出血量：900mL（羊水込）

混合哺育希望

〈出生時の児の状況〉
第1子　男児
出生体重2,680g、頭位31.0cm、胸囲30.0cm、アプガースコア9／9点（皮膚色−1）
第2子　男児
出生体重2,600g、頭位31.0cm、胸囲30.0cm、アプガースコア9／9点（皮膚−1）

双子の育児をすることについて
心配との発言あり

〈術後1日（14時30分）〉
母子同室開始
助産師の指導により、おむつ交換実施。1つひとつ丁寧に実施している

〈母〉#4　双子の育児技術習得過程

帝王切開術での分娩による
児の呼吸障害のリスク

〈術後1日（15時）〉
全介助にて第1子直接授乳実施
創部に児が当たらないよう、授乳枕とバスタオルで高さを調整
第2子は助産師が人工哺乳実施
乳房Ⅱb型、乳頭突出、乳頭乳輪部の伸展やや不良

〈出生後1日（9時の観察）　第2子〉
●体温36.9℃、心拍124回/分、心雑音なし、リズム不整なし、呼吸40回/分、胸腹式呼吸、異常呼吸なし
●皮膚色全身ピンク、末梢冷感なし
●臍部からの出血なし、臍周囲の発赤腫脹なし
排尿あり、排便なし、嘔吐なし、腹部膨満なし

〈母〉#3　双子の授乳技術習得過程

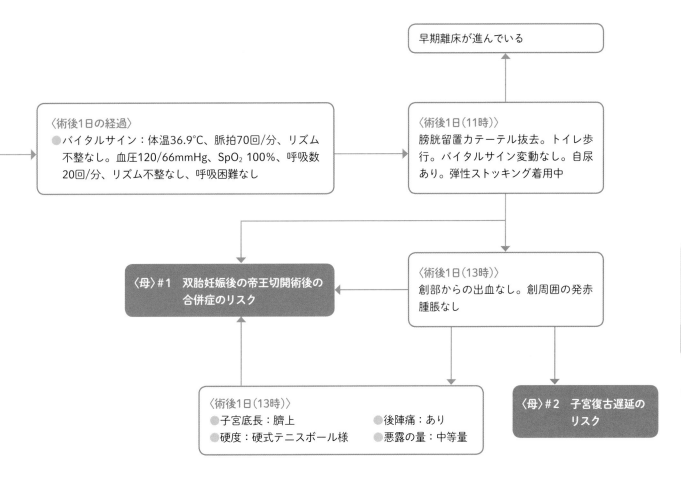

〈早期離床が進んでいる〉

〈術後1日の経過〉
●バイタルサイン：体温36.9℃、脈拍70回/分、リズム不整なし。血圧120/66mmHg、SpO₂ 100%、呼吸数20回/分、リズム不整なし、呼吸困難なし

〈術後1日（11時）〉
膀胱留置カテーテル抜去。トイレ歩行。バイタルサイン変動なし。自尿あり。弾性ストッキング着用中

〈母〉#1　双胎妊娠後の帝王切開術後の合併症のリスク

〈術後1日（13時）〉
創部からの出血なし。創周囲の発赤腫脹なし

〈術後1日（13時）〉
●子宮底長：臍上　　　　　●後陣痛：あり
●硬度：硬式テニスボール様　●悪露の量：中等量

〈母〉#2　子宮復古遅延のリスク

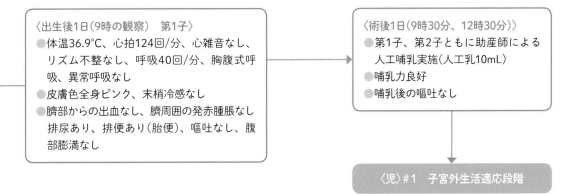

〈出生後1日（9時の観察）　第1子〉
●体温36.9℃、心拍124回/分、心雑音なし、リズム不整なし、呼吸40回/分、胸腹式呼吸、異常呼吸なし
●皮膚色全身ピンク、末梢冷感なし
●臍部からの出血なし、臍周囲の発赤腫脹なし排尿あり、排便あり（胎便）、嘔吐なし、腹部膨満なし

〈術後1日（9時30分、12時30分）〉
●第1子、第2子ともに助産師による人工哺乳実施（人工乳10mL）
●哺乳力良好
●哺乳後の嘔吐なし

〈児〉#1　子宮外生活適応段階

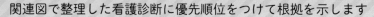

Fさんの看護診断リスト

No	看護診断	根拠
#1	双胎妊娠後の帝王切開術後の合併症のリスク	帝王切開術後の合併症には「術後血種」「創部縫合不全・離開」「静脈血栓塞栓症（VTE）」「腸閉塞」などがある。これらが発症していないかの観察、および予防のための看護が重要となるため#1とした。
#2	子宮復古遅延のリスク	帝王切開術後は、創部痛があることでADLが制限される。そのため、経腟分娩と比較して子宮復古が遅れる可能性がある。
#3	双子の授乳技術習得過程	母乳は「出るならあげたい」という希望があるため、進行性変化に関連した看護が必要となる。初産婦であり初めての授乳である。さらに双胎であるため、身体的・精神的に負担にならないように援助していく必要がある。
#4	双子の育児技術習得過程	退院後に自信をもって育児ができるように、退院までの期間に育児技術を習得する必要がある。

Fさんの児の看護診断

No	看護診断	根拠
#1	子宮外生活適応段階	帝王切開術後の児に起こりやすい呼吸障害（一過性多呼吸）に注意していく必要がある。また、帝王切開術後の児に限らず、経腟分娩後の児と同様に、出生後は呼吸循環動態が変動しやすいため、しっかり観察していく。さらに日齢に応じて出現する症状が生理的な範囲から逸脱しないように注意する。

Column 不妊治療（ART）後の双胎妊娠の特徴

生殖補助医療（ART：assisted reproductive technology）は治療周期あたりの妊娠率が最も高く、妊娠達成期間も短い治療と考えられています。しかし、体外受精などの胚移植（受精卵を子宮内に戻すこと）を同時に複数行うことで、多胎妊娠（双胎やそれ以上の数の胎児の妊娠）の頻度が増加しやすくなります。

双胎妊娠（多胎妊娠）は、単胎の妊娠と比較して、母体の産科合併症のリスクが高くなります。そのため、ARTを行う際に、移植胚数の制限（2または3個以内）が推奨されています。また、排卵障害による排卵誘発治療を行う際は、過排卵を避け、単一排卵を目標としています。

日本国内ではARTによる出生児人数は増加しています。令和4年4月から不妊治療が保険適用となりました。看護者として不妊治療後に多胎妊娠となった妊産婦の背景を理解し、多胎妊娠に伴うリスク予防への看護が重要となります。

図4 一般不妊治療と生殖補助医療（ART）

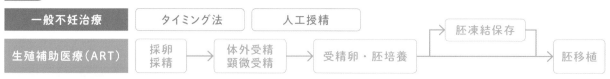

Fさんの看護計画

5 看護計画の立案

挙げることの多い#1〜4の期待される成果、看護計画と根拠を解説します

#1 ≫ 双胎妊娠後の帝王切開術後の合併症のリスク

期待される成果	長期目標	●術後合併症を起こさない。
	短期目標	●ADLが拡大する。

看護計画	根拠・留意点
O-P （観察計画） 1. 術後血種（腹壁血腫） ●バイタルサイン（術後より3日以上、または術後一度解熱後に再度発熱） ●採血データ（予想外の原因不明の貧血がある場合） ●術創部周囲に紫斑様の皮下出血の有無 ●通常の鎮痛薬でも制御しづらい創部痛や疼痛の有無 2. 創部縫合不全・離開 ●バイタルサイン ●採血データ ●抗菌薬の内服状況 ●創部の感染の有無 ●創部の離開の有無と程度（深さと範囲） ●創部の滲出液、出血の有無 3. 静脈血栓塞栓症（VTE） ●離床状況 ●ホーマンズ徴候（腓腹部の疼痛） ●下肢の腫脹、発赤、疼痛の有無 ●弾性ストッキングの着用状況 4. 腸閉塞 ●腸蠕動音 ●嘔気、嘔吐の有無 ●腹部膨満の有無 ●排ガスの停止	●看護計画に挙げた観察項目をしっかり観察することで、早期発見・早期治療につなげることができる。 ●帝王切開術にて切開された子宮筋層や腹壁の縫合は、見た目では止血されているようでも、断裂した血管が筋層内の深い部分に開口し血腫を形成している場合がある。 ●創部の二次感染で起こる。また、創部縫合不全のリスク因子には、肥満、創部の血腫、創部の死腔形成、糖尿病、肝機能障害、妊娠高血圧症候群、低蛋白血症や高度の貧血などがある。受け持ちの患者さんにリスク因子がないか妊娠中から確認しておく必要がある。 ●帝王切開術の重大な合併症の1つ。早期離床、弾性ストッキング着用はVTEの予防効果が示唆されている。また、術後の離床ができない場合は、下肢の挙上、足関節運動を行うとよい。経腟分娩と比較して、帝王切開術後はVTEのリスクが高いが、帝王切開術後に限らず、VTEの既往、35歳以上、高度の肥満、喫煙者、分娩前安静臥床、表在性静脈瘤が顕著、全身性感染症などはVTEのリスクが高いため注意が必要である。 ●帝王切開術後に多くみられるのは麻痺性腸閉塞である。麻痺性腸閉塞のおもな症状は腹部膨満、嘔気、嘔吐、排ガスの停止であるため、十分な観察が必要となる。
C-P （ケア計画） 1. O-Pの内容について異常がみられたら医師に報告する。 2. 定期的な観察の継続。 3. 早期離床の援助を行う。	●早期離床を進めることで、VTEの予防、子宮復古の促進、子宮内感染の予防、創傷の治癒などにつながる。また、早期離床が進むことで、腸蠕動の亢進にもなる。
E-P （教育計画） 1. 術後合併症についてどのようなものがあるのか、症状について説明し、異常があれば助産師に教えるよう指導する。	●事前に患者さんに必要性を十分に説明し、状況に応じて安全に離床を進めていく必要がある。

#2 ≫ 子宮復古遅延のリスク

期待される成果	長期目標	● 子宮復古が順調に進む。
	短期目標	● 子宮復古の促進行動がとれる。

看護計画		根拠・留意点
O-P （観察計画）	1. 子宮底の高さ、硬さ 2. 悪露の量、性状 3. 後陣痛の有無 4. 排泄状況（排便の有無） 5. 離床状況 6. 授乳状況 7. 育児行動 8. 食事摂取量、水分量 9. 退院診察の所見	● 子宮復古を促進するには、活動範囲を広げ悪露の排泄を促進すること、直接授乳による吸啜刺激でオキシトシン分泌の促進を図ること、定期的に排泄することで子宮復古を妨げないようにすることが重要である。
C-P （ケア計画）	1. 子宮復古状況を確認する。 2. 子宮復古を促進する行動がとれているか確認し援助する。 　● **離床**：ADL拡大状況を確認し、進んでいない場合の原因が創部痛によるものであれば鎮痛薬の使用を医師に確認する。 　● **授乳行動**：創部に影響のない体位での授乳を勧める。 　● **育児行動**：おむつ交換や抱っこなどを勧める。 　● **排泄コントロール**：創部痛があることで、トイレまでの移動を我慢していないか、定期的に排泄状況を確認する。	● 子宮復古促進行動に向けて、妨げている要因があるか確認し、より促進できるように援助していくことが重要である。
E-P （教育計画）	1. 子宮復古を促進する行動（離床、授乳行動、育児行動、排泄コントロール）について説明する。	● 事前に褥婦に必要性を十分に説明し、状況に応じて安全に離床を進めていく必要がある。

#3 ≫ 双子の授乳技術取得過程

期待される成果	長期目標	● 児の状態に合わせた授乳方法が確立できる。
	短期目標	● 安全安楽に直接授乳ができる。 ● 安全安楽に人工哺乳ができる。

看護計画		根拠・留意点
O-P （観察計画）	1. 乳房の型、乳頭乳輪部の大きさ、乳頭乳輪部の伸展 2. 乳房の緊満、熱感 3. 乳管開通状況、乳汁分泌 4. 授乳手技 　● 抱き方、支え方、乳頭の含ませ方 5. 授乳中の姿勢 6. 1回の授乳にかかる時間、授乳間隔、1日の授乳回数 7. 哺乳量（母乳、人工乳） 8. 疲労状況 9. 児の覚醒状況、開口状況、哺乳意欲 10. 児の体重、体重減少率、排泄状況、黄疸の状況	● 帝王切開術後は、創部痛により授乳行動が遅れる場合がある。乳房の状態、児の状態に合わせて褥婦の負担なく授乳が進められるようにケアしていく必要がある。

看護計画	根拠・留意点
C-P （ケア計画） 1. 授乳状況を確認し、必要なサポートを行う。 2. 第1子に直接授乳、第2子に人工哺乳を実施したら、次の授乳は第1子に人工哺乳、第2子に直接授乳を行うようにする。 3. 人工哺乳は、児の覚醒状況に応じて、褥婦が実施するか助産師が実施するか褥婦に確認する。 4. 退院後の授乳方法について、母乳の分泌状況に応じて、褥婦と一緒に考える。	●授乳姿勢によって創部に負荷がかかってしまうと、褥婦にとって授乳自体が否定的になってしまう可能性がある。創痛がある場合は、負担なくできる態勢での授乳ができるようにしていくことが大事である。創痛が軽減したら、座位などでの授乳を行うようにしていく。また、双子であるため、直接授乳とビン授乳の両方が求められる。褥婦が実施可能な授乳スタイルを確立できるように援助していく必要がある。
E-P （教育計画） 1. 正しい授乳手技について指導する。 2. 褥婦の状態に応じて、休息の重要性について指導する。	●双子の授乳は身体的・精神的な負担が大きくなる可能性がある。褥婦本人のペースでできるように援助していくことが大事である。

#4 ≫ 双子の育児技術取得過程

期待される成果	長期目標	●自宅での双子の育児を継続できる。
	短期目標	●安全におむつ交換ができる。 ●安全に抱っこができる。 ●安全に沐浴ができる。

看護計画	根拠・留意点
O-P （観察計画） 1. 育児に関する知識の理解度、技術の習得状況 2. 疲労度 3. 精神面（不安の有無など） 4. 愛着形成 5. 家族のサポート状況 　●育児、家事の役割分担 6. 社会資源の活用状況	●夫が産後4週間の育児休業を取得するため、夫と一緒に育児技術を習得することが重要である。 ●双子の育児は体力的にも精神的にも大変になるため、褥婦だけで育児を行うのではなく、夫の育児休業中に家族の育児スタイルが確立できるよう、入院中からかかわる必要がある。
C-P （ケア計画） 1. 育児技術を確認し、必要時に支援する。 2. 安全・安楽に実施できている場合は、フィードバックを行う。	●育児技術は1回ですべてできるようになるわけではない。そのつど正しい手技ができているか確認し、援助が必要な部分を指導しながら、褥婦が自立して育児が行えるようにしていくことが大切である。できていることをフィードバックすることで、自信につながる。
E-P （教育計画） 1. 退院後のキーパーソンを確認し、褥婦とキーパーソンと一緒に退院後の家事・育児のやり方について説明する。 2. 休息の重要性と、実現可能な休息のとり方について説明する。 3. 退院後に利用可能な社会資源について説明する。	●双子の育児は家族のサポートが必須である。退院後の生活環境に合わせて、それぞれの役割分担を明確にしていく必要がある。

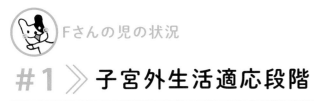Fさんの児の状況

#1 ≫ 子宮外生活適応段階

期待される成果	長期目標	●順調に子宮外生活に適応できる。
	短期目標	●呼吸障害が起こらない。 ●生理的な範囲で経過する（体重減少、黄疸）。 ●バイタルサインが安定する。 ●全身状態に異常がみられない。

看護計画	根拠・留意点
O-P （観察計画） 1. バイタルサイン、異常呼吸の有無 2. 皮膚色、黄疸の程度 3. 排泄状況 ●排尿回数、排便回数、便の性状・量、腹部膨満 4. 活気、原始反射 5. 哺乳状況 6. 医師による退院診察結果	●帝王切開術後に出現しやすい呼吸障害（一過性多呼吸など）に注意して観察する必要がある。また、その日だけでなく、前日との比較、今後の経過の予測をしながら観察する必要がある。
C-P （ケア計画） 1. 各勤務帯でO-Pを実施する。 2. 保温に留意し、適宜、衣類や掛け物で調節する。 3. 感染予防のために児に触れる前後で手指消毒（1処置1手洗い）を行う。 4. 全身状態に問題がなければドライテクニック（または沐浴）を実施する。 5. 排泄（特に排便）がある場合には拭き残しがないように注意しておむつ交換を行う。 6. 体重減少率が生理的範囲から逸脱しないよう、母乳分泌状況、授乳回数に応じて、人工乳の量を調整する。その際は必ず褥婦が納得できるよう説明を十分に行う。 7. コットのなかには不要なものを置かないようにする。 8. 児の覚醒状況（state）に合わせて落ち着いているときに観察を行う。	●出生後は呼吸・循環動態が変化しやすいため日々の観察が重要である。また、生後日数に合わせて全身状態の観察を行う必要がある。一般的な生理的体重減少のピーク、生理的黄疸のピークがいつなのかを考えたうえで、生理的範囲から逸脱しないように援助していく必要がある。
E-P （教育計画） 1. 児の生理的変化について説明する。 2. 母子同室の際に児に何か異常がみられたときは、すぐにナースコールで連絡するように伝える。 3. 母子同室で部屋を離れる場合は児を1人にしないよう説明する。	●毎日のなかで常に児に接しているのは母親である褥婦である。褥婦が児の変化に気づけるように説明することが大事である。実際に毎日の変化を共有していくことで、褥婦自身が児の変化に気づき、その積み重ねが育児の自信につながっていく。そして退院後の生活の自信にもつながる。

🖋 略語

＊【BMI】body mass index

＊【DD】dichorionic diamniotic

＊【HELLP】Hemolysis（溶血）、Ele- vated Liver enzymes（肝酵素上昇）、Low Platelets（血小板減少）

＊【MM】monochorionic monoamnioti

＊【MD】monochorionic diamniotic

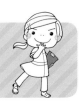

6 評価の視点

実施した看護の評価の視点や今後の看護における留意点をまとめました

帝王切開術後の看護では、術後合併症の予防という視点と産後の進行性／退行性変化の観察・ケアという2つの視点がある。それぞれを毎日評価し、必要な看護を実践していく必要がある。また、バイタルサインの正常値だけでなく、全身状態と合わせて評価していく必要がある。さらに双胎であるため、両児への育児行動、授乳行動は心身の負担が生じやすい。褥婦の心理面、身体面双方の評価が重要である。

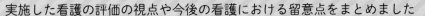

● 今後の看護における留意点

Fさん	#1	帝王切開術後の合併症のリスク	● 術後合併症を起こすことなく経過することができたら、退院前に評価する。 ● 具体的には、入院中の日常生活に支障なく、安全安楽にADLが拡大し、育児行動がとれるようになっていることが重要である。 ● 術後合併症のリスクが軽減していれば、入院中でも計画を終了することは可能である。
	#2	子宮復古遅延のリスク	● #1と同様に、ADLが拡大し、子宮復古を促進する行動がとれていることが重要である。 ● 産褥日数に応じた変化がみられ、悪露の量、性状も産褥日数に応じた変化を認めることが重要である。 ● 医師による退院診察の結果と、退院後にも子宮復古を促進する行動がとれることを確認し、退院時に評価する。
	#3	授乳技術取得過程	● これは進行性変化の評価となる。一般的に、退院時では母乳分泌も児の必要量に満たない場合が多い。 ● 今回は双子であるため、母乳と人工乳の混合哺育での退院になることが予想される。 ● 進行性変化の評価と、退院後の授乳スタイルをどうするのか、この2点の評価が重要となる。 ● 正しい授乳手技で行えているのか、母乳の分泌状況と児に必要な栄養量を確認し、退院後の授乳スタイルを褥婦と一緒に考え、退院後に実施できるか継続してみていく必要がある。 ● 退院後も2週間健診、1か月健診などで確認していく必要があるだろう。
	#4	育児技術取得過程	● 入院中は、助産師がいるため不安なことをすぐに確認できる環境である。しかし、退院後は自宅で褥婦自身が2人の育児を行っていく必要がある。自信をもって、安全安楽に育児ができるよう、育児技術だけでなく、家族のサポート状況、役割分担について確認していく必要がある。 ● 退院後に本格的な育児がスタートするので、退院後も2週間健診、1か月健診などで確認していく必要があるだろう。 ● 夫の育児休業中のサポート、育児休業終了後の家族の役割変化についても継続してみていく必要がある。
Fさんの児	#1	子宮外生活適応段階	● 第1子、第2子ともに順調な経過を送っている。 ● 退院までは生後日数に応じて、黄疸の出現に伴う変化の有無、哺乳状況と体重減少率などについて日々評価していく必要がある。

✎ 引用・参考文献

1. 三菱UFJリサーチ＆コンサルティング：令和2年度 子ども・子育て支援推進調査研究事業　多胎児の家庭等に対する子育て支援に関する調査研究報告書．令和3年3月．https://www.murc.jp/wp-content/uploads/2021/04/koukai_210426_13.pdf（2022/11/15閲覧）
2. 日本産婦人科医会ホームページ：Dr.はせじゅんの超音波診断．https://www.jaog.or.jp/learning/dr-はせじゅんの超音波診断/（2022/11/15閲覧）
3. 日本産科婦人科学会，日本産婦人科医会：産婦人科診療ガイドライン　産科編2020．日本産科婦人科学会，東京，2020：338-350．
4. 大阪府立母子保健総合医療センター：多胎妊娠の方へ．https://www.wch.opho.jp/hospital/department/sanka/images/sanka_01.pdf（2022/11/15閲覧）
5. 国立成育医療研究センター：双胎間輸血症候群（TTTS）．https://www.ncchd.go.jp/hospital/about/section/perinatal/taiji/img/taiji01.pdf（2022/11/15閲覧）
6. 日本産科婦人科学会ホームページ：不妊症．https://www.jsog.or.jp/modules/
diseases/index.php?content_id=15（2022/11/15閲覧）
7. 帝王切開のすべて．ペリネイタルケア2013新春増刊：244-247．
8. 日本周産期・新生児医学会：新生児蘇生法普及事業．https://www.ncpr.jp/guideline_update/pdf/ncpr_algorithm2020.pdf（2022/11/15閲覧）
9. 帝王切開バイブル．ペリネイタルケア2018年新春増刊：113，116-121．
10. 日本産科婦人科学会，日本産婦人科医会 編集・監修：産婦人科診療ガイドライン─婦人科外来編2020．https://www.jsog.or.jp/activity/pdf/gl_fujinka_2020.pdf（2022/12/15閲覧）
11. 日本生殖医学会：倫理委員会報告「多胎妊娠防止のための移植胚数ガイドライン」．http://www.jsrm.or.jp/guideline-statem/guideline_2007_01.html（2022/12/15閲覧）
12. 厚生労働省：不妊治療に関する取組．https://www.mhlw.go.jp/content/leaflet202212ver2.pdf（2022/12/15閲覧）

事例
6

低出生体重児

［ていしゅっせいたいじゅうじ］

執筆 **大木直美**

> **看護の視点**
>
> 早産児・低出生体重児は全身のあらゆる機能が未熟であり、わずかな変化も見逃さない観察による早期発見・対応が大事だよ。近年では、児の発達のためにディベロップメンタルケア（DC）の重要性がいわれているよ。

この事例のキーワード
- 早産児
- 低出生体重児
- 出生体重
- NICU
- ディベロップメンタルケア（DC）
- FCC

まず対象をとらえよう！ 事例紹介

【氏名・年齢・性別・体格】Rちゃん。在胎週数28週5日、体重1,200gで出生した早産児。

【血液型・感染症・血液データ】A型。感染症なし。

【夫婦・家族関係】母30歳、父30歳、兄2歳。

【社会状況】父母ともに会社員。母は1年間育児休業取得予定。父は児の退院に合わせて1か月育児休業取得予定。育児協力者は同県内に住んでいる母方の祖父母。

【妊娠経過】
- **妊娠方法**：自然。
- **妊娠分娩回数**：2妊1産。
- 妊娠24週0日、前期破水のため、産科病棟へ管理入院。母体へのステロイド投与実施（24週0日、24週1日）。その後、連日腟洗浄、子宮収縮抑制剤と抗菌薬の投与を行いながら経過した。
- 在胎週数28週5日、子宮収縮の増強があり子宮収縮抑制剤を増量するが抑制できず、緊急帝王切開となった。

【分娩経過】
- **分娩方法**：緊急帝王切開。
- **出生時の状況**：第一啼泣やや弱く全身チアノーゼ著明であった。刺激、口鼻腔吸引を実施し啼泣が激しくなり皮膚色は改善したが陥没呼吸があり、酸素40％で持続陽圧換気を開始し呼吸状態は改善した。母子対面後、持続陽圧換気を継続しながらNICU*へ搬送入院となった。アプガースコア6/8。**出生時の身体計測**：身長37.0cm、体重1,200g、頭囲26.5cm、胸囲23.0cm。

【治療方針】
- **呼吸**：入院時RDS*の診断でINSURE（人工肺サーファク

タント補充療法）を実施した。現在、nasal-CPAP*を装着し呼吸管理。無呼吸発作に対し、レスピア内服中。
- **循環**：動脈管は生後3日に閉鎖確認。血圧、尿量は保たれている。
- **栄養**：生後0日より輸液管理と経腸栄養を開始。ミルク量を徐々に増加し、生後10日に輸液中止。
  - ▶ミルク種類➡母乳優先、低出生体重児用ミルク。生後14日より母乳強化添加物（HMS-2*）を使用。
  - ▶方法➡胃管からの経管栄養。生後6日より、ポンプを使用し30分注入。生後10日より1時間注入。
  - ▶浣腸➡2回/日実施。
- 閉鎖型保育器に収容し体温管理。

【看護方針】
- **呼吸**：nasal-CPAP管理。無呼吸発作への対応。
- **循環**：血圧測定3回/日、3時間ごとにおむつ交換し尿量測定、浮腫の有無や程度、皮膚色の観察。
- **消化器・栄養**：3時間ごと（8回/日）の胃内容物の確認とミルク注入。浣腸2回/日の実施。腹部症状の観察。排泄状況の観察。
- 皮膚状態の観察。
- 睡眠覚醒状況の観察。
- ディベロップメンタルケア（環境の調整、タッチング、ポジショニング、カンガルーケア、痛みのケア）。
- 家族支援。

学生の受け持ち

生後14日から受け持ち、生後15日に計画を立案した。

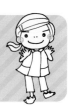

1 異常の基礎知識

異常の定義、分類、病態、症状、検査・診断、治療、看護などについて
母児両面から解説します

● 定義

- **早産児**とは、在胎週数による分類において、**在胎37週未満**で出生した新生児のことである。在胎期間が短いほど未熟で、さまざまな問題が生じる可能性があり、全身状態の管理が必要となる（**表1**）。

- **低出生体重児**とは、出生体重による分類において、**出生体重2,500g未満**で出生した新生児のことである（**表2**）。新生児医療の進歩により、近年では200g台の新生児が生存し成長発達を遂げているという事例も報告されている。

- 出生時の週数と体格による分類は、どのような胎内環境で発育してきたか、今後どのようなことが児に起こりうるかを予測することにつながるため、臨床の場では重要な情報の1つである（**表3**）。

表1 在胎週数による分類

用語	意味
早産児（preterm infant）	在胎37週未満で出生した児
超早産児（extremely preterm infant）	早産児のうち、在胎28週未満で出生した児
早期早産児（early preterm infant）	早産児のうち、在胎28週以上34週未満で出生した児
後期早産児（late preterm infant）	早産児のうち、在胎34週以上37週未満で出生した児
正期産児（term infant）	在胎37週以上42週未満で出生した児
過期産児（post term infant）	在胎42週以上で出生した児

表2 出生体重による分類

用語	意味
低出生体重児（low birth weight infant）	出生体重2,500g未満の児
超低出生体重児 （extremely low birth weight infant）	低出生体重児のうち出生体重1,000g未満の児
極低出生体重児 （very low birth weight infant）	低出生体重児のうち出生体重1,500g未満の児
正出生体重児 （normal birth weight infant）	出生体重2,500g以上4,000g未満の児
巨大児（excessively large infant）	出生体重4,000g以上の児

表3 出生時体重曲線による分類

用語	意味
Appropriate-for-dates（AFD）児	在胎週数相当の児
Light-for-dates（LFD）児	在胎週数に比して出生体重が軽い児
Small-for-dates（SFD）児	在胎週数に比して出生体重も身長も小さい児
Heavy-for-dates（HFD）児	在胎週数に比して出生体重が重い児
Large-for-dates（LFD）児	在胎週数に比して出生体重も身長も大きい児

● 病態

- 早産の危険因子となるおもな病態を**表4**に示す。
- 早産・低出生体重児は、単に体が小さいというだけではなく**全身のあらゆる機能が未熟**である。また、**予備能も低く**容易に重症化しやすい。
- わずかな変化を見逃さないように注意深く観察し、異常の早期発見・対処につなげることが重要となる（**表5**）。
- ここでは、早産・低出生体重児の呼吸、循環、消化器・栄養、体温、感染症について詳しく後述する。

表4 早産の危険因子となるおもな病態

感染	● 性器感染症 ● 絨毛膜羊膜炎 ● その他の感染症（全身感染症、尿路感染症など）
母体合併症	● 前期破水（Preterm PROM*） ● 妊娠高血圧症候群 ● 前置胎盤 ● 多胎妊娠 ● 絨毛膜下血腫 ● 羊水過多 ● 子宮頸管無力症 ● 子宮形態異常 ● 原因不明の性器出血
母体既往歴	● 早産の既往 ● PROMの既往
その他	● 胎児機能不全 ● 母体喫煙 ● 母体アルコール摂取 ● 若年または高年妊婦

表5 早産児に起こりやすいおもな病態

呼吸	● 呼吸窮迫症候群 ● 無呼吸発作 ● 慢性肺疾患
循環	● 動脈管開存症 ● 心不全 ● 晩期循環不全
神経	● 脳室内出血 ● 脳室周囲白質軟化症
消化器栄養	● 壊死性腸炎 ● 胎便栓 ● 嘔吐
血液内分泌代謝	● 低血糖 ● 高ビリルビン血症 ● 高カリウム血症 ● 貧血 ● 未熟児くる病
その他	● 低体温 ● 高体温 ● 感染症 ● 未熟児網膜症 ● 皮膚トラブル

● 呼吸

- 早産児は、肺サーファクタントの産生が不十分なため、**呼吸窮迫症候群**などの呼吸障害が起こりやすい。また、呼吸中枢が未熟なことや呼吸筋疲労をきたしやすいことから**無呼吸発作**が起こりやすい、肺胞換気面積が相対的に小さいため**呼吸数が多い**、気道が狭く浮腫や分泌物による狭窄や体位の乱れによる**気道閉塞**が起こりやすい、といった特徴がある。また、早産児の未熟な肺胞はダメージを受けやすく、成長しても酸素投与や呼吸器を必要とする状態が続く場合がある。

①呼吸窮迫症候群（RDS）

- **病態**：Ⅱ型肺胞上皮細胞から分泌される肺サーファクタント不足のため、肺胞内面を覆う肺水と空気の境界における表面張力が低下せず、**肺胞が虚脱**する。

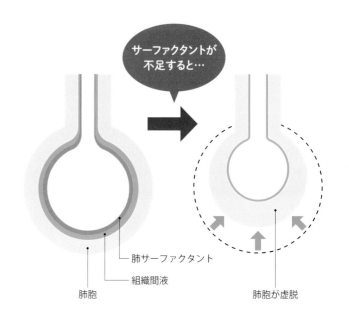

サーファクタントが不足すると…

肺胞 ─ 組織間液 ─ 肺サーファクタント

肺胞が虚脱

- 症状：多呼吸、呻吟、陥没呼吸、鼻翼呼吸、チアノーゼ。
- 検査・診断
  - ▶臨床背景：妊娠期間が短いほど発生率は高くなる。また、母体糖尿病、帝王切開なども発生因子と考えられている。
  - ▶臨床症状：前述のとおり。
  - ▶血液ガス所見：アシドーシス、酸素化不良などの有無。
  - ▶胸部X線像：網状顆粒状陰影、気管支透亮像、透過性の低下、肺容量の低下など。Bomsel分類Ⅰ〜Ⅳ度で重症度を判別する。
  - ▶マイクロバブルテスト：新生児の胃液や気管内分泌物をマイクロピペットで泡立たせ、顕微鏡下で泡の数を算定し、肺サーファクタントの産生状況を推測する。
- 治療：全身管理（体温、栄養、感染、水分バランスなど）、呼吸サポート、酸素療法、**経鼻持続陽圧呼吸**（**nasal-CPAP**）、気管挿管による**人工呼吸管理**、高流量鼻カニューラ（HFNC*）、**人工肺サーファクタント補充療法**。

②無呼吸発作

- 病態分類：**呼吸停止が20秒以上続く**、あるいは20秒未満でも徐脈やチアノーゼを伴うものをいう。
  - ▶**中枢性無呼吸**：**呼吸を司る領域の未熟性や機能不全**により呼吸抑制が起こるものである。

- ▶**閉塞性無呼吸**：**鼻腔や口腔内での閉塞**により発生する。
- ▶**混合性無呼吸**：中枢性無呼吸と閉塞性無呼吸が混合したもので、多くの早産児の無呼吸はこれに当たる。
- 検査・診断
  - ▶モニタリング：呼吸数、心拍数、SpO$_2$*、呼吸パターンを経時的に観察する。
  - ▶原因検索：無呼吸の要因で最も多いのは未熟性であるが、さまざまな理由で起こる可能性があるので、種々の検査で原因検索を行う必要がある（低体温・高体温、感染症、頭蓋内出血などの中枢神経系の異常、胃食道逆流症、嘔吐、低血糖、電解質異常、貧血など）。
- 治療
  - ▶刺激：足底や背部を刺激し呼吸を促す。刺激で回復しない場合はマスクバックで人工呼吸を行う。
  - ▶体温管理：至適環境となるように、室温や湿度、リネン類の調整を行う。
  - ▶胃食道逆流症（GER*）・嘔吐の予防、腹臥位管理、上体挙上、ミルクの注入速度の変更、十二指腸チューブの使用、腹部膨満による呼吸運動抑制予防のために浣腸やガス抜き・胃吸引による減圧など。
  - ▶呼吸器の装着。
  - ▶薬物治療。

● 循環

動脈管開存症（PDA*）

- 早産児では**動脈管が閉じにくく**、症候化し全身状態に影響を及ぼす可能性がある。一度閉鎖を確認しても低酸素血症や感染症などをきっかけに**再開通することもある**。また、急激な血圧の変動は脳室内出血を起こす可能性がある。
- 病態：動脈管が生後しばらくしても閉鎖せず開存し続ける状態である。早産・低出生体重児は**動脈管の壁構造が未成熟**であり、酸素やプロスタグランディンに対する反応性が成熟児とは異なるため、動脈管の閉鎖が遅延し臨床的に問題になることが多い。

- 症状
  - ▶**心臓に関連するもの：心雑音、頻脈、脈圧増大、心尖拍動、心拡大。**
  - ▶**他臓器への影響に関連するもの：肺出血、肺うっ血、尿量減少、腹部膨満、無呼吸発作、肝腫大。**
- **検査・診断**：前述の症状のほか、検査所見では**低ナトリウム血症**、**代謝性アシドーシス**がみられる。超音波検査やX線検査、CVD*スコアで状態の評価を行う。
- 治療：保温、適切な酸素投与、水分管理、循環管理などの**全身管理**が行われ、並行してインドメタシンによる**薬物療法**が行われる。

表6 CVDスコア

スコア	0	1	2
心拍数	<160	160〜180	>180
心雑音	なし	連続性	汎収縮期〜拡張早期
bounding pulse	なし	上腕動脈	上腕動脈、足背動脈
CTR	≦0.6	0.6〜0.65	≧0.65
心尖拍動	なし	触診でわかる	視診でわかる

● 消化器・栄養

- 出生後早期の低栄養は、将来の身体発育および神経発達に影響を及ぼす。
- 早産児の消化・吸収機能は未熟であり、出生直後から必要な栄養を摂取することができない。
- そのため、**輸液**と**経腸栄養**を併用し適切な栄養管理を行っていく必要がある。
- ミルクを飲むという**哺乳機能**には、吸啜・嚥下・呼吸の協調性が必要である。早産児では修正32〜34週頃からみられるようになり、**修正35週頃に完成**するといわれている。
- それまでは栄養チューブによる経管栄養を行い、児の呼吸状態や哺乳機能を確認し**経口哺乳を開始**していく。
- 早産児の哺乳行動の発達を観察する指標の1つに**PIBBS**がある（**表7**）。点数が高いほうがより成熟している。
- 腸蠕動運動が弱く、便やガスの排泄が不十分となり、腹部膨満や緊満などの腹部症状が出現しやすい。**浣腸**や**ガス抜き**などを実施し、排泄の介助が必要である。

> ### Column 母乳の不思議
>
> 　母乳は新生児にとって最適な栄養である。免疫や腸管の機能が未熟な早産児では、母乳で育つことで、壊死性腸炎や感染症、未熟児網膜症などの合併症のリスクが下がるといわれている。
>
> 　また、早産児の母親と正期産児の母親の母乳では特徴が異なる。早産児の母親の母乳、特に移行乳（乳汁生成第Ⅱ期）では、脳や臓器の成長に必要なタンパク質、未熟な腎機能で失われやすいナトリウム、塩素、骨などの成長に必要で欠乏しやすいカルシウム、亜鉛、銅、葉酸が多い傾向にある。脂質は、未熟な腸管でも吸収しやすい中鎖脂肪酸や、脳の成長や体外の酸化ストレスから守るのに役立つ多価不飽和脂肪酸が多いという報告もある。
>
> 　出産後の早期は母乳分泌促進・維持に重要な時期である。産後の母親の体調を確認しながら、母乳哺育に取り組めるように支援していく必要がある。

表7 PIBBS（premature infant breastfeeding behavior scale）

	0	1	2	3	4	5	6
1. 探索	しない	少し	しっかり				
2. 乳輪把握	なし	乳頭の一部	乳頭全体 乳輪は含まず	乳頭と乳輪の一部			
3. 吸着とその持続	全くしない	5分以上	6〜10分	11〜15分以上			
4. 吸啜	しない	舐めたり味わったりするが吸啜しない	1回だけ、まれに短い吸啜（2〜9回）	短い吸啜を繰り返す、時に長い吸啜（10回以上）	2回以上の長い吸啜		
5. 最大吸啜持続		1〜5分	6〜10分	11〜15分	16〜20分	21〜25分	26分以上
6. 嚥下	なし	時々	繰り返し				

● 体温

- 体温の異常は、呼吸や循環に変動をきたすだけでなく、生命予後にも影響を及ぼすといわれている。
- 皮膚の形成や皮下組織が未熟な早産児は、**低体温**になるリスクが高い。
- 低体温になると**代謝性アシドーシス**となり、それによって肺血管抵抗が高まると、**新生児遷延性肺高血圧症**（PPHN*）という重篤な状態に陥る可能性がある。
- 保育器内の温度や湿度の調整、児に触れるものを事前に保温しておく、処置やケアの方法を変更するなど、児の体温に影響を及ぼす可能性があることについて考えながら管理する必要がある。

図1　低体温に伴う代謝性アシドーシス

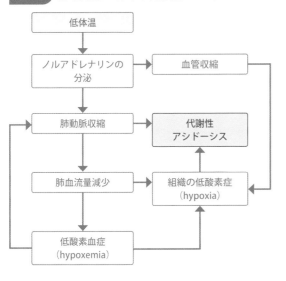

表8　蘇生児の保温について

- 在胎32週未満の早産児では高体温に注意しながら、低体温の予防を行う

〈方法〉
- ラジアントウォーマー
- 適切な環境温度（23〜25℃）
- 温かいブランケット
- プラスチックラッピング
- キャップ
- 温熱マットレス

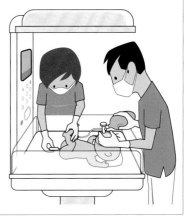

● 感染症

- 早産児では母体からの経胎盤的受動免疫であるIgG*が低値であり、**免疫能の未成熟**の程度が高い。細菌などの病原体の侵入を防ぐ役割を果たしている皮膚や腸管粘膜など、**局所の感染防御機構も未成熟**であるため容易に感染症に罹患し、急速に重症化する。
- 集中治療の必要性から、チューブ類が体内に挿入されており、病原体の侵入経路となり得る。感染対策を確実に行い、感染予防を行うことが重要である。
- 新生児の感染症の**症状は出にくく**、明らかな症状が認められるときには、かなり重症化していることが多い。そのため、わずかな状態の変化をとらえて早期に適切な治療が開始されることが必要である（**表9**）。

表9　新生児感染症の臨床症状

- 何となく元気がない
- 皮膚色がすぐれない、末梢冷感
- 哺乳力の低下
- 体温が不安定（高体温、低体温）
- 無呼吸、多呼吸
- 腹部膨満、嘔吐
- 黄疸、肝脾腫
- 易刺激性
- 活動性低下、筋緊張低下および亢進
- 出血傾向、発疹、紫斑

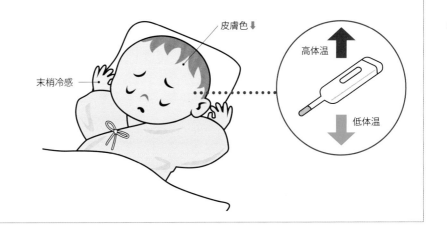

皮膚色↓

末梢冷感

高体温

低体温

● 新生児医療・ケアの原則

- 新生児医療は、新生児の子宮外環境へ適応、健やかな成長・発達をサポートすることを目的とし、**保温、栄養、感染防止、minimal handling**（できるだけ手を加えない）、**母子関係の確立**という原則を中心に行われてきた。
- 近年では、各種のモニタリング機器の導入に加え、呼吸・循環管理が新生児医療に大きなウエイトを占めるようになった。また、新生児にやさしい医療の重要性が見直され、**ディベロップメンタルケア**の思想が取り入れられている。

ディベロップメンタルケア（DC）

- 新生児医療の発展により、多くの命が助けられるようになった一方で、高次脳機能障害をもつ子どもがいることがわかった。その原因が**NICUでの過剰なストレス**によることが脳科学研究から示された。そこで、ディベロップメンタルケア（DC：developmental care）の重要性がいわれるようになった。

- Alsらは、DCは、「神経行動学的発達が高次に進むのを助けるために、早産児や疾病新生児を過剰刺激から保護し、それぞれの発達レベルや反応に合わせて環境や対応を調整しながら行う」と述べている。

- 臨床において、**あたたかい心を育むやさしい医療と看護**（loving tender care）を提供して児の心（高次脳機能）を守り、**適切な発達を促進する環境（音・光など）と刺激（語りかけなど）**を提供し、家族を視野に置いた医療と看護によって、家族と子どもの絆を損なわない配慮を実践する。具

体的なケアだけでなく、その背後にある「児にやさしさを提供する医療従事者の心」が重要である。

- 早産児では脳発達の最も重要な時期に、NICUの環境や治療ケアの影響を受けることとなるため、児それぞれに合った脳を守り育むケアを実践していくことが重要である。

- 成長発達の途中にある新生児にとって睡眠や休息はきわめて重要である。新生児の睡眠や休息を妨げないように、新生児の意識レベルに合わせて介入する必要がある。新生児の意識レベルはブラゼルトンの**stateの分類**で判断する（**表10**）。ケアのタイミングは、刺激に対する応答性の高いstate 4のときが適している。早産児はstateが不明瞭となりやすく容易に変化しやすいという特徴がある。

- 新生児は言葉でのコミュニケーションができないため、行動で語るといわれている。

- 新生児の行動を観察し、どのような状態にあるのか、どのように感じているのか、どうしてほしいのかなどを読み取り対応していく必要がある（**表11**）。

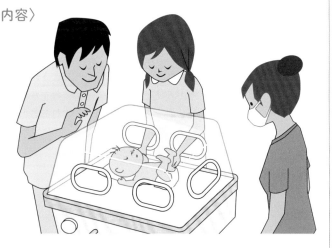

〈ディベロップメンタルケアの内容〉
- ❶音・光・臭刺激からの保護
- ❷ケアパターンの調整
  - ケアの個別化とタイミング
  - 安静睡眠の確保
- ❸快適な感覚刺激
  - 人の手によるやさしい接触（タッチング・ホールディング）
  - ポジショニング
  - 吸綴や手を握れるようにする
  - カンガルーケア
- ❹痛みのケア

表10 新生児の意識レベル

state		
state 1：深睡眠	● 驚く以外自発運動なし ● 眼瞼を閉じ、眼球運動はない	● 規則的な呼吸
state 2：浅睡眠	● 活動性は低い、ときどき身体を動かす ● 眼瞼を閉じ、素早い眼球運動	● 吸啜様の動き、不規則な呼吸
state 3：まどろみ	● 眼瞼は閉じるか開けている ● 感覚刺激に対する反応は少ない	● 驚きによる体動は少ない ● 刺激によってstateはスムーズに変化
state 4：静かに覚醒	● 眼瞼をしっかり開けている ● 体動は少なく、呼吸は規則的	● 刺激に対して注意を集中できる
state 5：活発な覚醒	● 体動はかなり多く、四肢を活発に動かす ● 呼吸は不規則	● 周囲の刺激に対して動きが激しくなる
state 6：啼泣	● 不快な刺激に対する反応 ● 呼吸は不規則で浅速	

表11 新生児の安定化サインとストレスサイン

	安定化のサイン	ストレスサイン
自律神経系	● 安定した心拍・呼吸 ● 血色のよい皮膚色 ● 安定した消化状態	● 不規則な呼吸・無呼吸・頻呼吸・喘ぎ・皮膚色の変化・振戦・ピクつき・凝視・あくび・しゃっくり・嘔吐・咳き込み
運動系	● 自然姿勢と筋緊張 ● 滑らかな自発運動 　▶ 手足の把握 　▶ 手を握る 　▶ 模索と吸綴 　▶ 手–口運動 　▶ 屈曲姿勢	● 筋弛緩・過緊張（体幹・四肢・表情） ● 手指を広げる・拳を握る ● 顔をしかめる・手をかざす ● 混乱した動き
state （意識の状態）	● はっきりした睡眠状態 ● リズミカルで安定した泣き ● うまく自己鎮静できている ● 生き生きした目で見つめる ● 生き生きとした表情をする ● 見つめて微笑む ● しゃべるような動き	● 散漫な睡眠と覚醒 ● 急なstateの変化 ● 凝視・視線を合わせない ● 目を見開き、緊張した様子 ● イラつき・ぐずつき ● 不機嫌・啼泣 ● 落ち着かない

表12 胎児・早産児の知覚発達

14週	味覚
16週	触覚
24週	前庭感覚
28週	聴覚
29週	嗅覚
30週	視覚（明暗の知覚）
34週以降	視覚（形の知覚）

2 現在にいたるまでのアセスメント

妊娠期～産褥期までの継続した流れを踏まえて母児両方のアセスメントを行います

① 出生前のアセスメント

情報：O（客観的データ）	アセスメント
〈母体基本情報〉 ● 30歳、2妊1産 ● 基礎疾患なし ● 喫煙なし 〈妊娠経過〉 ● 自然妊娠 ● 妊娠中感染症スクリーニング：すべて陰性 ● 24週で前期破水し腟洗浄、子宮収縮抑制剤と抗菌薬投与 ● 羊水量は正常範囲内 ● 胎児発育は週数相当 ● リンデロン2回投与 ● 28週5日、子宮収縮が増強し子宮収縮抑制剤を増量するが抑制できず、陣痛発来と判断。早産のため緊急帝王切開となった ● 母体血液データでは、CRP、WBC値の上昇を認めた ● 母体発熱なし	● 前期破水は、早産の原因疾患の約3分の1を占めるとされている。また、母体のCRP、WBC値の上昇を認めており、感染が起こり陣痛発来にいたったと考えられる。前期破水や感染は、早産の原因となるだけでなく、児の健康状態にも影響を及ぼす。特に、出生後の呼吸障害や感染症状に注意し、早期に適切に対処する必要がある。

② 出生時のアセスメント（データ収集、分析・解釈）

情報：O（客観的データ）	アセスメント
●**在胎週数**：28週5日 ●**出生時の身体計測**：体重1,200g、身長37.0cm、頭囲26.5cm、胸囲23.0cm ●**アプガースコア**：1分6点、5分8点 ●**蘇生**：CPAPと酸素投与 ●**分娩様式**：緊急帝王切開 ●**羊水所見**：異常なし ●**臍帯所見**：異常なし ●**胎盤所見**：異常なし ●蘇生後、手術室にて母子対面を実施 ●手術室を出る前の体温（腋窩）36.8℃	●出生時の状態を評価する方法に、アプガースコアがある。生後1分と5分で評価する。1分値は児の出生時の状態を反映するが、5分値は児の予後と強い相関を示すといわれている。早産児では筋緊張と反射が弱いので、ある程度点数が低く出る。 ●体格は、週数相当の発育でAFD児である。蘇生場面においても体温管理は重要である。本事例では、適切な保温がされ体温は正常範囲内に保たれている。

③ NICU入院から現在までのアセスメント（データ収集、分析・解釈）

情報：O（客観的データ）	アセスメント
〈現在の情報〉 ●修正30週5日、生後14日 ●体重1,100g ●**呼吸**：CPAP装着中（F$_I$O$_2$：0.21/PEEP5） 　▶無呼吸発作3〜5回/日 　▶回復に刺激を要することは1〜2回/日 　▶SpO$_2$ 94〜100%ベース 　▶周期性呼吸で80%台へ低下することがあるが、すぐに自然に回復できている 　▶呼吸数：40〜50回/分 　▶口腔内分泌物は3時間ごとに吸引し白濁のものが少量引けている 　▶肺Air入りはクリアで良好 　▶陥没呼吸なし 　▶レスピア1回/日内服 ●**循環**：HR 140〜150回/分 　▶非観血的血圧測定実施：血圧58/35mmHg 　▶心雑音なし 　▶浮腫なし ●**栄養**：栄養カテーテル5Fr挿入中 　▶母乳優先とし、低出生体重児用ミルク追加、HMS-2添加、18mL×8回/日、1時間注入 　▶腹臥位で過ごし消化良好 　▶嘔吐なし 　▶腹部膨満軽度あり 　▶浣腸2回/日実施し排便あり ●**体温**：保育器内温度30.0℃ 　▶体温：36.7〜37.3℃で経過 　▶熱冷感なし ●**体重測定**：1回/日 ●**清潔ケア**：清拭1回/日	●在胎28週5日、出生体重1,200gで出生した早産児、極低出生体重児である。 ●**呼吸**：出生時、肺サーファクタント産生の不十分さによるRDSに伴う呼吸障害があったが、肺サーファクタント補充療法とCPAP装着により呼吸状態は安定している。早産児は呼吸中枢機能が未熟であり、無呼吸発作や周期性呼吸などの異常が起こりやすい。Rちゃんも無呼吸発作が出現しており、内服薬による治療介入、刺激や酸素投与などの対応が必要な状態にある。また、ミルク注入中の無呼吸発作の出現頻度が高い。ミルクが注入されることで腹部膨満が増強し横隔膜が挙上することで、呼吸状態に影響を及ぼしている可能性がある。 ●**循環**：動脈管は閉鎖し、バイタルサインも安定している。しかし、無呼吸発作が頻発し低酸素状態を繰り返すことで、動脈管が再開通したり循環動態に影響を及ぼしたりする可能性がある。 ●**消化器・栄養**：ミルクの消化は良好であり、体重増加もみられている。CPAP装着中は、空気の嚥下が増加し腹部膨満の増強や嘔吐を起こす可能性がある。また、腸蠕動運動が弱く、十分な排便や排ガスが得られず腹部膨満が増強する可能性がある。腹部膨満は横隔膜を挙上させ呼吸状態に影響を及ぼす。浣腸やガス抜きなどの排泄介助を行ったり、空気の嚥下が多い場合は、適宜、胃吸引を行って減圧を図るなどのケアが必要である。 ●**体温**：保育器に収容中であり、保育器内温度を調整し正常範囲内で体温保持することができている。

S（主観的データ）	O（客観的データ）	アセスメント
●（母）「上手じゃなくてごめんね」「すっきりしたかな〜」 ●（父）「小さくて触るのも緊張する」	●面会頻度 　母：週3〜4回、父：週2回 ●面会中の様子 　母：児にタッチングしたり写真や動画を撮ったりして過ごす 　看護師と一緒に、清拭やおむつ交換を実施する。児に話しかけながら行っている 　父：児を見つめて過ごす時間が多い。スタッフや母親に勧められてタッチングし、緊張すると発言されるが、表情は笑顔で嬉しそう 　面会中、SpO$_2$の数値が下がりアラームが鳴ると、モニターと児の様子を見て、「がんばって〜」と声かけをしている	●何らかの理由で、子どもがNICUに入院すると、母子分離の状態となる。また、予期せぬ状況に対し、家族は危機的状態となり正常な機能を果たすことが難しくなる。早産で生まれ、保育器に収容されてさまざまなチューブや医療機器に囲まれている我が子と初めて対面する家族は、悲しみや自責の念などの否定的な感情を抱くことは少なくない。家族の思いを傾聴し、思いに寄り添った看護を提供していく必要がある。 ●NICUは、治療を提供する医療の場であるとともに、家族の生活の場の1つでもある。子どもと家族が、落ち着いた気持ちで過ごせるように環境を整える必要がある。また、家族が子どもの状態を正しく理解し、安心してケアに参加できるように情報共有を行っていく必要がある。 ●面会中の両親の言動から、愛着形成は良好と考えられる。児の状態の変化に合わせて、家族が参加できるケアの情報を共有し、愛着形成が促進するようにかかわっていく必要がある。

Column　Family-centered care（FCC）

●Family-centered careとは、家族と医療者のパートナーシップを認めるケア理念もしくはケア・アプローチである。

FCCの基本理念

尊厳・尊重	●患者や家族の考えかたや選択について良く聴き、尊重する ●患者や家族がもつ知識、価値、信念、文化的背景をケア計画の立案や実行に具体的に反映させる
情報の共有	●偏りなくすべての情報を支持的で効果的な方法で患者と家族に伝え、共有する ●患者や家族は、ケアや意思決定に効果的に参加するために、タイムリーに、すべての情報を正しく得る
参加	●患者や家族が選択できる範囲であれば、ケアの実施や意思決定に参加するよう勧め、支える
協働	●患者、家族、実践者、ヘルスケアの専門家、リーダーは、ケア提供と同様に、方針やプログラムの開発・実行・評価、施設のデザイン、専門家の教育を協働して行う

凡例　■ 児の看護診断　■ 家族の看護診断　□ 顕在情報　→ 関連(実在)

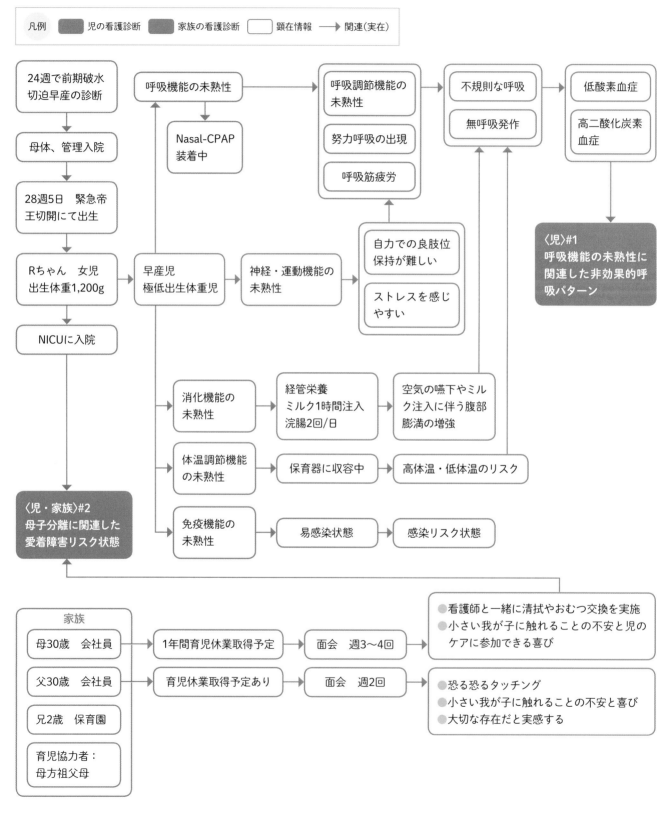

24週で前期破水
切迫早産の診断

↓

母体、管理入院

↓

28週5日　緊急帝
王切開にて出生

↓

Rちゃん　女児
出生体重1,200g

↓

NICUに入院

↓

〈児・家族〉#2
母子分離に関連した
愛着障害リスク状態

呼吸機能の未熟性 → 呼吸調節機能の
未熟性

Nasal-CPAP
装着中

努力呼吸の出現

呼吸筋疲労

不規則な呼吸

無呼吸発作

低酸素血症

高二酸化炭素
血症

〈児〉#1
呼吸機能の未熟性に
関連した非効果的呼
吸パターン

早産児
極低出生体重児 → 神経・運動機能の
未熟性

自力での良肢位
保持が難しい

ストレスを感じ
やすい

消化機能の
未熟性 → 経管栄養
ミルク1時間注入
浣腸2回/日 → 空気の嚥下やミル
ク注入に伴う腹部
膨満の増強

体温調節機能
の未熟性 → 保育器に収容中 → 高体温・低体温のリスク

免疫機能の
未熟性 → 易感染状態 → 感染リスク状態

家族

母30歳　会社員 → 1年間育児休業取得予定 → 面会　週3〜4回 →
●看護師と一緒に清拭やおむつ交換を実施
●小さい我が子に触れることの不安と児の
　ケアに参加できる喜び

父30歳　会社員 → 育児休業取得予定あり → 面会　週2回 →
●恐る恐るタッチング
●小さい我が子に触れることの不安と喜び
●大切な存在だと実感する

兄2歳　保育園

育児協力者：
母方祖父母

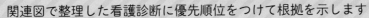

4 看護診断と根拠

関連図で整理した看護診断に優先順位をつけて根拠を示します

Rちゃん・家族の看護診断リスト

No	看護診断	根拠
#1	呼吸機能の未熟性に関連した 非効果的呼吸パターン[※1]	早産児は子宮外環境での生活に適応する能力が不十分な状態で生まれてくるため、さまざまなサポートを受けながら時間をかけて能力を獲得し成長発達していく。なかでも、呼吸機能は、肺の解剖生理学的な問題と呼吸中枢機能の問題が伴い、出生直後から長期的に問題となることが多い。

No	看護診断	根拠
#2	母子分離に関連した 愛着障害リスク状態[※2]	子どもがNICUに入院になると、母子分離の状態となる。また、家族は我が子に対面したとき、子どもの命の存在を実感してうれしく感じることもあれば、想像以上に小さく医療機器に囲まれた状況に不安や悲しみ、自責の念などを感じることもあるなど複雑な感情を抱く。このような状況は、子どもと家族の愛着形成や相互作用を阻害し、それは退院後の生活にも影響を及ぼす。そのため、家族へのケアも新生児看護の重要なポイントの1つである。

【NANDA-I看護診断】
※1 定義：吸気と呼気の両方またはいずれか一方で、十分に換気できない状態
※2 定義：親あるいは大切な人と子どもとの、保護的で養育的な互恵関係の進展を促す相互作用プロセスが、中断しやすい状態

5 看護計画の立案

挙げることの多い#1、2の期待される成果、看護計画と根拠を解説します

Rちゃんの看護計画

#1 ≫ 呼吸機能の未熟性に関連した非効果的呼吸パターン

期待される成果	長期目標	●十分な換気が維持できる。
	短期目標	●目標のSpO_2値が保てる。 ●二酸化炭素の蓄積がない。 ●努力呼吸の増悪がない。 ●無呼吸発作から回復できる。

	看護計画	根拠・留意点
O-P （観察計画）	1. バイタルサイン 2. 無呼吸発作の回数、出現状況、回復状況 3. 肺のAir入り、肺雑音 4. 分泌物の量・性状 5. 努力呼吸の有無・程度	●呼吸状態の観察は、単に呼吸のアセスメントだけではなく、全身状態の評価にもつながる重要な情報である。ちょっとした変化を見逃さず、全体像をとらえてアセスメントしていく必要がある。呼吸管理を行うためには新生児の呼吸の特徴を理解し、観察やケアを行っていく必要がある。

看護計画	根拠・留意点
O-P （観察計画） 6. 腹部症状 　●腹部膨満感の有無・程度 　●排便の回数・量・性状 7. 検査データ	▶新生児の呼吸の特徴 　・呼吸面積が狭い　　　　　　　　・気道が細い 　・気道および気道を支える組織が脆弱　・胸郭が軟らかい 　・呼吸筋の力が弱い　　　　　　　・呼吸調節機能が未熟 　・横隔膜優位の呼吸　　　　　　　・鼻呼吸 　・肺血管抵抗が高い ●早産児は皮膚組織も未熟であり、呼吸サポートに必要なチューブやマスクなどによる皮膚損傷にも注意が必要である。 〈早産児のフィジカルアセスメントで特に注意すべき症状〉 ●頭の先からつま先まで、全身をくまなく観察することが大切！ ●呼吸 　▶努力呼吸：多呼吸➡60回/分以上の呼吸 　　陥没呼吸➡吸気時に肋骨弓下、肋間、胸骨上窩などが陥没する 　　呻吟➡呼気時に「うーうー」と唸るような声を出す 　　鼻翼呼吸➡吸気時に鼻翼が拡大する 　▶無呼吸：呼吸停止が20秒続く、あるいは20秒未満でも徐脈やチアノーゼを伴う 　▶周期性呼吸：短時間の呼吸停止と通常の規則的呼吸とを繰り返す 　▶SpO₂値の低下、チアノーゼ ●循環：血圧低下、乏尿、無尿、浮腫、肝腫大、皮膚色が悪い、四肢末梢冷感、頻脈や徐脈、消化不良、活気不良、呼吸状態の悪化　など ●消化器・栄養：腹部膨満、腹部緊満、腸形膨隆、腹壁色の変化、胃内容物の量や性状変化、便の排泄がない、嘔吐　など ●体温の異常（高体温、低体温） ●何となく元気がない
C-P （ケア計画） 1. モニタリング 2. 呼吸器管理 3. 無呼吸発作出現時は、刺激、酸素投与、胃吸引により減圧などを行うことで回復を促す。 4. 分泌物貯留時は口腔内吸引を実施する。 5. 安楽な呼吸ができるように体位を整える。 6. 腹部膨満が強いときはガス抜きや胃吸引して減圧を行う。 7. ミルクの注入速度を検討する。 8. 安静時間が確保できるようにケアのタイミングを調整する。 9. 負担の少ないケア方法を状態に合わせて検討する。 10. 体温管理 11. 内服薬の確実な投与 12. 医師への報告	●モニタリングは経時的な変化を観察するのに有効な手段の1つである。どのようなときに状態の変化が起こりやすいのか、どの程度の変化が起こるのか、どのように対処したら安定できるのかなどをアセスメントし、児に合ったケアにつなげていくことが必要である。 ●早産児の皮膚は未熟であり損傷を受けやすい。各種モニターの装着部位は定期的に変更して観察する。また、粘着面積を小さくする、皮膚にやさしいものを使う、圧迫を避けるなどの調整も必要となる。 ●呼吸器にはさまざまな機種やモードがあり、それぞれの特徴を理解してケアを行う必要がある。Nasal-CPAP装着中は、口腔内の分泌物が貯留する、空気の嚥下が増え腹部膨満が出現する、マスクやプロングがずれるといった状況が起こりやすい。適切なタイミングでケア介入することで、呼吸状態の安定につながる。 ●無呼吸発作はモニターで監視されているため、アラームが鳴った際にはすぐにベッドサイドで状態確認を行い、回復に必要なケアを行う必要がある。発作の回数が増えたり回復が悪かったりする場合は、全身状態に何かしらの異変が起きている可能性があるため、医師に報告する。 ●腹部膨満が増強すると、横隔膜が挙上し呼吸状態が不安定になるという状況がしばしばみられる。ミルクの注入中や注入後にSpO₂が低下したり呼吸数が増加したりする要因にもなる。これは、大人が食後に「あ〜お腹いっぱい。苦しい」という状況に似ている。急な腹部膨満の増強とならないように児の状態に合わせてミルクの注入速度を変更したり、安楽な体位に調整したりすることが必要である。 ●姿勢・体位を整えることは、呼吸状態の安定につながる。腹臥位は、児の横隔膜運動をスムーズにする、ミルクの消化吸収を促進させる、姿勢が安定しやすい、ストレスを緩和し安静や睡眠を保ちやすくなるといった効果があり、早産児ではよく使われている。良肢位を保持し呼吸がしやすいようにポジショニングを行う。

看護計画	根拠・留意点
C-P （ケア計画）	● 激しく啼泣する、啼泣し続ける、バタバタ動いて落ち着かない、ストレスを感じているなどの状況では、呼吸に負担がかかり体力のない早産児は容易に疲れてしまう。その結果、無呼吸発作や浅呼吸、周期性呼吸などが出現し呼吸状態が不安定となる。ケアを行う際は、児の反応を観察しながら、タイミングや方法を検討し個別性を考える必要がある。児の行動から気持ちを汲み取り、尊重することが大切である。 ● 体温の異常は、無呼吸発作の誘発や酸素消費量・呼吸数の増加などの影響を及ぼす。早産児は低体温になりやすいためケアを行う際は熱の喪失経路を考慮し、体温の異常をきたさないように注意する。 ▶熱の喪失経路 伝導：皮膚に接している物体へ熱が伝導する 対流：体表上を空気が流れる 蒸散：皮膚からの不感蒸泄、湿った皮膚からの蒸散 輻射：皮膚から周囲の物体へ熱が奪われる ● 内服薬の量は体重あたりで調整されており、1回投与量が0.35mLなど1mL未満で細かく指示量されていることも多い。確認を確実に行い、安全に投与する必要がある。 ● 医師と児の状態を共有し、治療とケアを一緒に進めていくことが大切である。

 Rちゃん・家族の看護計画

#2 ≫ 母子分離に関連した愛着障害リスク状態

期待される成果	長期目標	● 愛着形成が促進される。
	短期目標	● 家族が児の状態を正しく理解できる。 ● 家族が児のケアに参加できる。

看護計画	根拠・留意点
O-P （観察計画）	1. 両親の面会状況 ● 頻度、表情、言動 2. 児の様子 ● 睡眠覚醒状況、表情や反応	● 児と両親が、どのようなやり取りをしているのか観察し、良好な関係を築けるように支援していく必要がある。
C-P （ケア計画）	1. 両親の思いを傾聴する。 2. 児の状態を理解できるように説明する（医師にも説明を依頼する）。 3. 児の日々の様子を家族と共有する。 4. ケア内容や方法を提案する。 ● タッチング、ホールディング、カンガルーケア、タッチケア、おむつ交換、清潔ケアなど。	● 両親の話を傾聴することは、両親が思いを発散したり整理したりする場となり、重要なケアの1つである。また、医療者が両親を知りサポートしていくためにも必要なことである。 ● 両親は、子どものことを理解するために、良いことも悪いことも知りたいと思っている。医療者は、両親の反応を確認しながら説明を行い、両親が治療やケアに参加できるようにかかわっていく必要がある。 ● 児の日々の成長を感じられることは、両親にとって喜びにつながる。体重が増えたこと、ミルク量が増えたこと、うんちが良く出たことなど些細なできごとも共有していく。 ● 両親の希望に合わせて、安全にケアに参加できるように、説明や準備、サポートを行う。
E-P （教育計画）	1. 両親に児のケアを指導する。	● 両親が子どものことを愛おしく感じ、親役割を意識できるように声かけやサポートを行う。実施後は、両親の言動を観察し今後の計画を立てる。

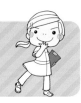

6 評価の視点

実施した看護の評価の視点や今後の看護における留意点をまとめました

Rちゃんと家族が、状態に合ったサポートを受けることができ、安定して過ごすことができているかを評価する。

● 今後の看護における留意点

Rちゃん	#1	呼吸機能の未熟性に関連した非効果的呼吸パターン	●Rちゃんの成長発達に合わせてケアを実施していくことが大切である。 ●呼吸の状態に合わせて、呼吸器からの離脱やミルクの注入速度の変更などが行われていくため、状態の変化に注意する。 ●Rちゃんのケアに対する反応を観察し、安定した状態でケアを受けることができるようにケア内容や方法を検討していく必要がある。
Rちゃん・家族	#2	母子分離に関連した愛着障害リスク状態	●退院後を見据えた情報収集や支援を提供していくことが大切である。 ●Rちゃんの状態について十分な説明を受けて正しく理解し、ケアに参加できるように支援していく必要がある。 ●安心してケアに参加できるような環境を整え、両親がケアをすることに自信を持てるように支援していくことが必要である。 ●退院後も受けることができる支援があることを伝え、安心して退院を迎えられるように調整を行うことも大切である。

✎ 略語

＊【NICU】neonatal intensive care unit
＊【RDS】respiratory distress syndrome
＊【nasal-CPAP】nasal continuous postive airway pressure
＊【HMS-2】human milk supplement-2

＊【PROM】premature rupture of membrane
＊【HFNC】high flow nasal cannula
＊【SpO₂】oxygen saturation of peripheral artery
＊【GER】gastro esophageal reflux

＊【PDA】patent ductus arteriosus
＊【CVD】cardiovascular dys-function
＊【PPHN】persistent pulmonary hypertension of the newborn
＊【IgG】immunoglobulin G

✎ 引用文献

1. 仁志田博司：新生児学入門　第5版. 医学書院, 東京, 2020.
2. 楠田聡：家族への説明に使える!イラストでわかる新生児の疾患・治療・ケア. メディカ出版, 大阪, 2010.
3. 楠田聡：NICU看護の知識と実際. メディカ出版, 大阪, 2010.
4. 日本ディベロップメンタルケア研究会：標準ディベロップメンタルケア. メディカ出版, 大阪, 2014.
5. 中村友彦：超低出生体重児の管理マニュアル. メジカルビュー社, 東京, 2021.
6. With NEOプレゼンツ　赤ちゃんの能力・生理・発達. メディカ出版, 大阪, 2020. 第33巻5号
7. With NEO超実践!根拠もわかるディベロップメンタルケア. メディカ出版, 大阪, 2021. 第34巻5号
8. 内山温：ハイリスク新生児　栄養管理・母乳育児Q&A. メディカ出版, 大阪, 2015.
9. 細野茂春：新生児蘇生法テキスト第4版. メジカルビュー社, 東京, 2021.
10. 大木茂：新生児の症状別フィジカルアセスメント. メディカ出版, 大阪, 2015.

高ビリルビン血症

［こうびりるびんけっしょう］

執筆 古川亮子

看護
の
視点

高ビリルビン血症では、適切に光線療法を行い、核黄疸を予防することが重要です。母親や家族にも丁寧に説明し、心理的サポートを行いましょう。

この事例のキーワード

- 高ビリルビン血症
- 経皮ビリルビン値
- 光線療法
- 核黄疸
- 初産婦
- 不妊治療

まず対象を
とらえよう！

事例紹介

【氏名・年齢・性別・体格】

Mさん・40歳・女性。身長153cm、非妊時体重56.2kg、非妊時BMI 24.0。

【既往歴・現病歴】

特になし。

【産科歴】

なし（1妊0産）。今回の妊娠は計画的。不妊治療あり。

【血液型・感染症・血液データ】

O型Rh（＋）。感染症なし。妊娠期の血液検査に問題なし。夫の血液型はAB型Rh（＋）。

【心理状態】

真面目で慎重な性格。大学を卒業しており、理解力は問題ない。これまで、弟や友人の子ども（乳児）を少し触ったことがある程度しか、子どもとかかわったことがない。

【夫婦・家族関係】

- 既婚（初婚同士、結婚5年目）。核家族（夫と2人暮らし）。夫は45歳、会社の健康診断でメタボリックシンドロームを指摘されている。夫婦関係は良好。出生した児は夫婦にとって第1子。
- 実家は車で40分くらいのところにある。実父母とも70歳代前半で、高血圧のため内服治療中、無職（年金）。弟は既婚で、5歳の子どもが1人おり、他県で生活している。退院後は実母が2週間程度手伝いに来てくれる予定。

【社会状況】

- Mさんは会社員（常勤）で勤務しており、現在産休中。1年程度育児休業をとる予定。
- 夫は会社員（常勤）で勤務し、1週間程度仕事を休み育児

に協力してくれる予定。

【妊娠期から入院までの経過】

妊娠6週で妊娠を診断され、妊娠初期につわりにより体重が1kg減少した。つわりがおさまった後に食欲が増し食べ過ぎてしまうことがあり、妊娠中期に体重増加について指導を受けた。妊娠末期には下肢の浮腫が軽度みられた。胎児発育・健康状態は良好であった。妊娠40週3日5：00に、破水感と不規則な子宮収縮があり病院に電話をしたのち受診した。6：00に受診し、破水が確定、10分間隔の子宮収縮もみられたため入院となった。

【分娩経過】

- 妊娠週数40週3日、吸引分娩（胎児機能不全のため）、分娩所要時間17時間00分（微弱陣痛）、分娩時出血量485mL、会陰部左側切開あり。
- 児は男児、出生時体重3,100g、アプガースコア8点/9点、臍帯血ガスpH 7.23、身長50.0cm、頭囲33.0cm、胸囲32.0cm、外表奇形なし、生後30分以内に点眼済み。
- 胎児付属物の異常なし。
  - ▶胎盤：シュルツェ様式で娩出510g、石灰沈着軽度あり、白色梗塞なし。
  - ▶臍帯：動脈2本・静脈1本、長さは53cm、太さは1.3cm、臍帯巻絡は頸部に1回あり、着色なし。
  - ▶卵膜：3枚あり、欠損・着色なし。
  - ▶羊水：混濁軽度あり。

【治療方針】

生後3日で経皮的黄疸計の値が基準値を超えたため採血を行った。血清総ビリルビン値（TB[*]）も基準値を超えていた

ため高ビリルビン血症の診断を受け、光線療法が開始となった。1クール24時間光線療法を行い、治療効果（TBの低下）がみられたため、光線療法を終了した。その後、TBの再上昇がないかどうかを含め児の全身状態を確認し、問題ないため退院となった。

【看護方針】
児に対しては、高ビリルビン血症による光線療法が適切に行われ、核黄疸を防ぐことができるよう看護ケアを行う。Mさんは不妊治療で妊娠しており挙児希望が強い。また、真面目で慎重な性格で、これまで子どもに接したことがほとんどなく、児の高ビリルビン血症の診断や治療に対して動揺している。そのため、Mさんや家族には高ビリルビン血症や光線療法について丁寧に説明を行い、十分な心理的なケアを行っていく必要がある。

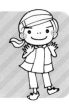

学生の受け持ち

看護学生がMさんとMさんの児を受け持ったのは産褥/生後1〜4日で、産褥/生後3日に産褥期・新生児期の看護計画を立案した。

---

1 異常の基礎知識

異常の定義、分類、病態、症状、検査・診断、治療、看護などについて母児両面から解説します

● 生理的黄疸とは

- **黄疸**はビリルビンが血液中に増加し、全身の皮膚や粘膜に過剰に沈着した状態である。
- 新生児は、下記の理由から、約90％に**生理的黄疸**がみられる。
  - ▶ 出生直後の**溶血亢進**によりビリルビン産生が亢進する（胎児赤血球の寿命は約90日で、成人赤血球の寿命である120日よりも短く、壊れやすい。また新生児は生理的多血である）
  - ▶ 間接ビリルビンの肝臓での**グルクロン酸抱合が不十分**である
  - ▶ 有効な肝血流量が少ない
  - ▶ 腸肝循環によるビリルビンの血中再移行が多い
- 生理的黄疸の強さは人種や栄養法によって異なり、日本人は欧米人よりも強く、**母乳哺育児**は人工哺育児に比べ生理的黄疸が遷延する傾向がある。
- 生理的黄疸は生後2〜3日よりみられ、生後**4〜5日**頃にピークとなり、生後**7〜10日**に肉眼的黄疸がみられなくなる。

● 定義

- 高ビリルビン血症は、**生理的範囲を超える黄疸（病的黄疸）**である。
- 病的黄疸には、生後24時間以内に出現する**早発黄疸**、血清総ビリルビン（TB）値が正常域を超えて高くなる**重症黄疸**、生後2週間以上持続する**遷延性黄疸**の3つの型に分けられる（**図1**）。

図1 黄疸の種類

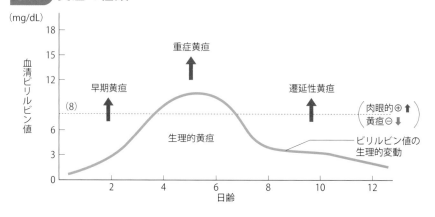

● 原因

- 高ビリルビン血症の原因は、おもに**ビリルビンの産生過剰、ビリルビンの排泄障害、混合型**がある（**表1**）。
- そのほかに、黄色人種はグルクロン酸転移酵素遺伝子の

変異のため、白人の2倍、黒人の3倍の頻度で高ビリルビン血症がみられる。

表1 高ビリルビン血症の原因

ビリルビン産生過剰	溶血性疾患	● 血液型不適合（ABO不適合、Rh不適合など） ● 先天性溶血性疾患（遺伝性球状赤血球症、赤血球内酵素異常症、ヘモグロビン異常症など）
	閉鎖性出血	帽状腱膜下血腫、頭血腫、頭蓋内出血、副腎出血、腹腔内出血など
	多血症	● 胎児発育不全 ● 糖尿病母体からの出生児 ● 双胎間輸血　など
	腸肝循環の亢進	● 消化管の通過障害（腸閉塞、消化管閉鎖、ヒルシュスプルング病、肥厚性幽門狭窄など） ● 胎便の排泄遅滞 ● 授乳量不足
ビリルビン排泄障害	ビリルビン抱合の低下	Crigler-Najjar（クリグラー・ナジャー）症候群、Gilbert（ジルベール）症候群、甲状腺機能低下症、早産児
	抱合型ビリルビンの肝細胞からの排泄障害	Dubin-Johnson（デュビン・ジョンソン）症候群、Rotor（ローター）症候群
	胆汁流出路の閉塞	先天性胆道閉鎖症、先天性胆道拡張症、新生児肝炎
混合型		● 感染症［敗血症、先天性感染症（TORCH*症候群）］ ● 超早産児 ● 染色体異常

● 症状

- 高ビリルビン血症の症状は**皮膚の黄染**である。
- 皮膚の黄染は一般的に、**血清総ビリルビン値が5～6mg/dL**を超えると可視的黄疸として認識できるようになり、黄染の程度により顔面から胸部・腹部・下肢、手掌・足底に広がる（クラマーの黄疸進行度：**図2**）。
- **眼瞼結膜**の黄染はわかりやすい。また、黄疸の増強により**哺乳力・活気・筋緊張の低下**、**神経症状**の有無に注意する必要がある。
- 重症の黄疸が持続した場合、核黄疸（ビリルビン脳症）を発症することがある。核黄疸（ビリルビン脳症）は、間接ビリルビン（非抱合型ビリルビン）の血中濃度が高い場合に、脳の大脳基底核・海馬傍回にビリルビンが沈着し黄染した状態で、後遺症を残すことがある（核黄疸の症状：P.166**表2**参照）。核黄疸の発症後の有効な治療法はないため、高ビリルビン血症の段階での早期治療が最も重要である。

図2 クラマーの黄疸進行度

- 身体を5つの区域に分け、黄疸の身体区域への皮膚の黄染の広がりで観察する

❶頭部・頸部
❷体幹の臍から上
❸腰部・下腹部
❹膝から足関節、上腕から手関節
❺四肢末端

- 区域❹以上（膝・上腕から末梢にかけて黄疸を認める）の場合に採血による検査を行う

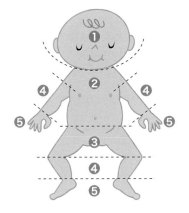

表2 核黄疸の症状

急性ビリルビン脳症	第1期（発症2〜3日）	吸啜・モロー反射減弱、筋緊張低下、嗜眠傾向
	第2期（発症3〜7日）	筋緊張亢進、発熱、後弓反張
	第3期（発症1週間以降）	筋緊張亢進の消失
慢性ビリルビン脳症（核黄疸）	生後1年以内	哺乳不良、甲高い鳴き声、筋緊張低下（深部反射亢進）、運動発達遅滞
	生後1年半以降	アテトーゼ型脳性麻痺、難聴、上方注視麻痺、知的障害

● 診断

- 黄疸の程度は、**経皮的黄疸計**による測定や新生児の**皮膚の観察**などで確認する。
- スクリーニングである経皮的黄疸計による値が基準値を超えた場合は、高ビリルビン血症の診断のために採血を行い、**血清総ビリルビン値（TB）**を確認する。
- ビリルビンの神経毒性を考えるうえで、**アルブミン非結合型ビリルビン（アンバウンドビリルビン：UB***）の測定、直接型高ビリルビン血症か間接型高ビリルビン血症かの鑑別のために**ビリルビン分画**の分析を行う。
- 高ビリルビン血症の鑑別診断は**図3**を参照とする。

図3 高ビリルビン血症の鑑別診断

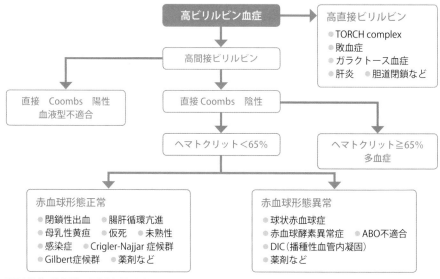

児玉由紀 著, 綾部琢哉, 板倉敦夫 編：新生児. 標準産婦人科学 第5版. 医学書院, 東京, 2021：636. 図27-20. より引用

● 治療

- 高ビリルビン血症の治療は、胆汁流出路の閉塞などの**閉塞性黄疸の場合は原疾患の治療**を行うが、それ以外は主に**光線療法**と**交換輸血**を行う。

①交換輸血

- 交換輸血は、**ビリルビンの除去**、抗体が結合した**感作赤血球の除去**、**抗体の除去**、**貧血の補正**のため、**早発黄疸**などの急速な溶血によるビリルビン上昇に対して**NICU***管理で行われる。

②光線療法

- 光線療法は、光によってビリルビンが水に溶けやすい光学異性体に変化することで、皮膚のビリルビンが血中に溶け

込みやすくなり、**胆汁中への排泄を促す**。

- 光線療法は、**12〜24時間を1クール**として照射し治療効果を確認するが、光線療法の適応・中止基準は以下に示す（**図4**、**表3・4**）。
- 光線療法の方法には、**スタンド型**、**ベッド型**、**パッド型**があり、使用される光源は従来の蛍光灯・ハロゲンランプから近年はLEDが多くなっている（P.168**表5**）。
- LED光源を用いた光療法器は蛍光管の光療法器に比べ寿命が長く、照射波長範囲を狭くすることができ、放射照度も高い。また、熱エネルギーがあまり出ないとはいわれるが、蛍光管と同様に高温になるという報告もあるため、**児の体温・水分管理**を行う必要がある。
- 光線療法時は、光線の照射面積が広くなるように機器と児

の距離を調整し、**新生児の性器・眼の保護**や**体位変換**を行い、確実に照射できるように配慮する。

- 副作用には、スタンド型では**不感蒸泄量の増加**、**下痢**、**皮膚の発疹**、**ブロンズベビー症候群**（皮膚・血清・尿などが

ブロンズ色となる）などがあるが、治療方法による特徴と看護の特徴についてはP.168**表5**を参照とする。また、光線療法中は患児の**母親・家族への説明やケア**を行うことも重要である。

図4 村田・井村の基準（井村, 1985）

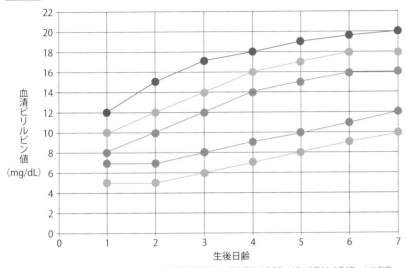

凡例：
- ≦999g
- 1,000～1,499g
- 1,500～1,999g
- 2,000～2,499g
- ≧2,500g

- 日齢、出生体重から基準線を超えたときに光線療法を開始する
- 下記の核黄疸発症の危険因子がある場合には、1段低い基準線を超えたときに光線療法を考慮する
  1) 周産期仮死（5分後Apgarスコア<3点）
  2) 呼吸窮迫（PaO2≦40mmHgが2時間以上持続）
  3) アシドーシス（pH≦7.15）
  4) 低体温（直腸温<35℃が1時間以上）
  5) 低蛋白血症（血清蛋白≦4.0g/dLまたは血清アルブミン≦2.5g/dL）
  6) 低血糖
  7) 溶血
  8) 敗血症を含む中枢神経系の異常徴候
- 中止基準：その日齢における開始基準よりも2～3mg/dL低くなった場合に中止

井村総一：新生児黄疸の治療 光線療法の適応基準と副作用の防止. 日本臨床 1985；43：1741-1748. より引用

表3 神戸大学（中村）の基準

出生体重	TB(mg/dL)						UB(μg/dL) [生後時間にかかわらず]
	<24時間	<48時間	<72時間	<96時間	<120時間	≧120時間	
<1,000g	5/8	6/10	6/12	8/12	8/15	10/15	0.3/0.8
<1,500g	6/10	8/12	8/15	10/15	10/18	12/18	
<2,500g	8/10	10/15	12/18	15/20	15/20	15/20	0.6/1.0
≧2,500g	10/12	12/18	15/20	18/22	18/25	18/25	

数値は光療法/交換輸血の治療適応基準
判定：TB値あるいはUB値が基準値を超えた場合には、光療法、交換輸血の適応とする
TB：血清総ビリルビン、UB：アンバウンドビリルビン

日本医療研究開発機構（AMED）難治性疾患実用化研究事業「早産児核黄疸の包括的ガイドラインの作成」班, 2020より引用

表4 光線療法・交換輸血の治療のための新基準案（神戸大学、2016）

在胎週数 または 修正在胎週数	総ビリルビン値の基準(mg/dL)						アンバウンドビリルビン値の基準(μg/dL)
	<24時間	<48時間	<72時間	<96時間	<120時間	120時間～	
22～25週	5/6/8	5/8/10	5/8/12	6/9/13	7/10/13	8/10/13	0.4/0.6/0.8
26～27週	5/6/8	5/9/10	6/10/12	8/11/14	9/12/15	10/12/15	0.4/0.6/0.8
28～29週	6/7/9	7/10/12	8/12/14	10/13/16	11/14/18	12/14/18	0.5/0.7/0.9
30～31週	7/8/10	8/12/14	10/14/16	12/15/18	13/16/20	14/16/20	0.6/0.8/1.0
32～34週	8/9/10	10/14/16	12/16/18	14/18/20	15/19/22	16/19/22	0.7/0.9/1.2
35週～	10/11/12	12/16/18	14/18/20	16/20/22	17/22/25	18/22/25	0.8/1.0/1.5

値は、Lowモード光線療法/Highモード光線療法/交換輸血の適応基準値

修正週数に従って、治療基準値が変わる

森岡一朗, 岩谷壮太, 香田翼 他：早産児の黄疸管理－新しい管理方法と治療基準の考案. 日本周産期・新生児医学会雑誌 2017；53：1-9. より引用

表5 光線療法の種類と特徴

	スタンド型		ベッド型	パッド型
	保育器使用なし	(閉鎖型)保育器使用		
方法	ネオブルー (写真提供：アトムメディカル株式会社) BluespotPTライト (写真提供：パラマウントベッド株式会社)	ネオブルー (写真提供：アトムメディカル株式会社) BluespotPTライト (写真提供：パラマウントベッド株式会社)	トーイツ新生児黄疸光療法器〈LED式〉 グリーンライトベッド LF-135 (写真提供：トーイツ株式会社)	新生児黄疸光線治療器 ビリソフト2.0 (写真提供：パラマウントベッド株式会社) ビリセラピー パッドタイプ (写真提供：アトムメディカル株式会社)
特徴	● 上部からの照射のほか、横からの照射が可能である ● 照射強度の選択ができる ● 光線刺激からの保護のため、照射対象の児や照射周囲の家族、他児や医療スタッフへの遮光の配慮が必要となる		● 衣服一体型のため、保温やプライバシー確保に適し、周囲への光の漏れが低減できる ● スタンド型光線療法との併用が可能である ● 母子同室が可能である	● 照射パッドを児の体に装着できるため、光線療法を継続したまま抱っこや授乳が可能である ● 着衣やおくるみにより周囲への光の漏れが軽減できる ● スタンド型光線療法との併用が可能である ● 母子同室が可能である
看護	共通：黄疸の観察(皮膚・眼球の黄染の有無や程度、経皮的ビリルビン計による測定、血液データ)、体温管理(場合によっては深部温を測定し腋窩温との解離がないかどうか確認する)、体位変換、性腺保護(おむつを着用する)、水分出納の観察(In/Outバランスの確認、排泄物の性状や量[緑色便排泄など]、哺乳状況、体重測定)、脱水予防、皮膚の観察(光線照射の皮膚刺激による発赤、湿疹、皮膚乾燥など)、保清(排泄物の性状・量の変化により殿部の発赤などが生じやすくなる)、副作用の有無の確認、核黄疸(ビリルビン脳症)に関連した症状の観察、周囲への光漏れの配慮、児のプライバシーの確保、家族への配慮			
	● 機器と児の距離の調節 ● 体温管理(低体温に注意) ● アイマスクによる網膜の保護	● 機器と児の距離の調節 ● 保育器内の調整(温度、湿度)と感染予防(清潔) ● アイマスクによる網膜の保護	● 蛍光ランプ式の治療器は使用する前にあらかじめ10〜15分程度電源を入れてベッドを温める(LED式では不要)	● パッドカバーの装着 ● カバーを装着した光線パッドを児の背中に当て、着衣して光線照射を開始する

2 現在にいたるまでのアセスメント

妊娠期～産褥期までの継続した流れを踏まえて母児両方のアセスメントを行います

1 一般状況・妊娠期（胎児期）・分娩期のアセスメント

一般状況

妊娠期・胎児期

- Mさんの一般状況や妊娠期・胎児期の経過は順調であった。

分娩期

- 分娩は微弱陣痛により分娩時間が初産婦の平均より長く、胎児機能不全の適応で吸引分娩となっている。
- 出生時のアプガースコアから仮死出生ではなかったが、臍帯巻絡が頸部に1回あり、軽度の羊水混濁や胎盤に軽度の石灰沈着があり、臍帯血ガスは正常範囲より低い値であったこ

とより、胎児への分娩時のストレスは大きいかったものと推測される。
- 児は正期産児であり、出生時の体重や身長などからAFD*児で低出生体重児または巨大児でもなく、奇形などもないことから、子宮外生活への適応には問題ないと思われる。

2 新生児期のアセスメント（データ収集、分析・解釈）

 Mさんの児の状況

一般状態：O（客観的データ）※S（主観的データ）はMさんの発言	アセスメント
● **バイタルサイン（生後1～3日）**：体温36.6～36.9℃・末梢冷感なし、心拍数110～150回/分・心雑音なし、呼吸数38～52回/分・両肺のエア入り良好・異常呼吸なし。チアノーゼなし。 ● **姿勢**：MW型、左右対称。 ● **皮膚の状態**：軽度落屑あり、腹部に中毒性紅斑あり。 ● 頭頂部に頭血腫あり。 ● 鼻にキュストナー徴候あり。口唇・口蓋裂なし。 ● 腸蠕動が全体的に聴取できるがやや弱め。腹部膨満軽度あり。嘔吐なし。 ● 臍部は乾燥しており、出血や悪臭なし。臍脱未。 ● 毳毛は肩甲に軽度あり。 ● 指は両手・足ともに5本ずつあり。手の爪は指先を超えている。 ● 陰嚢水腫なし、停留睾丸なし。鎖肛なし。 ● **原始反射**：左右対称にあり（モロー反射、把握反射、バビンスキー反射、吸啜反射、探索反射、捕捉反射）。	● 児のバイタルサインは正常範囲内で心雑音や異常呼吸などはなく経過できている。 ● 児の姿勢は、正常新生児がとる姿勢である。 ● 吸引分娩による頭血腫がみられる。頭血腫は特に治療の必要はないが、高ビリルビン血症の原因になるため、黄疸の程度を注意深く確認していく必要がある。 ● 腹部の中毒性紅斑、鼻のキュストナー徴候、肩甲部の軽度の毳毛、手の爪が指先を超えている、精巣が下降しているなど成熟児の徴候がみられており、Mさんの児の胎内発育は良好であったことがわかる。 ● その他の所見より、児の子宮外生活適応に悪影響を及ぼす因子はないといえる。
● **体重減少率（生後1～3日）**：2.0%➡5.1%➡8.3% ● **哺乳量**：混合哺育、時間哺育、授乳回数8回/日（3時間毎）。 ● **1回哺乳量**：生後1日　約5～10mL/回（母乳0mL、人工乳約5～10mL/回）➡生後2日　約15mL/回（母乳約2～3mL、人工乳約12～15mL/回）➡生後3日　約20～25mL/回（母乳約5mL、人工乳15～20mL/回）。 ● 授乳時は傾眠がちで、人工哺乳時は看護師のサポートあり。 ● **排泄量（生後1～3日）**：排尿は5回/日➡6回/日➡5回/日、黄色。排便は3回/日・胎便➡3回/日・胎便➡2回/日・胎便～移行便。下痢なし。	● 生後3日までの体重減少率は正常範囲内ではあるが、哺乳時は傾眠がちで哺乳量が少なめであることや排泄量が少ないことから、正常を逸脱する可能性がある。また、哺乳量が少ないことにより脱水のリスクも生じるため、注意が必要である。

一般状態：O（客観的データ）※S（主観的データ）はMさんの発言	アセスメント
● **黄疸**：視覚的な黄染（クラマーの黄疸進行度）生後1日　なし➡生後2日　軽度あり（ゾーン1：顔面・頸部）➡生後3日　黄染あり（ゾーン3〜4：腰部・下腹部〜腰から足関節、上腕から手関節）。 ● **経皮的黄疸計の値（生後1〜3日）**：2.1mg/dL➡8.7mg/dL➡15.8mg/dL。 ● 生後3日の血清総ビリルビン値（TB）15.2mg/dL、アンバウンドビリルビン値（UB）0.6μg/dL。傾眠がち。	● 生後3日の黄疸の程度は視覚的な範囲および経皮的黄疸計の値が上昇し、傾眠がちであるなど、黄疸が増強していると考えられる。Mさんの児の黄疸が増強したおもな要因として、頭血腫があることと排泄量（特に排便）が少ないことが挙げられる。経皮的黄疸計の値が高いため、採血により血清総ビリルビン値（TB）とアンバウンドビリルビン値（UB）を測定したが、どちらも正常範囲内を逸脱しており、高ビリルビン血症の可能性が高い。医師により診断が確定した後、核黄疸（ビリルビン脳症）を予防するために光線療法が適切に行えるようケアをする必要がある。
● 出生直後より母児標識を右足首に装着している。 ● 生後1日より母子同室。 ● **Mさんの部屋および新生児室**：室温は24℃、湿度は50%。 ● 生後1日にビタミンK₂シロップ内服済み。	● 出生直後から母児標識を装着し医療事故（新生児の取り違え）を防止し、生後1日にビタミンK₂の内服によりビタミンK欠乏性出血症［新生児メレナ（新生児早期の消化管出血）や遅発型（おもに頭蓋内出血）］の予防が図られており、室内の環境も適切である。 ● 生後1日より母子同室となり、愛着形成や母乳哺育を促す環境となっていたが、光線療法（スタンド型）のため児は新生児室で管理されることになる。そのため、Mさんには高ビリルビン血症や光線療法についての説明、およびその理解度を確認し、特に心理的なサポートを行うことが重要である。

ここでは、Mさんの児に焦点を当て、アセスメント〜関連図〜看護診断〜看護計画〜評価までみていきます

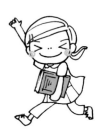

凡例 ▨ 児の看護診断 ☐ 顕在情報 ⌐ ⌐ 潜在情報 ⟶ 関連（実在） ---▶ 関連（潜在）

〈生後3日の関連図〉ここではMさんの児を中心に関連図を作成しています

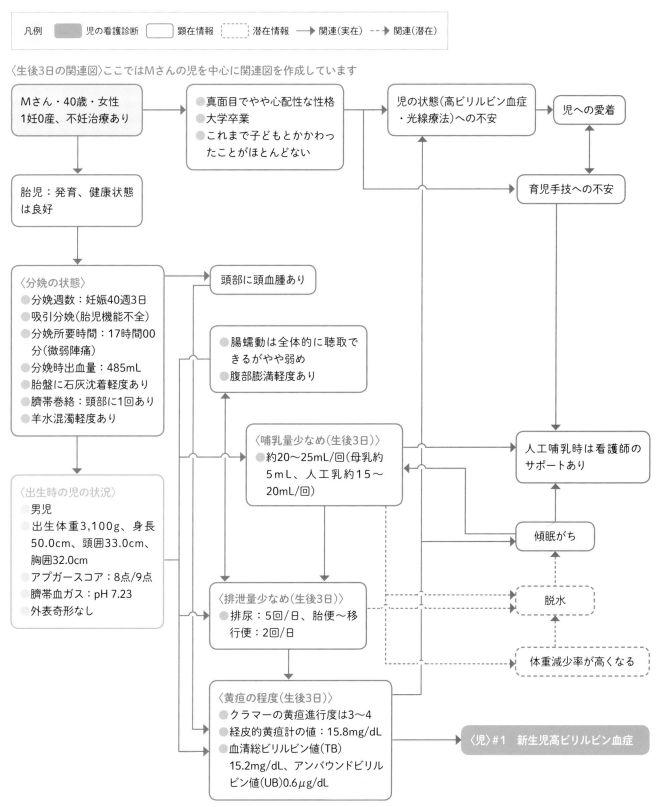

Mさん・40歳・女性
1妊0産、不妊治療あり

- 真面目でやや心配性な性格
- 大学卒業
- これまで子どもとかかわったことがほとんどない

児の状態（高ビリルビン血症・光線療法）への不安

児への愛着

胎児：発育、健康状態は良好

育児手技への不安

〈分娩の状態〉
- 分娩週数：妊娠40週3日
- 吸引分娩（胎児機能不全）
- 分娩所要時間：17時間00分（微弱陣痛）
- 分娩時出血量：485mL
- 胎盤に石灰沈着軽度あり
- 臍帯巻絡：頸部に1回あり
- 羊水混濁軽度あり

頭部に頭血腫あり

- 腸蠕動は全体的に聴取できるがやや弱め
- 腹部膨満軽度あり

〈哺乳量少なめ（生後3日）〉
- 約20〜25mL/回（母乳約5mL、人工乳約15〜20mL/回）

人工哺乳時は看護師のサポートあり

〈出生時の児の状況〉
- 男児
- 出生体重3,100g、身長50.0cm、頭囲33.0cm、胸囲32.0cm
- アプガースコア：8点/9点
- 臍帯血ガス：pH 7.23
- 外表奇形なし

傾眠がち

〈排泄量少なめ（生後3日）〉
- 排尿：5回/日、胎便〜移行便：2回/日

脱水

体重減少率が高くなる

〈黄疸の程度（生後3日）〉
- クラマーの黄疸進行度は3〜4
- 経皮的黄疸計の値：15.8mg/dL
- 血清総ビリルビン値（TB）15.2mg/dL、アンバウンドビリルビン値（UB）0.6μg/dL

〈児〉#1 新生児高ビリルビン血症

生後3日でのMさんの児の状況をみると、最優先の問題は高ビリルビン血症です。そのほかにも、哺乳量が少ないため体重減少が大きくなること、また排泄量が少ないことが問題として挙げられます。

　Mさんの児が高ビリルビン血症になった要因として、頭血腫と排泄量（特に排便）が少ないことが考えられます。また、黄疸が増強すると活気がなくなり哺乳が進まなくなる可能性があり、黄疸と哺乳量、排泄量、体重減少率はいずれも関連要因となります。この悪循環を改善するため、高ビリルビン血症の治療を行うことが重要です。

　高ビリルビン血症の治療に関するMさんの児への看護ケアはもちろんですが、Mさんは初産婦で新生児にかかわった経験がないことから、高ビリルビン血症や光線療法についての知識はなく、児の状況に不安を感じていると考えられます。そのため、Mさんや家族にはこの疾患や治療について丁寧に説明を行い、児との愛着形成に支障をきたすことがないようサポートすることも重要です。

 Mさんの児の看護診断

No	看護診断	根拠
#1	新生児高ビリルビン血症※1	Mさんの児は生後3日目に高ビリルビン血症であることがわかった。重症の黄疸が持続した場合に発症し、不可逆性で、後遺症を残す可能性がある核黄疸（ビリルビン脳症）に移行しないためにも、高ビリルビン血症の治療を行う必要がある。

【NADNA-I看護診断】
※1 定義：生後24時間以降に、血中に非抱合型ビリルビンが蓄積（15mg/dL未満）した状態

 Mさんの児の看護計画

#1 》》 新生児高ビリルビン血症

期待される成果	長期目標	●核黄疸（ビリルビン脳症）が予防できる。
	短期目標	●高ビリルビン血症の治療が進み、黄疸の程度が正常範囲内になる。 ●光線療法の副作用を最小限にできる。

	看護計画	根拠・留意点
O-P （観察計画）	1. バイタルサイン 2. 黄疸の程度 　●クラマーの黄疸進行度、経皮的黄疸計の値、血清総ビリルビン値（TB）・アンバウンドビリルビン値（UB） 3. 活気	●特に高ビリルビン血症の症状、光線療法の効果や副作用に注目しながら、全身状態を把握する。

看護計画	根拠・留意点
O-P (観察計画) 4. 哺乳状況 ● 哺乳回数・量、体重減少率 5. 排泄状況 ● 回数、量、性状 6. 光線療法の副作用の有無 ● 体温の変動や発熱、脱水、皮膚(発赤、湿疹、皮膚乾燥など)、ブロンズベビー症候群(皮膚・血清・尿などがブロンズ色となる) 7. 核黄疸(ビリルビン脳症)に関連した症状 ● 吸啜・モロー反射減弱、筋緊張低下、嗜眠傾向など 8. Mさん・家族の高ビリルビン血症や光線療法についての理解度	
C-P (ケア計画) 1. バイタルサインを測定する。 2. クラマーの黄疸進行度を確認し、経皮的黄疸計で黄疸の程度を測定する。 3. 必要時、血液検査時の介助を行う。 4. 光線療法(スタンド型、閉鎖型保育器使用)の準備を行う。 5. 光線療法中はアイマスクとおむつを装着する。 6. 光線療法中は適宜おむつ交換を行う。 7. 光線療法中は2時間ごとに体位変換を行う。 8. 周囲への光漏れの配慮を行う。 9. 閉鎖型保育器の事故防止(保育器内の温度調整、転落、児の指を挟む、感染など)に努める。	● 黄疸の程度を光線療法の効果とともに、経皮的黄疸計や血液検査で確認する。 ● 光線療法が適切に行われるよう準備し、実施する。 ● 光線療法に関連する医療事故を防ぐよう注意する。
E-P (教育計画) 1. Mさん・家族に高ビリルビン血症や光線療法についてについて説明する。 2. 光線療法中の育児について説明する。	● Mさんは初産婦で新生児にかかわった経験がなく、高ビリルビン血症や光線療法について不安を感じていると予測されるため、丁寧に説明することが大切である。 ● 母児愛着形成やMさんの不安の軽減のためにも、光線療法中であっても育児は行えることを説明し、実施してもらうことは今後の愛着形成のためにも重要である。

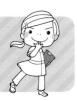

6 評価の視点

実施した看護の評価の視点や今後の看護における留意点をまとめました

Mさんの児は生後3日に高ビリルビン血症のため光線療法が開始となったため、光線療法の効果を確認していく必要がある。Mさんの児は1クール（24時間）の光線療法で黄疸の程度が正常範囲内となった場合、光線療法は中止となるが、その後（24時間後）に黄疸の程度が再度増悪していないか（リバウンドがないかどうか）を確認する。黄疸の増悪がなく正常範囲内で全身状態も問題ないならば、退院が可能となる。ただし、退院後にも黄疸が増悪しないとも限らないため、母親・家族が病院に連絡をしなければならないような児の状況について理解できるよう、十分な説明が必要である。

● 今後の看護における留意点

Mさんの児	#1	新生児 高ビリルビン血症	● 黄疸の程度を確認し、光線療法の治療の効果や副作用の有無を確認する。 ● 光線療法を終了した後も、再度黄疸の増悪がないかどうかを確認する。

略語

* 【TB】total bilirubin
* 【TORCH】toxoplasma,other agents,rubella,cytomegalovirus,herpes simplex virus
* 【UB】unbound bilirubin
* 【NICU】neonatal intensive care unit
* 【AFD】appropriate for dates

引用文献

1. 森恵美 著者代表：系統看護学講座 専門分野II 母性看護学各論 第14版. 医学書院, 東京, 2021：507-509.
2. 佐世正勝, 石村由利子 編：ウェルネスからみた母性看護過程＋病態関連図 第4版. 医学書院, 東京, 2021：947-948.
3. 「周産期医学」編集委員会 編：周産期医学必修知識 第9版. 周産期医学2021年51巻増刊号, 東京医学社, 2022：757, 1156-1159.
4. 有森直子 編：母性看護学II 周産期各論 質の高い周産期ケアを追求するアセスメントスキルの習得 第2版. 医歯薬出版, 2020：497-498.
5. 石井邦子, 廣間武彦 編：助産学講座8 助産診断・技術学II [2]新生児期・乳幼児期 第6版. 医学書院, 東京, 2021：149-159.
6. 綾部琢哉, 板倉敦夫 編：標準産婦人科学 第5版. 医学書院, 東京, 2021：637-638.
7. 小林康江, 中込さと子, 荒木奈緒 編：ナーシング・グラフィカ 母性看護学① 母性看護学の実践 第2版. メディカ出版, 大阪, 2022：331-332.
8. 仁志田博司：新生児学入門 第5版. 医学書院, 東京, 2018：299.
9. 近藤昌敏：【新生児黄疸を再び考える】治療 光療法（光線療法）. 周産期医学2019；49(2)：185-189.
10. T. ヘザー・ハードマン, 上鶴重美, カミラ・タカオ・ロペス 原書編集, 上鶴重美 訳：NANDA-I看護診断 定義と分類2021-2023 原書第12版. 医学書院, 東京, 2021.
11. 古川亮子, 市江和子 編：母性・小児看護ぜんぶガイド 第2版. 照林社, 東京, 2021.

事例
8

特定妊婦

［とくていにんぷ］

執筆 江口晶子

看護の視点

特定妊婦には、医療・保健・福祉の関係機関が連携してかかわる必要があります。早期から予防的視点でかかわることで、児童虐待の防止につながります。近年増加している特定妊婦への支援を学びましょう。

この事例のキーワード

- 若年妊娠
- 特定妊婦
- 要対協
- 児童虐待
- 未受診妊婦
- マルトリートメント

まず対象をとらえよう！

事例紹介

【氏名・年齢・性別・体格】
Eさん・18歳・女性。身長156cm、非妊時体重50kg、非妊時BMI*20.5。

【既往歴・現病歴】
中学生のとき、過呼吸発作にて救急搬送歴あり。

【産科歴】
なし（1妊0産）。今回の妊娠は予期しない妊娠。

【血液型・感染症・血液データ】
O型Rh（＋）。感染症なし。妊娠中期の血液検査結果：RBC* 400×10⁴/μL、WBC* 8,000/μL、PLT* 20×10⁴/μL、Hb* 11.5g/dL、Ht* 34.0%、妊娠末期の血液検査結果：RBC 385 ×10⁴/μL、WBC 10,000/μL、PLT 19×10⁴/μL、Hb 12.5g/ dL、Ht 36.0%。
- パートナー（児の父親）の血液型はA型Rh（＋）。

【心理状態】
- 性格は、あっけらかんとしており、幼い印象を受ける。
- 中学校に入学後まもなく同級生からのいじめに合い、中学1年生の2学期から卒業まで不登校だった。通信制高校を卒業。

【夫婦・家族関係】
- 両親は、本人が2歳のときに離婚しており、現在は、祖母（60歳）、実母（40歳）と市内の2DKの公営住宅で3人暮らし。実母との関係はぎくしゃくしており、言い争いが絶えない。
- パートナーは20歳、高校中退。フリーターで収入は不安定。本人とはSNSを介して知り合った。両親は離婚し

ており、他市で実父（60歳）と同居している。未入籍。

【社会状況】
- 高校卒業後、食品製造工場に就職したが職場に馴染めず、約1か月で退職した。その後、ファストフード店でアルバイトをしていたが、妊娠末期に退職し、現在は無職。実母の国民健康保険の被扶養者になっている。
- 実母はスーパーのパートタイマー、祖母は清掃員のアルバイトをしているが収入は不安定。生活保護の受給はなし。実母は健康、祖母は腰痛あり。

【妊娠期から入院までの経過】
- 本人は妊娠に気づかなかったが、体重増加がみられたため、友人に妊娠を指摘され、産婦人科を受診したところ、妊娠24週と診断された。初診時、血液検査に問題はなく、超音波所見などから胎児の発育・健康状態は良好であった。医師が人工妊娠中絶の選択はできないことを伝えると、本人は「産むことしか考えていない」と話した。しかし、妊婦健診を受診せず、携帯電話もつながらない状態が続いたため、受診している産婦人科より市の保健センター（子育て世代包括支援センターを併設）に連絡が入った。
- 保健センターで確認したところ、妊娠の届出がされていなかったため、保健師が自宅を訪問したところ本人が在宅していた。Eさんは保健師の突然の訪問に驚いた様子だったが、受診している産婦人科から連絡があり、Eさんと赤ちゃんのこれからのことが心配で訪問したと伝えると、「妊娠には戸惑ったが嬉しかった」「パートナーに

妊娠を伝えたところ喧嘩になり自分で育てるしかないと思っている」「実母には妊娠についてまだ伝えていない。できれば頼りたくない」「妊婦健診にはお金がかかるから行っていない」と話した。

- その後、保健センターにて、妊娠の届出、母子健康手帳の交付を済ませ、妊婦健診受診票を受け取った。妊娠34週で、市の保健師が同行し入院助産制度を利用できる産科病院を受診したところ、超音波所見などから、胎児の発育は順調であり、胎動は活発、心拍数は正常範囲内、胎児奇形はなく健康状態も良好であった。

- その後、妊婦健診の未受診はなく、経過は順調であった。妊婦健診時の外来助産師との面談では、「実母に妊娠を伝えたところ、出産することを認めてくれた」「経済的な理由でしばらくは実家で育てるが、いずれはパートナーと赤ちゃんの3人で生活するつもり」「出産後、入籍予定」と話し、赤ちゃんの誕生を楽しみにしている様子がみられた。母親学級の受講を勧めたが、友人の赤ちゃんの世話をした経験があるからと受講しなかった。

- 妊娠40週0日、1:00に産徴があり、2:00から規則的な子宮収縮がみられ、6:00に子宮収縮が8〜10分間隔になったため、実母が同伴して産科病院を受診し、陣痛発来のため入院となった。未入籍のまま出産にいたっており、分娩時、パートナーの立ち会いはなかった。

【分娩経過】

- 在胎週数40週0日、経腟分娩（自然分娩）、分娩所要時間10時間30分、分娩時出血量370mL、会陰部左側切開あり。
- 児は女児、出生時体重2,950g、アプガースコア9点/10点、臍帯血ガスpH 7.30、身長50.0cm、頭囲33.0cm、胸囲32.0cm、外表奇形や分娩外傷なし。
- 胎児付属物の異常なし。
  - ▶ **胎盤**：シュルツェ様式で娩出480g、石灰沈着・白色梗塞・欠損なし。
  - ▶ **臍帯**：動脈2本・静脈1本、臍帯巻絡・着色なし。
  - ▶ **卵膜**：3枚あり、欠損・着色なし。
  - ▶ **羊水**：混濁なし。

【支援方針】

Eさんは、出産後の育児に対する不安要素が多く妊娠中から支援が必要であると判断され、要対協（要保護児童対策地域協議会）の「特定妊婦」として医療・保健・福祉の関係機関が連携してかかわることになった。産科病院では、妊娠中から受け持ち助産師を決定し、妊婦健診時にEさんとの個別面談を行うとともに、Eさんにかかわる院内の多職種（外来や病棟の助産師、看護師、医師、MSW*など）で情報共有のうえ、支援している。

> **学生の受け持ち**

学生はEさんの産褥1〜8日を担当した。

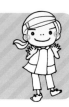

1 特定妊婦の基礎知識

近年、児童虐待などの関連から早期支援が重要とされている「特定妊婦」について解説します

● 特定妊婦とは

- **特定妊婦**とは、「出産後の養育について出産前において支援を行うことが特に必要と認められる妊婦」と定義されており（児童福祉法第6条の3）、**妊娠中から家庭環境などにおけるハイリスク要因を特定できる妊婦**のことである。

- 2009年の児童福祉法改正により、特定妊婦を**要保護児童対策地域協議会（要対協）**の支援対象者として登録し、関係機関のネットワークにおいて妊娠期から支援していく体制がつくられた。

● 子どもの虐待予防と妊娠期からの支援

- 実母による0か月児の**虐待死**が多いことの背景要因として、**妊娠期の問題**が大きい。
- 児童相談所における児童虐待の相談件数は、2020年度では20万件を超え年々増加している（**図1**）。虐待の種別では

「心理的虐待」が約6割を占めており、おもな虐待者は「実母」が約5割で最多である。

- さらに、日本では毎年のように児童虐待による死亡事例が発生しており、2019年には78人の子どもが虐待により死

亡している。

- 「子ども虐待による死亡事例等の検証結果等について（第1次～第17次報告）」[1]によると、心中以外の虐待死では「0歳」が約5割を占め、このうち45％が「生後0日・0か月」、つまり生後1か月未満に死亡している。主たる加害者の54％は「実母」であるが、生後1か月未満では88％を占めている。
- 心中以外の虐待死の妊娠期・周産期のおもな問題としては、「予期しない妊娠／計画していない妊娠」「妊婦健診未受診」「母子健康手帳の未発行」「若年（10代）妊娠」といった妊娠期の問題が多く挙げられている（**図2**）。
- したがって、出産後から支援を開始するのでは不十分であり、**妊娠期から支援を必要とする妊婦を早期に把握**し、切れ目のない支援を行うことが必要である[2]。

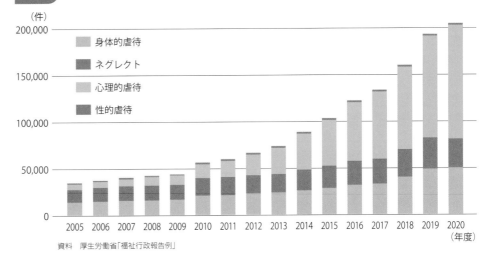

図1 児童相談所における児童虐待相談件数

凡例：身体的虐待／ネグレクト／心理的虐待／性的虐待

資料　厚生労働省「福祉行政報告例」

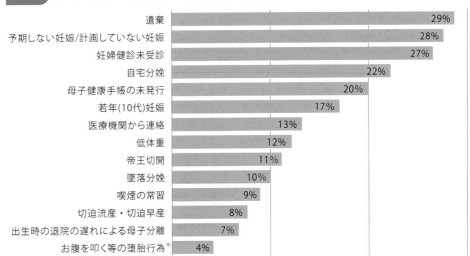

図2 心中以外の虐待死の妊娠期・周産期の問題（N=815、複数回答あり）

項目	割合
遺棄	29%
予期しない妊娠/計画していない妊娠	28%
妊婦健診未受診	27%
自宅分娩	22%
母子健康手帳の未発行	20%
若年(10代)妊娠	17%
医療機関から連絡	13%
低体重	12%
帝王切開	11%
墜落分娩	10%
喫煙の常習	9%
切迫流産・切迫早産	8%
出生時の退院の遅れによる母子分離	7%
お腹を叩く等の堕胎行為※	4%

※第3～11次報告の「胎児虐待」と第12～17次報告の「お腹を叩く等の堕胎行為」の合計。胎児虐待とは、妊婦本人または、妊娠を知っている他者が、胎児の生命をおびやかしたり深刻な健康被害をもたらしたりするおそれのある行為のこと。
資料　厚生労働省「子ども虐待による死亡事例等の検証結果等について（第3～第17次報告）」

● 要保護児童対策地域協議会（要対協）とは

- 児童虐待はさまざまな要因が複合的に重なり発生する。そのため、特定妊婦の支援では妊産婦と家族にかかわる医療・保健・福祉の多職種・多機関が連携しチームを組んで、1つひとつの問題に適切に対処していくことが重要である[3]。
- 要保護児童対策地域協議会（「要対協」と略して呼ばれる、以下、要対協）とは、**要保護児童**（保護者のない児童または保護者に監護させることが不適当であると認められる児童）、**要支援児童**（保護者の養育を支援することが特に必要と認められる児童）、**特定妊婦**に対し、関係機関が連携し、役割分担をしながら継続した援助を行うためのしくみ、つまり「**子どもを守る地域ネットワーク**」のことである。
- **児童福祉法**（第25条の2）に規定されており、地方公共団体

（おもに**市町村**）が設置する。要対協の構成メンバーは、児童福祉関係、医療保健関係、警察・司法関係など、地域の実情に応じて、子どもと保護者を取り巻く幅広い機関・メンバーで構成される。
- 具体的には「実務者会議」や「個別ケース検討会議」により、関係機関や関係者が情報を共有し援助方針を決めるとともに、役割分担や責任を明確にして有機的な連携のもとで見守りと支援を行う。
- 特定妊婦は転居を繰り返す家庭も多いため、支援を行っている妊婦が転居などで住所地を離れる場合は転居先の市町村に事前に情報提供を行い、支援が途切れないようにしている。

● 医学的・社会的ハイリスク妊娠と特定妊婦

- **社会的ハイリスク妊娠**の明確な定義はないが、「さまざまな要因により今後の子育てが困難であろうと思われる妊娠」とされている[4]。
- 社会的ハイリスク妊婦のうち、要対協のネットワークで支援していく場合は「特定妊婦」となる。しかし実際は、社会的ハイリスク妊婦と特定妊婦の境界線はあいまいである。したがって、社会的ハイリスク妊婦の早期把握が、より手厚い支援の必要な特定妊婦の早期把握、早期支援につながると考えて対応していくことが求められている[5]。
- 一方、特定妊婦のなかには、何らかの**医学的リスクをもつ妊婦**も少なくない。なかでもうつ病やパーソナリティ障害、統合失調症といった**精神疾患**、不安感や抑うつ、不眠といった精神症状など、精神的側面に問題をもつ妊婦が多くみられる[6]。
- 精神疾患のある特定妊婦の半数以上が未治療もしくは治療

中断であったとの報告もあり[7]、精神的側面に問題を抱えている場合は、現在の受診状況や治療状況の確認が必要である。

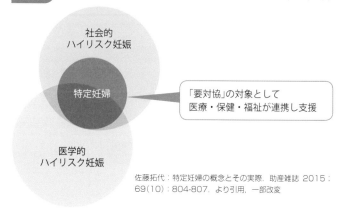

図3 医学的・社会的ハイリスク妊娠と特定妊婦の関係

佐藤拓代：特定妊婦の概念とその実際. 助産雑誌 2015：69(10)：804-807. より引用, 一部改変

● 特定妊婦の把握と支援経過

- 妊娠・出産・子育てに関する問題は、深刻であるほどそれが早期に起こっていることが多く、妊娠した時点ですでに問題を抱えていることが少なくない。
- しかし、早期に適切な対応が行われれば、問題の深刻化を防ぐことが期待できる。そのため、特定妊婦は、**妊娠の届出や母子健康手帳の交付、妊婦健診のなかで把握する**ことが求められる。しかし、妊娠の届出をしない、あるいは届出の遅い妊婦や、妊婦健診を受診しない妊婦もおり、医療・保健・福祉の連携を強化していくことが重要になる。

- 医療機関で支援を必要とする妊婦を把握した場合、本人の同意を得て、**市町村保健センター（保健師）**などに情報提供を行う。情報提供を受けた保健師は、母子健康手帳交付、妊婦訪問や両親学級などを利用して必要な支援を開始し、その経過も含めて医療機関と共有しながら継続的にサポートしていく（**表1・2、図4**）。
- なお、関係機関への連絡のみでは、情報が停滞し問題が深刻化することもあるため、関係者が同じテーブルにつき一緒に考える「**顔の見える連携**」が欠かせない。

表1 若年妊婦や特定妊婦等への支援

若年妊婦等への支援：予期せぬ妊娠などにより、身体的、精神的な悩みや不安を抱えた若年妊婦などへの身近な地域での支援として、❶NPOなども利用したアウトリーチやSNSなどによる相談支援、❷不安や金銭面の心配から医療機関受診を躊躇する特定妊婦などに対して、支援者が産科受診に同行するとともに、受診費用を補助する、❸行き場のない若年妊婦などに緊急一時的な居場所を提供する、などがある。

入院助産制度：生活保護世帯など経済的な問題のある妊産婦に対して、所得の状態に応じ、指定産科医療機関（助産施設）の分娩費用の自己負担額を軽減する制度。

資料　芳賀光里他：母子保健法の改正と産後ケア事業ガイドラインの改定から考える保健師の役割. 保健師ジャーナル 2021：77(2)：100-105.

表2 母子健康手帳の交付

妊娠届出と母子健康手帳の交付は、妊婦が行政の行う母子保健サービスにつながる重要な機会である。妊婦にとっては、妊婦健診の受診券を受け取ったり、市町村保健センターで行っている両親学級などさまざまな母子保健サービスを案内してもらうことができる。行政にとっては、地域の妊婦の状況を把握し、母子保健サービス、子育て支援サービス、福祉制度も含めた支援につなげていくためのきっかけとなる。

母子健康手帳の交付時には、多くの自治体が、妊婦全員に、妊娠の状況などについてのアンケートを行っており、アンケート結果をもとに、保健師や助産師などが個別に面談し、相談対応や情報提供などを行っている。面談の中で、望んだ妊娠なのか、支援してくれる人はいるのか、精神疾患の既往はないかなどを観察し、ハイリスクを抱えている妊婦については、地区担当保健師が中心となり、支援を開始する。必要な場合は、妊婦が受診している医療機関の助産師やMSWと連絡をとり、妊婦健診受診時から継続支援ができるようにしていく。

資料　平成23年度厚生労働科学研究費補助金「乳幼児身体発育調査の統計学的解析とその手法及び利活用に関する研究」（研究代表者：横山徹爾）母子健康手帳の交付・活用の手引き. 2012. https://www.jda.or.jp/dentist/program/pdf/boshikenkou_tebiki.pdf(2022年1月26日閲覧確認)

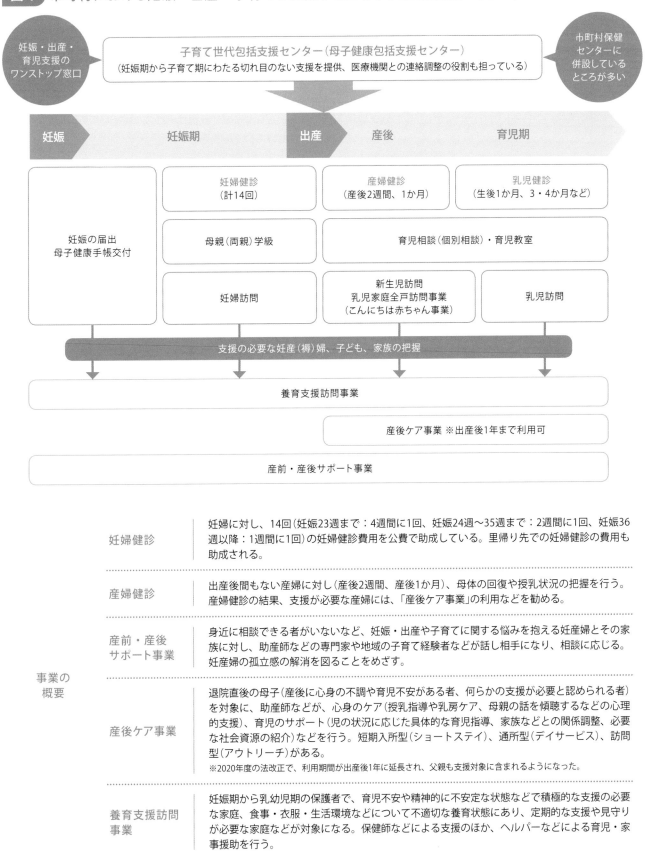

図4 市町村における妊娠・出産・子育てを支援するおもな事業（出産後1年まで）

妊娠・出産・育児支援のワンストップ窓口

子育て世代包括支援センター（母子健康包括支援センター）
（妊娠期から子育て期にわたる切れ目のない支援を提供、医療機関との連絡調整の役割も担っている）

巾町村保健センターに併設しているところが多い

妊娠	妊娠期	出産	産後	育児期

妊娠の届出 母子健康手帳交付	妊婦健診（計14回）	産婦健診（産後2週間、1か月）	乳児健診（生後1か月、3・4か月など）
	母親（両親）学級	育児相談（個別相談）・育児教室	
	妊婦訪問	新生児訪問 乳児家庭全戸訪問事業（こんにちは赤ちゃん事業）	乳児訪問

支援の必要な妊産（褥）婦、子ども、家族の把握

養育支援訪問事業

産後ケア事業 ※出産後1年まで利用可

産前・産後サポート事業

事業の概要		
妊婦健診	妊婦に対し、14回（妊娠23週まで：4週間に1回、妊娠24週〜35週まで：2週間に1回、妊娠36週以降：1週間に1回）の妊婦健診費用を公費で助成している。里帰り先での妊婦健診の費用も助成される。
産婦健診	出産後間もない産婦に対し（産後2週間、産後1か月）、母体の回復や授乳状況の把握を行う。産婦健診の結果、支援が必要な産婦には、「産後ケア事業」の利用などを勧める。
産前・産後サポート事業	身近に相談できる者がいないなど、妊娠・出産や子育てに関する悩みを抱える妊産婦とその家族に対し、助産師などの専門家や地域の子育て経験者などが話し相手になり、相談に応じる。妊産婦の孤立感の解消を図ることをめざす。
産後ケア事業	退院直後の母子（産後に心身の不調や育児不安がある者、何らかの支援が必要と認められる者）を対象に、助産師などが、心身のケア（授乳指導や乳房ケア、母親の話を傾聴するなどの心理的支援）、育児のサポート（児の状況に応じた具体的な育児指導、家族などとの関係調整、必要な社会資源の紹介）などを行う。短期入所型（ショートステイ）、通所型（デイサービス）、訪問型（アウトリーチ）がある。※2020年度の法改正で、利用期間が出産後1年に延長され、父親も支援対象に含まれるようになった。
養育支援訪問事業	妊娠期から乳幼児期の保護者で、育児不安や精神的に不安定な状態などで積極的な支援の必要な家庭、食事・衣服・生活環境などについて不適切な養育状態にあり、定期的な支援や見守りが必要な家庭などが対象になる。保健師などによる支援のほか、ヘルパーなどによる育児・家事援助を行う。

芳賀光里 他：母子保健法の改正と産後ケア事業ガイドラインの改定から考える保健師の役割. 保健師ジャーナル2021；77(2)：100-105. より引用，一部改変

● 医療機関における特定妊婦の早期発見とその後の支援

● 医療機関では、外来初診時や妊婦健診、分娩および入院中など、妊産婦に対応するなかで「何となく気になる」と思ったら、個別の相談時間をとり、**婚姻状況、妊娠にいたった経緯、家族の状況、現在の生活状況、精神疾患の既往**などについて、妊婦の気持ちに寄り添いながら丁寧に聞き取りを行う。

● 外来や病棟の看護師、助産師をはじめ、妊産婦にかかわる院内の関係部署や関係職種で情報を共有する。そのうえで、子どもの養育に関するリスク要因を客観的かつ具体的に評価し、その軽減や解消を図るため、地域の**母子保健サービス**や**子育て支援サービス、福祉制度**も含めた支援につなげていく必要がある。

● 情報収集およびアセスメントの留意点

● 問診などでは、事前情報などによる先入観を排除し、妊産婦の気持ちを、共感をもって傾聴することが基本となる。また、「養育能力が低い」「精神的に不安定」といった抽象的な対象理解ではなく、**具体的に何ができて何ができないのか、どういう支援があれば解決できるのか**、対象となる妊産婦や家族の状況を具体的に把握していく必要がある[8]。

表3 特定妊婦の判断リスク

	子ども虐待の手引き（平成25年8月改定版）		具体例　　注）妊娠期からの愛着形成を阻害する要因（下線）
❶	すでに養育の問題がある妊婦	● 上の子どもが要保護児童または要支援児童	● 過去に要支援児童として要対協で検討された ● 要対協事例にはなっていないが、マルトリートメント※状態の子どもがいる
❷	支援者がいない妊婦	● 未婚またはひとり親で身近に支援者がいない ● 夫の協力が得られない	● <u>ソーシャルサポートの乏しさ</u> ● <u>原家族※※※との関係が悪く、頼れない/頼りたくない</u> ● 夫のメンタルヘルス不調
❸	妊娠の自覚がない・知識がない妊婦、出産の準備をしていない妊婦		● <u>自身が妊娠を受容できない</u> ● <u>他者（夫）の受け止めが悪い</u> ● <u>過去の流産・死産の経験（異常の起こる危険の高い期間）</u> ● 衣食住など劣悪な生活環境
❹	望まない妊娠（妊娠の拒否）	● 育てられない、もしくはその思い込みがある ● 婚外妊娠 ● すでに多くの子どもを養育しているが経済的困窮状態で妊娠	● 妊娠の拒否・回避、逃避の傾向が強い妊婦 ● 複雑な家庭事情（原家族との葛藤・夫婦間の葛藤） ● <u>過去の流産・死産の経験（異常の起こる危険の高い期間）</u> ● DV被害/DVリスク
❺	経済的に困窮		● 不安定な雇用状態 ● 夫のギャンブル、それにともなう借金 ● <u>無計画な借金</u>
❻	若年妊娠		● 実親との没交渉、性虐待の被害
❼	心の問題・知的な課題、アルコール依存症、薬物依存症などがある妊婦		● 胎児の健康を守るためのセルフケアができていない（食事、睡眠、運動） ● 胎児への侵襲に対する基礎知識があるが、飲酒・喫煙・薬物がやめられない ● 精神科通院歴 ● <u>被虐待歴</u>
❽	妊娠届未提出、母子健康手帳未交付、妊婦健診未受診・受診回数の少ない妊婦		● 初診が妊娠中期以降 ● 妊婦健診の回数が少ない ● 最終受診から3か月以上空いている ● 妊婦健診の予約を守らない

※マルトリートメント：児童虐待（身体的虐待・性的虐待・心理的虐待・ネグレクト）を含む虐待とは言い切れない、大人から子どもに対する避けたいかかわりのこと。
※※原家族：自分の生まれ育った家族のこと。
中板育美：特定妊婦に関する知識と育児支援. 小児看護 2015；38(5)：545-549. より引用

- 特定妊婦のアセスメントでは、**妊娠期、分娩期、その後の育児期にどんなリスクがありそうか**、入手した情報を整理し、必要な支援が行き届かない場合に**妊産婦と子ども（胎児）**にもたらされる影響を予測的に判断する[9]。
- 特に、**子ども（胎児）の安全を最優先**にして、妊産婦や家族がどんな行動をとればリスクを最小化できるか、そのためにはどんな支援につなげたらよいか見きわめていく。
- 複数のリスク要因がある場合には、1つのリスク要因が、ほかのリスク要因に起因して生じる、あるいはほかのリスク要因の誘因となることがある[10]。そのため、各リスク要因の関係性を考慮し、今後、母児に起こり得るリスクについて**予防的視点**でアセスメントしていく。また、看護師、助産師、医師、MSWなど多職種による複眼的なアセスメントも重要である。
- 特定妊婦の支援では、情報収集、アセスメントと判断、支援は同時並行で進めることが多い[9]。支援が進めば入手できる情報も増えていく。特に、入院中の本人や家族とのかかわりでは、それまで見えていなかった問題が明らかになることが少なくない。妊娠中に把握していた生活状況、育児支援状況などは時間経過とともに変化しやすいことにも留意し、些細な変化でも軽視せず、再度の情報収集とアセスメントの見直しが大切になる。

● 支援上の留意点

- 特定妊婦の支援は、**母児の心身の健康を維持するための支援、経済的安定も含めた生活支援、養育支援**などに大別される。
- 特定妊婦は、支援者に自身の考えや感情を知られることへの不安が大きく、自ら相談したり、自分の思いを伝えることが苦手だったりする。本人が問題に気づいていないことや、支援の必要性を感じていない場合もある。そのため、支援を求める行動の欠如、支援の拒否や中断も少なくない。援助関係の形成にあたっては、まず**妊産婦にとって安全で安心できる支援者**になることが大切になる。
- 妊産婦の生育歴や生活歴を理解し、**強み**にも目を向けていくことで、妊産婦を**エンパワメント**することができ、信頼形成やスムーズな支援導入につながる。また、妊産婦には、母子保健サービスや福祉に頼ってよいことを伝えるとともに、妊産婦自身の困りごとや目に見えやすい生活上の困りごとを取り上げ、解決策を一緒に考えていくことが有用である。
- 望まない妊娠で、人工妊娠中絶の適応にならない場合は、妊婦の親になることへの**意思決定の支援**が必要になる[6]。場合によっては、児童相談所と連携して、**乳児院への入所、里親委託、特別養子縁組**などの社会的養護の制度についても情報提供していく[11]。意思決定をするのはあくまで妊婦本人であるというスタンスのもと、その選択を支持し、意向に沿って支援することが大切になる。

表4 特定妊婦への支援のポイント

- 初めて会うときに「あなたとあなたの赤ちゃんのこれからのことを心配している」というメッセージを伝える
- 個別面談をする時間をとり、妊婦の思いをしっかり聞く
- 妊婦にとって安全で安心できる存在になる
- 妊婦をエンパワメントする存在になる
- 妊婦自身が問題に気づけているのかどうかを確認する
- 問題解決のための支援の有無を見きわめ、解決のために何ができるか一緒に考える
- 夫や家族など身近な支援者の理解を深め、関係性を再調整する

幸﨑若菜：DV・虐待の問題を抱えた妊婦への支援. 助産雑誌 2015：69（10）：814-818. より引用, 一部改変

2 現在にいたるまでのアセスメント

妊娠期～産褥期までの継続した流れを踏まえて母児両方のアセスメントを行います

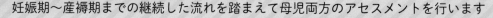

1 一般状況・妊娠期・分娩期のアセスメント

一般状況

〈年齢・性別・体格〉〈既往歴・現病歴〉
〈血液型・感染症・血液データ〉

● Eさんは若年妊娠（20歳未満）であるが、低出生体重児や妊娠高血圧症候群の発生頻度が高い15歳未満[12]ではないこと、非妊時の体格は普通であり、血液型不適合妊娠、感染症についての問題もみられないことから、妊娠・分娩期の身体的リスクは低いといえる。

● 精神疾患の既往はないが、いじめ被害や不登校を経験しており、過呼吸発作にて救急搬送歴がある。妊娠期に精神症状の出現はみられなかったが、周産期は精神疾患の発症や再発、増悪のリスクが高まるため、注意が必要である。

〈産科歴〉〈心理状態〉

● Eさんにとって今回の妊娠は予期しない妊娠であったが、「うれしかった」「産むことしか考えていない」「自分で育てる」と話し、児の誕生を楽しみにしている様子もみられたことから、望まない妊娠・出産ではないと考えられる。しかし、妊娠の届出や母子健康手帳交付の遅れ、妊婦健診の中断からは妊娠への戸惑いや葛藤、不安のあったことが推察され、妊娠・出産に対するEさんの気持ちを共感的に傾聴していく必要がある。

● 妊婦の多くは、胎児の成長や自分自身の身体の変化により自然に「母性」を抱き、愛着を形成していく[13]。しかし、Eさんは初診時期が遅く、妊婦健診の受診回数も少なかったことから、児への愛着形成が不十分であった可能性がある。さらに、未入籍であり、パートナーの妊娠に対する受け止めが否定的だったことや、実母との関係が悪く妊娠末期になるまで妊娠の事実を相談できなかったことは、Eさんの不安感や孤立感を高め、児への愛着形成を阻害した可能性がある。

● Eさんは若年であり、生活経験、社会経験が少ないといえる。今回の妊娠においても、妊娠の自覚に乏しく初診時期が遅れたこと、妊婦健診の中断があり、受診回数も少ないこと、妊娠末期になっても出産準備ができていなかったこと、母親学級を受講していないことなどから、産褥期にお

いても、適切なセルフケア行動をとれない可能性や母親役割の獲得過程が遅延する可能性がある。さらに、実母に対して頼りたくない気持ちがあること、パートナーとは出産後も別居予定で育児協力は得られない可能性が高いことから、身近な育児支援者の不足による母親役割獲得過程遅延のリスクも考えられる。一方、Eさんは、友人の赤ちゃんの育児経験があり育児技術の習得は順調に進むことが期待される。しかし、生活経験が乏しく、友人の赤ちゃんの育児経験がどの程度あるのかも含め、育児知識や手技内容を確認していく必要がある。

〈パートナー・家族との関係〉〈社会状況〉

● 実母は、Eさんの妊娠を受け入れ、陣痛発来時の受診に同伴するなど協力的な様子がみられる。しかし、Eさんは実母に妊娠の事実を相談できずにいたこと、頼りたくないと話していることから、生育歴や被虐待歴、実母との関係性について確認したうえで、安定的な育児支援者として期待できるか見きわめが必要と考えられる。

● Eさんとパートナーの婚姻状況は2人の関係性や生活基盤の安定に影響を及ぼすため、確認が必要である。パートナーはEさん母児とは別居予定であり、妊娠を伝えたときの否定的な受け止めや、分娩時の立ち会いがなかったことから、児の父親としての役割を獲得していくうえで問題が生じる可能性がある。

● 育児支援者がいない場合は、いる場合に比べて虐待の発生リスクが高い。そのため、育児支援状況に応じて養育支援訪問事業や産後ケア事業の利用などを検討していく必要がある。

● Eさんは無職であり、実母と祖母は働いているが収入は不安定で経済的余裕はない。パートナーも経済的に不安定である。経済的困窮は児の養育環境に影響を及ぼし、マルトリートメントや虐待のリスクを高める可能性がある。収入だけでなく借金の有無も確認し、必要に応じて入院助産や生活保護などの福祉制度の利用を勧めていく必要がある。

妊娠経過

- Eさんは産婦人科の初回受診が妊娠24週と遅く、その後、妊娠34週まで妊婦健診が未受診であったことから、妊娠経過は不明な点が多く、胎児の発育などの評価も不十分であった。
- 未受診妊婦[※]は、妊娠高血圧症候群や常位胎盤早期剝離などの母体合併症の頻度が高く、早産や低出生体重児の割合も高いなど、母児ともに健康問題のリスクは高い。しかし、Eさんは初診時（妊娠中期）および妊娠末期の血圧、血液検査、尿検査データは正常範囲内であり、妊娠性貧血もみられない。また、超音波所見などから胎児の発育は順調であり、健康状態も良好であったことから、Eさんおよび胎児ともに、妊娠期はほぼ順調に経過したと考えられる。

分娩経過

- Eさんは正期産で、分娩所要時間は初産婦の平均時間内、分娩時出血量も正常範囲内、出生時の児も仮死出生ではなく、胎児付属物の異常もみられずに無事に自然分娩を終了できており、産褥期に影響を及ぼすと思われる因子はない。
- 児は正期産児、相当体重児で出生しており、子宮内での発育は良好であったといえる。また、アプガースコアや臍帯血ガスの結果から分娩によるストレスは少なかったと考えられ、子宮外生活への適応を疎外するリスク因子はみられない。

※【未受診妊婦】定義に一定の見解はないが、妊婦健診を1回も受けずに分娩または入院にいたった、全妊娠経過を通じ健診受診回数が3回以下である、最終受診日から3か月以上受診がないなど、妊婦健診の回数、頻度に問題がある妊婦をいう[14]。

② 産褥期・新生児期のアセスメント

　Eさん母児の退院前に、産科病院の受け持ち助産師、病棟助産師、看護師、MSW、市保健センター保健師、市子ども家庭相談窓口の担当者が集まりカンファレンス（要対協の個別ケース検討会議）を行い、今後の対応方針と役割分担を話し合う予定です。

　そこで、産褥4日までに収集した情報をもとに、Eさんの現状のアセスメントをしてみましょう。

 Eさんの状況

一般状態とセルフケア能力

S（主観的データ）	O（客観的データ）	アセスメント
●「ちょっとだるいけど、体調は別に変わりないです」	●産褥1日より日中のみ母子同室を開始 ●産褥4日のバイタルサイン：体温36.5℃、脈拍数68回/分、血圧124/72mmHg ●産褥4日の血液検査：RBC 380×10⁴/μL、WBC 12,000/μL、PLT 18×10⁴/μL、Hb 11.5g/dL、Ht 32.0% ●産褥3日の尿検査：尿タンパク（－）、尿糖（－） ●会陰切開・縫合部の腫脹・発赤なし、創部痛なし	●倦怠感はあるが、バイタルサイン、血液検査、尿検査の結果より、全身状態は安定していると考えられる。
●「（妊娠前は）結構、友だちの家とかインターネットカフェにいました」 ●「食欲はあまりないです。もともと夜型で、朝は食べないとか、1日2食も当たり前ですね」 ●「妊娠中も、コンビニやカップラーメン、菓子パンが多かったです。料理はぜんぜんしないです」	●出産後の病院食（2,150kcal/日）は産褥3日よりほぼ全量摂取、間食なし ●水分摂取量：約800mL/日	●Eさんの生活習慣は不規則であるが、若年であり生活経験が少ないことから、適切なセルフケア行動に必要な知識が乏しく、産後も行動変容は難しい可能性がある。 ●産褥早期は、胃の位置が変化することにより食欲が減退することがあるが、Eさんは、産褥3日よりほぼ全量摂取できており、現在、分娩による損傷の回復や母乳分泌に必要な栄養摂取に問題はない。 ●退院後、授乳や育児により生活時間が不規則になりがちななかで、規則的な食事時間や食事回数を確保し、母乳分泌に必要なバランスのよい栄養摂取をしていくことは難しい可能性がある。

S（主観的データ）	O（客観的データ）	アセスメント
●「普段はコーラとか炭酸を飲むことが多いです。水分はもともとあまり摂らないかな」		●母乳分泌を促すためには、タンパク質、ビタミン、ミネラルの摂取などバランスのよい食事や、十分な水分摂取が必要なこと、清涼飲料水の摂り過ぎには注意することなど、知識の提供が必要である。
●「授乳していたら妊娠しないんですよね」	●今回の妊娠では適切な受胎調節ができていなかった ●産後の性周期の回復について誤った知識をもっている	●分娩後、授乳婦でも2～3か月以内には排卵が再開するとされており、排卵は月経より先立って再開する場合もあるため、能動的に避妊を考える場合には月経の再開を待つのではなく、その前から避妊法を選択し実施する必要がある[15]。 ●Eさんとパートナーは、子どもの養育困難につながる複数の社会的リスク因子を抱えており、次子の予定しない妊娠は、育児生活への負担を高め、虐待発生リスクをさらに高める可能性もある。 ●Eさんとパートナーが次回の妊娠について話し合うことができるよう助言するとともに、産後の性周期の回復過程や信頼度の高い避妊法に関する正しい知識の提供が必要である。

退行性変化：子宮復古

S（主観的データ）	O（客観的データ）	アセスメント
●「おっぱいをあげるときの生理痛みたいなお腹の痛みはなくなりました」	●産褥4日：子宮底の高さは臍恥中央。悪露は赤色悪露から褐色悪露に変化、量はMナプキン1/2程度 ●後陣痛は産褥3日以降治まってきている	●子宮底の高さ、悪露の量・色の変化、後陣痛の状況などから、子宮の復古は順調であると考えられる。

進行性変化

S（主観的データ）	O（客観的データ）	アセスメント
●「赤ちゃんにおっぱいをあげるのって、思っていたよりも疲れる。夜中は正直つらい」 ●「友だちはミルクで育てていたけど、母乳のほうがいいですか」	●産褥1日から日中のみ母子同室 ●産褥4日：自律授乳で1日の授乳回数は10～12回程度。夜間授乳は3回程度 ●授乳中や授乳後の乳頭痛なし。発赤なし ●乳管の開口数は多数。乳房の緊満と熱感があり、射乳が複数本みられる ●授乳時の抱きかたは横抱きで、ややぎこちないが、児の口を大きく開けたタイミングで乳頭を含ませている ●児の哺乳意欲良好。吸着時、下唇が花びらのようにめくれ乳房に密着している ●生理的体重減少率（生後1～4日）2.7%➡5.4%➡6.1%➡5.7% ●夜間、授乳時間になっても授乳室に来ないことがある ●授乳時、児の顔を見ていないことがある	●現在、乳房・乳頭のトラブルはなく、母乳分泌も順調である。児の哺乳意欲は良好で、適切な吸着のサインもあることから、順調に授乳を開始できているといえる。児の生理的体重減少は正常範囲内であり、生後4日には前日より10gの体重増加がみられていることから、児の栄養状態は良好である。 ●しかし、Eさんの母乳哺育への意欲は高くない。友人が人工哺育であったこと、母親学級を受講していないことから、妊娠期に母乳哺育に関する知識習得やイメージ化ができておらず、授乳方法に迷いがあると考えられる。 ●授乳姿勢は適切であり、適切なラッチ・オンを行うことができているが、不慣れなためか授乳に対する疲労の訴えがある。そのため、授乳時、安楽な姿勢を保持できるようクッションの利用などを提案していく。 ●母乳哺育に関する利点などの情報提供とともに、Eさんが母乳哺育についてどのように考えているか確認し、本人の意向に合わせた授乳支援をしていく必要があると考えられる。 ●産褥期は、授乳や児の世話でまとまった睡眠時間を確保できず睡眠不足になりやすい時期であるが、夜間、授乳時間になっても授乳室に来ない、児の顔を見ていないことがあるなど、児の世話をすることに消極的な様子は、児に対する否定的な気持ちの表れである可能性もあり注意が必要である。

心理状態

S（主観的データ）	O（客観的データ）	アセスメント
● 産褥1日：「お産は大変だったけど、自分でもよくがんばったなって思う」	● 分娩に対する満足感を表出できている ● 助産師や看護師からのねぎらいの声かけに、うれしそうな様子がみられる	● Eさんにとって今回の出産体験は、肯定的なものになっており、今後の育児に向けた自尊感情を高めることにつながることが期待される。
● 産褥4日：「今日は身体がだるいです」「理由はないけどあまり動きたくない」「なんとなく気分も晴れないです」	● 日中はほとんどベッドで横になっており、シャワー浴や更衣、児の世話は看護師に促されて行っている ● 顔色はやや不良で表情がすぐれない	● マタニティブルーズは、産褥3〜10日頃から始まり2週間以内におさまる一過性のうつ状態のことだが、産後うつ病などの産褥精神疾患の前駆症状のことがあり注意が必要である[16]。 ● Eさんは抑うつや倦怠感を訴えており表情もすぐれない。マタニティブルーズの判断基準[6]は満たしていないが、症状の持続時間が長い場合や強い抑うつ症状がある場合は注意が必要である。 ● Eさんは育児に伴う疲労や睡眠不足だけでなく、マタニティブルーズの増悪因子[16]である家族サポートの不足や経済状況の問題を抱えている。 ● マイナス思考[5]もマタニティブルーズのリスク因子である。Eさんは生育歴から自尊感情が低い可能性があり注意が必要と考えられる。 ● 精神症状はEさんのセルフケア行動や育児行動、母児の愛着形成に影響を及ぼす可能性があるため注意が必要である。

愛着形成

S（主観的データ）	O（客観的データ）	アセスメント
● 産褥1日：「なんか生理がこないなーって思っていたけど、妊娠には気づかなかった。もしかしたらっていうのはあったけど、生理が遅れることはよくあったので」 ● 「（妊娠がわかったとき）お腹に赤ちゃんがいるんだなって思ったらうれしかった。（産婦人科で）初めてエコー見たときに、産むことしか考えられなかった」 ● 「ちっちゃくてかわいい」「女の子なら一緒におしゃれできるから女の子でうれしいです」	● 今回の妊娠は予期しない妊娠 ● 本人は妊娠に気づかず、友人の指摘で産婦人科を受診した。初診時、妊娠24週だった ● 妊婦健診の中断があった ● 産褥1日の表情は明るい。児の顔をじーっと見ている	● Eさんにとって今回の妊娠は予期しない妊娠であったが、「うれしい」「かわいい」と児への情緒面での愛着が示されている。児は正常新生児で健康状態も良好であり、理想との不一致などを示す言動もなく、児の出生を肯定的に受け止めていると考えられる。 ● しかし、パートナーによる児への拒否的・否定的な言動などがみられる場合には、Eさんの児に対する愛着形成が阻害され、不適切な養育につながる可能性もあるため注意が必要である。
● 産褥4日：「（児の啼泣時）うるさいな」「お腹？　おむつ？」 ● 「赤ちゃんってこんなに泣くの？」 ● 「もともと子どもが好きじゃない、っていうか苦手かな」	● 児への声かけの頻度が少ない ● 児に大人と話すときと同じような声のトーンで話しかけている ● 児が啼泣していても抱いたりあやしたりしないことがある	● Eさんは普段から言葉遣いが荒く、児への「うるさいな」との発言に悪意はない可能性もある。しかし、児に声をかける頻度が少なく、大人と話すときと同じようなトーンで話しかけていること、また、啼泣に対応しないなど児の反応をとらえた対応ができていないことから、産褥1日にみられた児に対する肯定的な感情が否定的に変化してきていることが考えられ、この状況が持続した場合、母子相互作用の深まりを阻害する可能性がある。 ● Eさんにはいじめ被害の経験や、対人関係が原因の離職歴があり、コミュニケーション能力に弱さをもつ可能性があることから、児への対応の仕方がわからない戸惑いや育児協力者が少ない不安など、別の感情を「子どもが好きでない」と表現している可能性も考えられる。そのため、今回の出産や児に対する気持ちを、時間をとって聞いていくとともに、Eさんの発言を共感的に傾聴するなかで、真意を言語化できるように促していくことが大切である。

S（主観的データ）	O（客観的データ）	アセスメント
●「お母さんの愛情を受けて育った記憶はあまりない」	●Eさんの実母は、離婚後、Eさんを連れて実家に戻り祖母と同居するようになった。しかし、新しいパートナーができるとEさんを置いて出ていき、しばらくしてパートナーとの折り合いが悪くなると、戻ってくることを繰り返していた	●Eさんはマルトリートメントの状態にあったと考えられる。そのため、愛着形成に歪みが生じ、児に対して自分の体験と類似した関係をもつ可能性がある。 ●人に頼ることへの不安や負い目を感じたり、支援者が良かれと思った助言がマイナスに受け取られる場合もあり、援助関係の形成が困難な可能性も考えられる。 ●親の愛情を受けて育った記憶があいまいな場合、その影響が今後の育児のなかで「育てにくさ」という形で表れてくることもあり注意が必要である。

育児技術

S（主観的データ）	O（客観的データ）	アセスメント
●「前に先輩の赤ちゃんのおむつ交換をしたり、ミルクをあげたりしたことがあるから」 ●「赤ちゃんの育児で心配なことはないです。友だちもやっていたから、私も何とかなると思うよ」	●母親学級は受講していない ●通信制高校の同級生が若年で妊娠・出産しており、育児を手伝った経験がある ●おむつ交換、臍の手当、衣類の交換の育児手技は正しくできており、手際もよい ●育児に関する不安の表出はみられない	●Eさんは友人の育児を手伝った経験があるためか、基本的な育児の手技に問題はない。しかし、生活経験が乏しいことに加えて、母親学級を受講しておらず、育児に関する知識の学習機会がなかったことから、正しい情報や知識の提供が必要な可能性がある。 ●Eさんには育児に関する不安の表出がみられない。このことは、児の健康状態への関心の低さや児の要求を満たすことへの関心の低さを反映している可能性も考えられるため注意が必要である。
●「（友人から）子ども産んだら遊べないよって言われた。まあ、それは覚悟しています」	●若年での予期しない妊娠	●Eさんは若年であり、これまでのライフスタイルとのギャップに加えて、同年代の仲間のライフスタイルとのギャップにも直面することになるため、母親としての自分を受け入れ、ライフスタイルを変化させていくことは容易ではないといえる。 ●Eさんには身近なロールモデルがおり、育児や子どものいる生活に自分なりのイメージをもっているが、社会性の未熟さも相まって、児の世話より、自分の楽しみやつきあいを優先する可能性も考えられる。
●「最初に病院に行ったとき、お金を払ったから（妊婦健診が）タダになるなんて知らなかった」 ●「（妊婦）健診はお金がかかるからどうしようかなって思っていたら、（産婦人科から）保健師さんに連絡が入ったみたい」「○○さん（保健師）って、うちの親より年上なのかな。きっと、やばいって思われてるんじゃない」	●産婦人科の初診（妊娠24週）後、妊娠34週まで妊婦健診の受診中断 ●母親学級は受講していない ●産婦健診は、産後2週間、産後1か月に予定されており、市では2回とも公費助成を行っている	●妊婦健診の中断の理由の1つに、妊婦健診費用の公費助成などの制度に関する情報不足や、知識不足による健診の意義の軽視があったといえる。 ●Eさんは友人の育児経験があることを理由に母親学級を受講しなかったが、若年であることや未入籍であることから、一般の妊婦と一緒に参加することへの抵抗感があった可能性も考えられる。 ●保健師に対する拒否はないが、妊婦健診の中断などに後ろめたさを感じている可能性がある。周囲の偏見などを感じることで社会的に孤立する可能性もあり、かかわりには注意が必要である。 ●退院後、産婦健診や乳幼児健診などの母子保健サービスや医療にアクセスしない・できない可能性がある。

養育環境

S（主観的データ）	O（客観的データ）	アセスメント
●「団地だから狭いです。私の部屋はあるけど、赤ちゃんをどこに寝かせようかな。お湯は台所に給湯器があるけど、ベビーバスを置くところはないかもしれない」	●退院後は実家で実母、祖母との同居 ●公営住宅の5階で間取りは2DK。エレベーターはなし。室内は雑然としている。ペットは飼っていない ●育児用品の準備はできていないが、実母に購入を頼むことができる	●Eさんは母親学級を受講していないこともあり、新生児期に必要な育児用品に関する知識は少なく、準備ができないまま入院となっている。そのため、育児用品（衣類、衛生用品、哺乳びん、沐浴用品、寝具など）の準備など、必要最低限の養育環境が整ってからの退院となるよう退院日を調整していく必要がある。

養育環境

S（主観的データ）	O（客観的データ）	アセスメント
●「（入院前）育児用品の準備は、（パートナーの）バイト代が入ってからにしようと思っていたら生まれちゃった。何を用意しとけばいいんですか？」		●Eさんが実母と一緒に、経済状況や住環境に合わせた育児用品の準備ができるようサポートする必要がある。 ●退院後早期に家庭訪問を行い、児にとって安全な養育環境にあるか状況の確認が必要であると考えられる。
●「（アルバイト先に）赤ちゃんが生まれるって言ったら、やっぱり断られた。赤ちゃんがいたら働けないですよね」 ●「お金のことは、心配かって言ったら心配だけど、まあ何とかなると思っている。ベビーカーを買うお金が心配かな」 ●「赤ちゃんが生まれたら俺が養ってやるって言ったのに、バイトを辞めるみたいな話があって。車のローンもあるのにどうするんだって喧嘩になった」	●Eさんは、妊娠末期にコンビニのアルバイトを辞めて無職 ●実母はスーパーのパート勤務、祖母は清掃員のアルバイトで収入は不安定。貯蓄なし。住民税非課税世帯。生活保護の受給はなし ●実母が国民健康保険に加入しており、Eさんは被扶養者である。出産費用は実母が支払い、入院助産制度は利用しない ●パートナーはフリーターで収入は不安定	●経済的に不安定な場合、母親は不安や心配、葛藤を抱えやすい。 ●Eさんは実母の国民健康保険の被扶養者であり「出産育児一時金」の支給を受けることができる。そのため、出産費用の支払いの問題はないといえる。 ●退院後もパートナーの経済的サポートは期待できず、おもに実母のパート収入でやり繰りすることになるため、経済的余裕はなく、借金の有無を含め、経済状況の確認が必要である。 ●実母の支援がなくなれば、母児は経済的困窮に直面するため、実母との関係性の変化に注意が必要である。 ●経済状況に関する現実的な不安の表出はみられない。Eさんとパートナーは、生活経験が少ないことから、金銭管理能力も低い可能性がある。そのため、計画的な金銭管理ができるか確認していく必要がある。
●「お母さんは台所の換気扇のところで吸っている」 ●「彼は赤ちゃんのために煙が出ないタバコにしてくれるみたい」	●Aさんと祖母の喫煙歴はなし ●実母は1日1箱の喫煙あり ●パートナーは1日1～2箱の喫煙あり。面会時にはタバコのにおいがする	●受動喫煙は、乳幼児突然死症候群と綿密な関連があることがわかっているほか、児が将来さまざまな疾患に罹患しやすくなることが明らかになってきている[17]。 ●実母とパートナーが禁煙することが望ましいが、禁煙が難しい場合は、受動喫煙を避けるように指導する必要がある。換気扇の下での喫煙では受動喫煙は避けられないこと、また、非燃焼・加熱式タバコ、電子タバコでも児の健康に悪影響をもたらす可能性があることを伝える必要もある。

育児支援状況

S（主観的データ）	O（客観的データ）	アセスメント
●「親に妊娠したことを言わなきゃ、って思ったけど、どうせ喧嘩になると思って」 ●「できるだけお母さんには頼りたくない。自分で何とかできると思う」 ●「おばあちゃんは仲いいんで。腰が痛いって言ってるから、抱っことか大変かも」	●実母は健康、祖母は腰痛あり ●実母は週6日、午前7時～午後4時までスーパーのパート勤務のため不在、祖母は週6日、午前8時～午後6時まで清掃のアルバイトのため不在 ●家事は買物・洗濯・掃除を実母が、食事の支度を祖母が行っている ●入院後、実母と言い争う様子はないが、Eさんへの支持的態度はみられない ●実母と祖母は不仲である	●祖母は腰痛があるが、清掃の仕事ができており、家族の健康状態に育児を阻害する問題はない。 ●退院後、おもな育児支援者は実母になると思われるが、Eさんと実母の関係はぎくしゃくしており、精神的な支えとなることは難しいといえる。Eさんが実母から育児協力を得ることには消極的なことから、両者の関係性の悪化により、家事や育児の直接的支援も得られなくなる可能性がある。一方、Eさんと祖母の関係はよく、Eさんの精神的支え手として期待できる。 ●実母と祖母の関係も不良であるため、第三者による家族内の役割分担の調整が必要となる場合もある。 ●実母と祖母は仕事があり、日中は、母児のみで過ごすことになるため、Eさん1人で育児をすることになる。そのため、Eさんの育児負担と、児の養育環境を考え、必要な母子保健や子育て支援のサービスが利用できるよう準備しておく必要がある。

育児支援状況

S（主観的データ）	O（客観的データ）	アセスメント
● **実母**：「娘とは折り合いが悪くて。あまり家に帰ってこなかったと思います。ほとんど顔を合わせないから妊娠には気づかなかった。母（祖母）も気づいていなかったと思いますけど……。妊娠を聞いたときは驚きました。もっと早く話してくれれば中絶もできたのに。ちゃんと育てられるんですかね」 ● **実母**：「正直、複雑だったんですが、孫はかわいいです。この年でおばあちゃんになるとは思わなかったけど」 ● **実母**：「しばらくの間は、娘には育児に専念してほしいです」	● 実母は分娩に立ち会い、児の誕生を喜んでいる。Eさんへのねぎらいの言葉が聞かれる ● 児にやさしく話しかけている ● 実母はEさんのパートナーのことを知ってはいるが、不信感があり、良くは思っていない ● 祖母の面会はないが、EさんがSNSで児の写真を送り、やりとりをしている	● Eさんの実母が娘の妊娠を知ったのは妊娠末期になってからであり、Eさんのパートナーへの不信感や今後の育児への心配も相まって、今回の妊娠・出産の受け入れには葛藤があったといえる。 ● 実母は孫である児の誕生を喜んでおり、祖母としての新しい役割を認識している言動もみられるが、実際の役割遂行にあたっては、状況をみて確認していく必要がある。 ● Eさんの祖母は児の誕生を喜んでおり、今回の出産、また児の受け止めは肯定的と考えられる。
● **パートナー**：「（妊娠について聞いたときは）あーやっちまったって感じ。彼女が産むって言うから、じゃあ、産めばみたいになって」 ● **パートナー**：「赤ちゃんはかわいいけど、はっきり言って父親になった実感は全然ないです」 ● **パートナー**：「（看護師がおむつ交換の手伝いを促すと）いやっ、遠慮しておきますよ」	● Eさんがパートナーに妊娠を伝えたところ喧嘩になった ● パートナーは分娩に立ち会わなかったが、児の出生後2回（産褥1日、4日）面会に来ている ● パートナーがEさんの出産をねぎらう様子はない ● 面会時はスマートフォンをいじっていることが多く、やや落ち着かない様子で、自分から児に触れようとはしない ● 児のおむつ交換のとき顔をしかめている ● 母児の退院後も同居の予定はなく、他市にて生活する	● 父親としての意識は、胎生期や出生直後は実感が乏しく、父親役割の獲得は母親に比べて遅れがちである[18]。特にEさんのパートナーにとって今回の妊娠は予期しないものであり、妊娠を伝えたときの反応からも望んでいないことだった可能性がある。児に対して「かわいい」と肯定的な発言もあるが、児との接触はみられず、児への関心が乏しいことから、今回の出産を肯定的にとらえることができていない可能性がある。また、育児の知識や技術の学習ニーズもないことから、父親役割の獲得は進んでいないと考えられる。 ● パートナーにはEさんの出産をねぎらい、2人で協力して児を育てていく姿勢がみられないため、パートナーによる育児生活への直接的支援、情緒的支援は、ともに期待できない可能性が高い。 ● パートナーによるネガティブな児の受け入れや、育児への関心の低さは、Eさんの育児行動の遂行や母児の愛着形成に影響を及ぼす可能性があると考えられる。
● 「（パートナーは）子どもの親になる気あるのかな。何で籍入れないんだろう……。親父に報告しないといけないとか言ってるけど」 ● 「私がイライラして、アパートを借りて3人で暮らしたいって言ったら、向こうもイライラして……」	● 未入籍のまま出産にいたっており、出産後も未入籍の状態 ● パートナーは実父に児の出産を伝えていない	● Eさんはパートナーの対応に不満を感じており、パートナーとの関係性は不安定な状態である。 ● 今後も未入籍のままの可能性があり、児の出生届など出産に関する届出や手続きがスムーズに行われるよう支援していく必要がある。

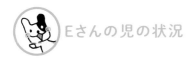

Eさんの児の状況

一般状態：O（客観的データ）	アセスメント
● バイタルサイン（生後1〜4日）：体温36.8〜37.0℃、心拍数128〜140回/分、呼吸数42〜48回/分。異常呼吸なし、心雑音なし ● 姿勢：MW型、筋緊張あり ● 原始反射：モロー反射、把握反射、バビンスキー反射、吸啜反射、探索反射あり ● 皮膚の状態：軽度落屑あり、胸部・腹部に中毒性紅斑あり、殿部に蒙古斑あり ● うぶ毛は肩にまばらにあり ● 哺乳量（生後4日）：母乳哺育、授乳回数10〜12回/日、嘔吐なし ● 生理的体重減少率（生後1〜4日）：2.7%➡5.4%➡6.1%➡5.7% ● 排泄：排尿は、5回/日➡6回/日➡7回/日➡7回/日、黄色。排便は、3回/日・胎便、4回/日・移行便、5回/日・移行便。下痢なし ● 生理的黄疸：経皮的ビリルビン濃度4.0mg/dL➡8.2mg/dL➡10.0mg/dL➡12.4mg/dL、生後3日より肉眼的に皮膚黄染がみられるが、傾眠傾向や哺乳力低下はみられない ● 臍部は乾燥しており、発赤・滲出液なし、異臭なし、臍脱落未	● 児のバイタルサインは正常範囲内で安定した状態で経過している。 ● 外表所見からは成熟徴候がみられており、子宮内発育は良好であったことがわかる。中枢神経の異常や外表奇形もない。そのため、Eさんの児の子宮外生活への適応を阻害する要因はないと考えられる。 ● 排尿・排便回数は正常範囲内であるため、消化機能・腎機能の適応も順調である。経皮的ビリルビン値は生理的範囲内であり、排泄回数も正常であることから、ビリルビン代謝も順調な経過といえる。 ● 低出生体重児、産後間もない長期入院による母子分離（NICU*入院など）、先天性疾患や身体に障害のある子ども、疾病により長期療養を必要とする子どもでは、母親の育児負担が大きくなり虐待の発生リスクを高める可能性がある。しかし、Eさんの児の健康状態は良好であり、子どもの要因による虐待発生リスクは低いと考えられる。

Column 外国人妊婦への支援① 江口晶子

わが国では少子化が進む一方、留学や技能実習制度による在留外国人の増加を受け、親が外国人の出生数は年々増加しています（**図1**）。2019年の人口動態統計によると、外国人の母親から出生した子どもは26,438人であり、これはわが国の出生数の3％にあたります。なかでも、父母とも外国人の出生数が増えており、母親の国籍も「その他」が4割を超え、多様化しています。

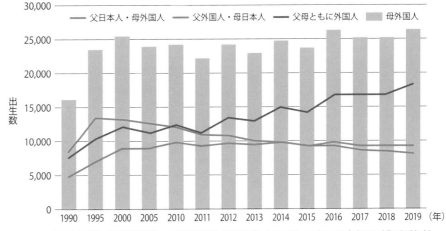

図1 親が外国人の出生数の年次推移

国立社会保障・人口問題研究所：人口統計資料集 2021年版. https://www.ipss.go.jp/syoushika/tohkei/Popular/Popular2021.asp?chap=0（2022/12/21閲覧）

● 外国人妊婦の抱える問題

母国を離れて日本で妊娠・出産する外国人妊婦の不安がとても大きいことは想像に難くないと思います。外国人妊婦が抱える問題には、❶言葉によるコミュニケーションの問題、❷情報不足の問題、❸文化や習慣、医療制度の違い、❹社会経済的不安定などがあり、日本人と比べてより深刻な事態に陥りやすく解決が難しいとされています[1]。

日本と母国の妊娠・出産・育児に関する文化や習慣、医療制度の違いを知らない外国人妊婦は多く、さらに、日本人にはあたりまえの制度に関する情報でも、入手は簡単ではありません。また、妊娠・出産・育児は文化や習慣、宗教の影響を受けやすく、特に母国で常識とされていることでは、医療者の説明が通じにくく、互いの誤解や不信感につながることもあります。

※引用・参考文献はP.197参照

Part 4 事例8 特定妊婦 現在にいたるまでのアセスメント

189

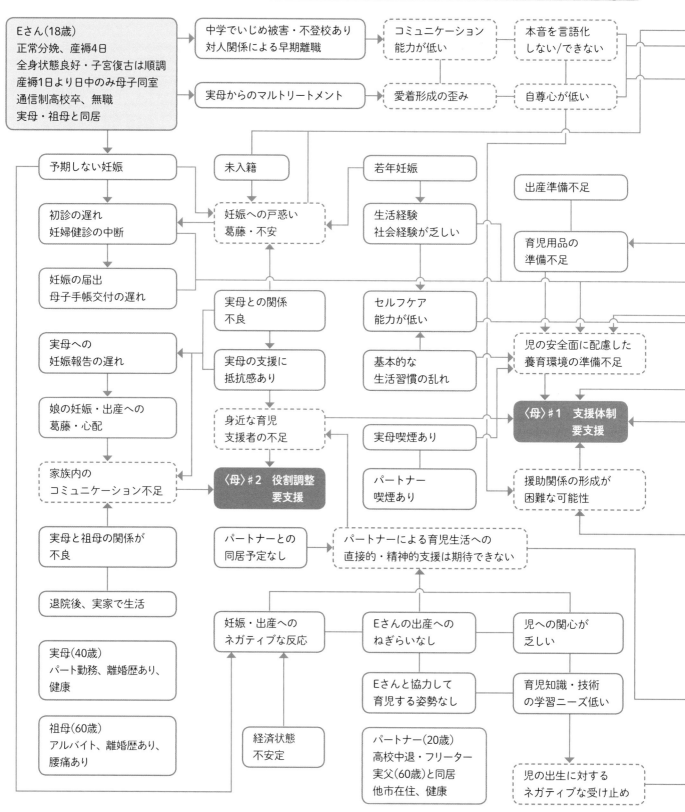

Eさん（18歳）
正常分娩、産褥4日
全身状態良好・子宮復古は順調
産褥1日より日中のみ母子同室
通信制高校卒、無職
実母・祖母と同居

中学でいじめ被害・不登校あり
対人関係による早期離職

コミュニケーション能力が低い

本音を言語化しない/できない

実母からのマルトリートメント

愛着形成の歪み

自尊心が低い

予期しない妊娠

未入籍

若年妊娠

出産準備不足

初診の遅れ
妊婦健診の中断

妊娠への戸惑い
葛藤・不安

生活経験
社会経験が乏しい

育児用品の準備不足

妊娠の届出
母子手帳交付の遅れ

実母との関係不良

セルフケア能力が低い

実母への妊娠報告の遅れ

実母の支援に抵抗感あり

基本的な生活習慣の乱れ

児の安全面に配慮した養育環境の準備不足

娘の妊娠・出産への葛藤・心配

身近な育児支援者の不足

実母喫煙あり

〈母〉#1 支援体制要支援

家族内のコミュニケーション不足

〈母〉#2 役割調整要支援

パートナー喫煙あり

援助関係の形成が困難な可能性

実母と祖母の関係が不良

パートナーとの同居予定なし

パートナーによる育児生活への直接的・精神的支援は期待できない

退院後、実家で生活

妊娠・出産へのネガティブな反応

Eさんの出産へのねぎらいなし

児への関心が乏しい

実母（40歳）
パート勤務、離婚歴あり、健康

Eさんと協力して育児する姿勢なし

育児知識・技術の学習ニーズ低い

祖母（60歳）
アルバイト、離婚歴あり、腰痛あり

経済状態不安定

パートナー（20歳）
高校中退・フリーター
実父（60歳）と同居
他市在住、健康

児の出生に対するネガティブな受け止め

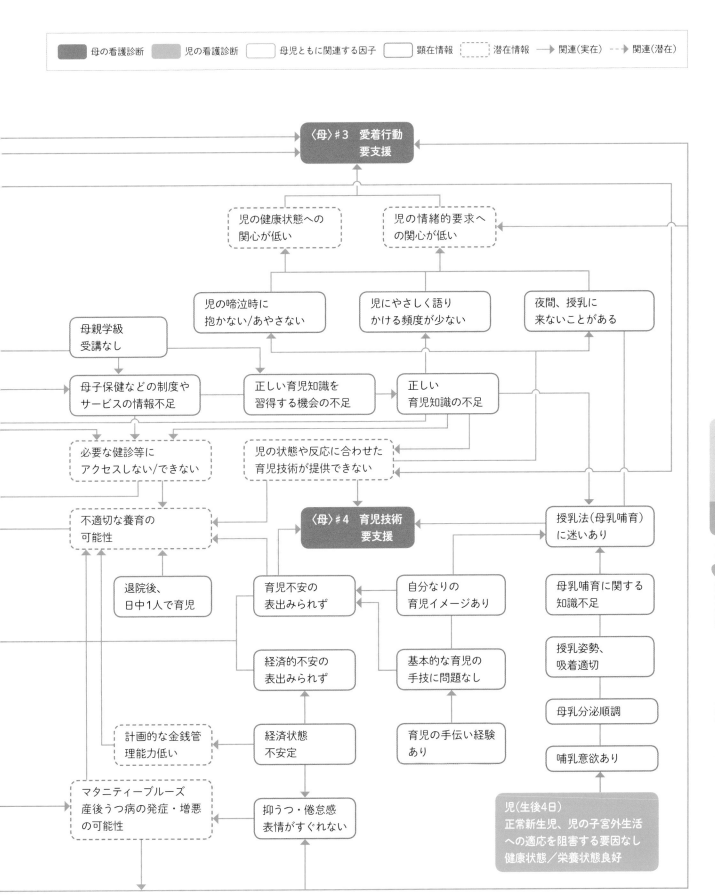

凡例

■ 母の看護診断　■ 児の看護診断　□ 母児ともに関連する因子　□ 顕在情報　⸨潜在情報⸩　→ 関連（実在）　--→ 関連（潜在）

〈母〉#3　愛着行動
要支援

児の健康状態への
関心が低い

児の情緒的要求へ
の関心が低い

児の啼泣時に
抱かない/あやさない

児にやさしく語り
かける頻度が少ない

夜間、授乳に
来ないことがある

母親学級
受講なし

母子保健などの制度や
サービスの情報不足

正しい育児知識を
習得する機会の不足

正しい
育児知識の不足

必要な健診等に
アクセスしない/できない

児の状態や反応に合わせた
育児技術が提供できない

授乳法（母乳哺育）
に迷いあり

不適切な養育の
可能性

〈母〉#4　育児技術
要支援

母乳哺育に関する
知識不足

退院後、
日中1人で育児

育児不安の
表出みられず

自分なりの
育児イメージあり

授乳姿勢、
吸着適切

経済的不安の
表出みられず

基本的な育児の
手技に問題なし

母乳分泌順調

計画的な金銭管
理能力低い

経済状態
不安定

育児の手伝い経験
あり

哺乳意欲あり

マタニティーブルーズ
産後うつ病の発症・増悪
の可能性

抑うつ・倦怠感
表情がすぐれない

児（生後4日）
正常新生児、児の子宮外生活
への適応を阻害する要因なし
健康状態／栄養状態良好

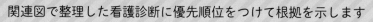

　Eさんの産褥期の全身状態は安定しており、子宮復古も順調に経過している。また、Eさんの児に子宮外生活への適応を阻害する要因はなく、健康状態は良好である。一方、Eさんには心理・社会面の複合的な要因が関係し、複数の問題が生じている。Eさんは、妊娠中から「特定妊婦」として支援を受けており、出産後の児の養育において最優先すべきは児の安全、そして良好な発育・発達である。看護診断においても、それを踏まえて優先度を考えることが大切である。

 ### Eさんの看護診断リスト

No	看護診断	根拠
#1	支援体制　要支援※	Eさんは若年のため生活・社会経験が乏しいことに加えて、母子保健などの制度やサービスに関する情報不足、正しい育児知識を習得する機会の不足があり、児の安全面に配慮した養育環境の準備不足や、母児に必要な健診などにアクセスしない／できない可能性もある。同時に、児の啼泣時に抱かない・あやさない、語りかける頻度が少ないといった様子から、児の状態や反応に対応した育児技術の提供ができない可能性がある。さらに、経済状態が不安定なことにより、不適切な養育につながる可能性が考えられる。 　Eさんは実母との関係が不良であることに加えて、パートナーによる育児への直接的・精神的支援も期待できないことから、身近な支援者が不足している。そのため、母子保健や子育て支援などの社会資源を積極的に活用していく必要がある。しかし、Eさんから育児生活への不安の表出はなく、実母からのマルトリートメントといった生育歴を背景に、本音を言語化しない／できない可能性や、援助関係の形成が難しい可能性が考えられる。 　そのため、地域の保健・福祉との連携により、Eさん母児の退院後の生活に必要な支援ネットワークをつくるとともに、Eさんの主体的な支援利用を促す必要があり、「支援体制 要支援」と判断した。
#2	役割調整　要支援※	Eさんのパートナーにとっても今回の妊娠は予期しないものであり、パートナー自身の生活背景も相まって児の出生に対する受け止めは否定的といえる。また、今後、同居の予定もないことから、パートナーによる育児の直接的支援は難しく精神的支援も期待できない。退院後は、同居の実母と祖母による支援が重要になる。しかし、実母と祖母、実母とEさんの関係は不良で、家庭内のコミュニケーション不足とともに、実母の支援に対するEさんの抵抗感もあって身近な育児支援者が不足していると考えられる。 　したがって、家族が協力して児を養育できるような家族間の役割の調整が必要であり、「役割調整 要支援」と判断した。
#3	愛着行動　要支援※	Eさんは生育歴による愛着形成の歪みなどから児との愛着形成に課題が生じる可能性がある。また、身近な育児支援者が不足していること、パートナーによる妊娠・出産、出生児の受け止めが否定的なことがEさんと児の愛着形成を阻害する可能性も考えられる。マタニティブルーズ判断基準は満たさないが、抑うつや倦怠感の訴えがみられており、症状の持続あるいは増悪が認められた場合は、愛着形成に影響を及ぼすこともある。Eさんには、児の健康状態や情緒的要求などへの関心が低い様子もみられており、「愛着行動 要支援」と判断した。
#4	育児技術　要支援※	Eさんは友人の育児を手伝った経験があり、現在、基本的な育児の手技に問題はない。しかし、Eさんは、妊娠期に母乳哺育に関する知識習得やイメージ化ができなかったことで、授乳法に迷いがある。また、生活経験や社会経験が乏しいことや正しい育児知識の不足により、児の状態や反応に対応した育児技術が提供できない可能性がある。一方、自ら育児不安を表出する様子がないことで不適切な養育につながる可能性があり、「育児技術 要支援」と判断した。

※【マタニティ診断】

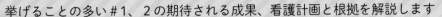

5 看護計画の立案

挙げることの多い#1、2の期待される成果、看護計画と根拠を解説します

 Eさんの看護計画

ここでは、適切な支援が提供されなかった場合の児の安全や発育・発達への影響からみて、より優先度の高い「#1支援体制 要支援」と「#2役割調整 要支援」を取り上げる。な

お、この2つの看護診断に基づく看護支援は、看護診断リストに挙げた「#3愛着行動 要支援」「#4育児技術 要支援」の援助にもつながる。

#1 >> 支援体制 要支援

期待される成果	長期目標	● 児の安全に配慮した養育環境の確保に必要な支援ネットワークができる。 ● 支援者との安定的な援助関係を形成できる。 ● 必要な社会資源を利用できる。
	短期目標	● 出産に関する届出の手続きを規定の日までに済ませることができる。 ● 担当看護師との間で安心感を得られる良好な関係を築くことができる。 ● 退院後の育児や生活に対する不安を表出できる。 ● 利用可能な育児に関する社会資源や制度について理解できる。 ● 必要な母子保健・子育て支援サービスの利用を受け入れることができる。 ● 退院までに育児に必要な物品を準備することができる。

	看護計画	根拠・留意点
O-P （観察計画）	1. Eさんの育児行動[19] ● 児の声の調子、活動性、表情などの観察ができる。 ● 睡眠、哺乳力、泣きかたなどの生活リズムの好調・不調の観察ができる。 ● 児の空腹状況を判断し、ほしがるときに授乳できる。 ● 授乳中に児に微笑みかけや語りかけをしている。 ● 授乳前後や啼泣時におむつを替えている。 2. Eさんの表情や言動 ● 話をするときの表情の硬さ ● 視線をそらせたり下を向く ● 児をベッドにおいたまま長時間離れる ● 授乳よりも自分の睡眠を優先する ● 携帯電話の操作に長時間熱中する　など 3. マタニティブルーズの症状の有無[20] ● 特別な状況との関連がなく泣きたくなる、実際に（数分間）泣くなどの涙もろさ、抑うつ感 ● 不安（過度な不安）、緊張感、落ち着きのなさ、疲労感、食欲不振、集中困難	● 退院後のEさん母児に必要な支援を検討するうえで、Eさんの育児行動について、何ができて、何ができないのか、具体的に把握しておく必要がある。 ● 入院中は母児の生活を24時間観察できる期間である。退院後の育児に不安を感じさせる言動がないか、児への愛着が行動としてとれているか注意してみていく必要がある。 ● 育児行動は、手技や手際のよさだけでなく、児への接しかたにも注目していく。 ● 周産期の精神症状は、褥婦のセルフケアの低下とともに、育児行動や母児の愛着形成を阻害するため、必要な支援を検討するうえで確認が欠かせない。 ● マタニティブルーズの5%が産後うつ病に移行するとされる[16]。症状は産褥3～10日目から始まり、2週間以内におさまる[16]。症状の持続時間が長い場合、または強い抑うつ症状がある場合は、産後うつ病の可能性があり、精神科のコンサルテーションを検討する。
C-P （ケア計画）	1. Eさんなりの育児行動を否定しない。 2. うまくいった具体的な育児行動をほめてねぎらう。 3. マタニティブルーズの可能性がある場合は、授乳や児の世話をいったん休憩して休息をとり、睡眠時間を確保できるようにする。 4. 退院後の育児について1日のタイムスケジュールを書いて一緒に確認する。	● Eさんとの援助関係の形成には、看護師が安全で安心できる存在になることが優先される。そのため、Eさんの気持ちを聞く時間を設け、話したいこと、伝えたいことを理解しようと耳を傾け、受け止めることが大切である。すぐに正論や正しい育児方法の指導や助言をしようとしないようにする。

看護計画	根拠・留意点
C-P （ケア計画） 5. 今後、Eさん自身はどうしたいのか、何に困っているのか話を聞く。 6. 「エジンバラ産後うつ質問票（EPDS*）」「育児支援チェックリスト」「赤ちゃんへの気持ち質問票」を用いたスクリーニングと面接を行う。 7. 地域の母子保健サービス、子育て支援サービスを紹介し、いつでも頼ってよいことを伝える。 8. 育児について相談できる相手は複数いること、Eさんのほうから便利に利用するつもりで頼ってほしいことを伝える。 9. 支援者がお互いに連携し必要に応じて情報を共有していることを理解してもらう。 10. Eさんと実母に退院後に必要な育児用品の情報を提供し、準備状況を確認する。 11. 育児にかかる費用を確保できるか確認する。	● 疲労や睡眠不足は抑うつ症状を助長する要因であるため、心身の休息を図る必要がある[21]。 ● 「エジンバラ産後うつ質問票（EPDS）」は、産後のうつ症状を調べるための自己記入式質問紙だが、合計点を用いたスクリーニング（高リスク者：合計点9点以上）としての意義のほかに、妊産婦とのコミュニケーションを支援する効果もあり、また、妊産婦の悩みを評価する助けにもなる[22]。出産時（入院中）に、「エジンバラ産後うつ質問票（EPDS）」と「育児支援チェックリスト」「赤ちゃんへの気持ち質問票」を用いたアセスメントを行うことで出産や児に対する気持ちの把握と産婦を支えるサポートシステムの確認ができるとされている[23]。 ● 児の安全が阻害されるような場合を除き、社会資源の利用にはEさんとの合意形成が必要になる。 ● Eさん自身の「私にかかわってくれる人は協力してくれている」という認識が、支援ネットワークが効果的に機能することにつながる。 ● 育児用品は、自宅の住環境を具体的に確認し、それに合ったものを選択するように促す。 ● 経済的困窮には借金（ローン）や金銭管理能力の欠如によっても陥ることがあり、収入だけでは把握が難しい。Eさん母児の生活や育児にあてられるお金がどの程度あるかみていくことも必要である。
E-P （教育計画） 1. 出産に関連する届出や申請（出生届、出生連絡票、出産育児一時金、児童手当）に必要な手続きについて説明する。 2. 新生児訪問指導、養育支援訪問事業、産後ケア事業の内容とEさん母児にとってのメリットを説明する。 3. 産婦健診（産褥2週間、1か月）と乳児健診（生後1か月）の目的と受診方法を説明する。	● 経済的理由や知識不足から健診の意義を軽視することも少なくない。Eさんは行政サービスや社会制度の基礎知識が乏しいことを考慮し、説明に対する理解度を確認しつつ、具体的に情報提供することが大切である。 ● 各種届出や申請については必要な書類が準備できているか確認することが必要になる。 ● Eさん母児の生活状況は変化しやすく、また些細な変化や育児不安などから虐待につながりやすい。さらに、不安の表出がみられないため、アウトリーチ型の支援の必要性が高い。そのため、退院と併せて保健師の家庭訪問を行い、継続訪問につなげていくとともに、退院直後の母児を訪問し、心身のケアや育児サポートを提供できる産後ケア事業や養育支援訪問事業の利用が適している。利用にあたってのEさんとの合意形成には、それぞれの具体的な支援内容と併せて、Eさん母児にとってどのようなメリットがあるか伝え、必要性を理解してもらうことが大切である。

／／／ 略語

* 【BMI】body mass index：体格指数   * 【Ht】hematocrit：ヘマトクリット値

* 【RBC】red blood cell：赤血球数   * 【MSW】medical social worker：医療ソーシャルワーカー

* 【WBC】white blood cell：白血球数   * 【NICU】neonatal intensive care unit：新生児集中治療室

* 【PLT】platelet：血小板数   * 【EPDS】Edinburgh postnatal depression scale

* 【Hb】hemoglobin：ヘモグロビン量

#2 ≫ 役割調整　要支援

期待される成果	長期目標	●家族間で育児や家事の役割を調整・分担できる。 ●実母と祖母が育児に参加できる。
	短期目標	●パートナーや実母が児を家族として受け入れていることを表現できる。 ●Eさんが実母の支援に対する抵抗感を軽減できる。 ●家族間の育児や家事の役割分担について話し合うことができる。

	看護計画	根拠・留意点
O-P （観察計画）	1. パートナーや実母の面会時の表情やEさんとの会話の様子 2. パートナーの児への接しかた	●パートナーが親として育児をともにするパートナーになり得るかみていく必要がある。
C-P （ケア計画）	1. Eさん家族がこれまでどのように協力し合ってきたのか、家族成員個々の生活や家事の現状を確認する。 2. Eさんの考えを尊重しながら、実母や祖母からの協力を求めていく具体的な方法を一緒に考えていく。 3. パートナー自身は今後どうしたいのか、何に困っているのか話を聞く。 4. 実母は今後どうしたいのか、何に困っているのか話を聞く。 5. Eさんのパートナーや実母に対する思い、愚痴や不平・不満を聞く。 6. 退院後の育児や家事について、いつ・誰が・何を・どこまで担当できるか確認する。	●育児と育児以外の家族の生活とのバランスがうまくとれるように、育児による生活上の変化に対して家族が適切に対処していく必要がある。そのため、生活の実態を具体的に確認する。それにより、今後必要な社会資源を具体的に検討できる。 ●家族の関係性が不良であると、互いの考え方が対立することも少なくない。そのような場合は、担当者を分けることで、それぞれの立場や思いに寄り添ってかかわることができる。 ●家族の問題ばかりに目が行きがちだが、パートナーや実母の話を傾聴することで、強みが見えてくることもあり、それを支援に活かすことが大切である。 ●看護師がパートナーや家族に対する思いだけでなく、愚痴や不平・不満の聞き役になることは、Eさんの孤立・孤独感の軽減にもつながる。
E-P （教育計画）	1. パートナーと実母・祖母に、周産期にはメンタルヘルス不調が多いことやそのサインがあった場合は、市の保健師などに相談する必要があることを説明する。	●周産期のメンタルヘルス不調は母親自身が自覚しにくいため、家族にも知っておいてもらうことが大切である。

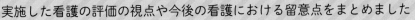

6 評価の視点

実施した看護の評価の視点や今後の看護における留意点をまとめました

　Eさん母児は、要支援児童として要対協に登録し、関係者や関係機関が連携して支援を続けていく。退院に向けて、今後の援助方針が決まり、関係機関、関係者の役割分担と責任が明確になっていることが大切である。個別ケース会議では、入院中の情報などからEさん母児の状況と問題点を確認、退院後の母児の支援が適切に行えるように、日ごとの具体的な支援内容について話し合い、必要な社会資源が利用できることを確認したうえで退院となる。そのため、入院期間の調整が必要になる場合もある。

Eさん	#1	支援体制要支援	●退院後の支援のおもな担い手は市の保健師などに移るが、医療機関もこれまでのかかわりのなかで形成された信頼関係を活かして、退院後も病院に相談できることや具体的な相談方法について伝えておくことが、今後、母児に起こり得るリスクの予防や軽減につながる。 ●産婦健診や1か月児健診で来院したときは、生活状況や育児状況、育児支援状況などについて、少し時間をかけて話を聞くことが大切である。健診結果は市町村に書面で連絡することになっているが、気になることがある場合は、直接、申し送るようにする。 ●産婦健診、1か月児健診が未受診のときは、速やかに市の保健センターに連絡し、保健師の家庭訪問を依頼する必要がある。 ●産科医療機関からの「母子保健支援連絡票」を受けた市町村は、新生児訪問時の状況を「新生児訪問結果連絡票」により報告する。これには、訪問時の児の状況、発達状況、家庭環境・家族の状況、訪問時の相談内容や指導内容、保健師などへの依頼事項について返答、今後の援助計画、医療機関への連絡事項などが記載されており、実施した看護の評価にも役立てることができる。
	#2	役割調整要支援	●家事や育児などの実質的な支援だけでなく、家族からの精神的な支えを得られないことによるストレスから抑うつ状態や不安が増強するなどメンタルヘルスに不調をきたす可能性もあるため、Eさんとパートナーや家族との関係性を注意してみていく必要がある。 ●児の安全を優先することは欠かせないが、対応に虐待予防の視点が強く出ていると、Eさんだけでなく家族との信頼関係の構築にも支障をきたす。できるだけ、1人ひとりの話をよく聞き、先入観や偏見をもたず、それぞれが具体的に「できること」から始めることは、家族の力を引き出すうえでも大切である。

引用文献

1. 厚生労働省：子ども虐待による死亡事例等の検証結果等について(第17次報告). https://www.mhlw.go.jp/content/11900000/000825392.pdf(2022年1月26日閲覧確認)
2. 川口晴菜，光田信明：子ども虐待が疑われる妊産婦への対応. 臨床婦人科産科2017；71(6)：541-545.
3. 香川県健康福祉部子育て支援課：市町保健師のための子ども虐待を防ぐ妊娠中からの支援. 2015, https://kagawa-colorful.com/app-def/S-102/colorfulex/wp-content/uploads/4e6e6add4676ccc767d9172de11999f8.pdf(2022年1月26日閲覧確認)
4. 光田信明：「気になる妊婦」からの虐待リスク 将来起こり得る虐待を防ぐための支援とは. 助産雑誌2020；74(5)：322-327.
5. 中板育美：特定妊婦の概念と支援技術に関する考察. 子どもの虐待とネグレクト，2018；20(1)，10-18.
6. 小林康江，中込さと子，荒木奈緒 編：ナーシング・グラフィカ 母性看護学② 母性看護の実践. メディカ出版，東京，2020：326-330.
7. 吉岡京子，笠真由美，神保宏子 他：産後児童虐待の可能性の高いと保健師が判断した特定妊婦の特徴とその関連要因の解明. 日本公衆衛生看護学会誌2016；5(1)：66-74.
8. 岸本弘子：児童福祉法改正とこれからの児童相談所 大阪市における特定妊婦・新生児用共通アセスメントシートの取り組み. 子どもの虐待とネグレクト2017；19(2)：169-172.
9. 中板育美：特定妊婦に関する知識と育児支援. 小児看護2015；38(5)：545-549.
10. 東京都福祉保健局少子社会対策部子ども医療課：母子保健事業における要支援家庭の早期発見・支援のポイント. 2009. https://www.fukushihoken.metro.tokyo.lg.jp/kodomo/koho/youshien_point.files/H20_youshien_point.pdf(2022年1月26日閲覧確認)

11. 佐藤拓代：特定妊婦の概念とその実際. 助産雑誌2015；69(10)：804-807.
12. 古川亮子，市江和子 編著：母性・小児看護ぜんぶガイド 第2版. 照林社，東京，2021：50.
13. 成瀬勝彦 編著：妊産婦の保健指導トラの巻 助産師の指導・説明に役立つ回答・アドバイス集. ペリネイタルケア2020年夏期増刊；(519)：143-147.
14. 有森直子：母性看護学Ⅱ 周産期各論 第2版. 医歯薬出版，東京，2020：101.
15. 成瀬勝彦 編著：妊産婦の保健指導トラの巻 助産師の指導・説明に役立つ回答・アドバイス集. ペリネイタルケア2020年夏期増刊；(519)：241-243.
16. 佐世保正，石村由利子 編：ウェルネスからみた母性看護過程＋病態関連図 第4版. 医学書院，東京，2022：766-767.
17. 藤井知行 編：週数別妊婦健診マニュアル 第2版. 医学書院，東京，2021：371-372.
18. 佐世保正，石村由利子 編：ウェルネスからみた母性看護過程＋病態関連図 第4版. 医学書院，東京，2022：701.
19. 佐世保正，石村由利子 編：ウェルネスからみた母性看護過程＋関連図 第4版. 医学書院，東京，2022：699.
20. 日本助産診断実践学会 編：マタニティ診断ガイドブック 第6版. 医学書院，東京，2020：137.
21. 成瀬勝彦 編著：妊産婦の保健指導トラの巻 助産師の指導・説明に役立つ回答・アドバイス集. ペリネイタルケア2020年夏期増刊；(519)：249-253.
22. 武藤仁志，竹内崇：産後うつ病の理解と支援のポイント. 保健師ジャーナル2022；78(5)：374-379.
23. 日本産婦人科医会：妊産婦メンタルヘルスケアマニュアル～産後ケアの切れ目ない支援に向けて～. 東京，2021：66-67.

参考文献

1. 山田不二子：地域でマルトリートメントから小児を守るには. 月間地域医学2020；34(9)：681-685.
2. 日本周産期メンタルヘルス学会：周産期メンタルヘルスコンセンサスガイド2017. 2017：28-30. http://pmhguideline.com/consensus_guide/cq06.pdf(2022年1月26日閲覧確認)
3. 吉岡京子，笠真由美，神保宏子 他：精神疾患を有する特定妊婦の特徴とその関連要因の解明. 日本ヘルスサポート学会年報2016；2：1-10.
4. 三瓶舞紀子：ハイリスク妊産婦支援が楽になる動機づけ面接活用の可能性. 保健師ジャーナル2018；74(8)：704-711.
5. 榊原信子，椎野智子，友田明美：子どもの脳とこころがすくすく育つ マルトリに対応する支援者のためのガイドブック. 2020. https://marutori.jp/pdf/guide_s.pdf(2022年11月19日閲覧確認)
6. 石井奈那，吉中孝子，小野川文子：若年女性の妊娠と出産の実態：10代で妊娠・出産した女性たちの語りから. 道北福祉2018；(9)，1-16.
7. 緒方あかね：母親役割獲得を促すための妊娠期からの看護技術～特定妊婦への母親役割獲得理論を用いたアセスメントと看護支援～. 京一日赤医誌2018；1(1)：87-93.

8. 二川香里，長谷川ともみ：母親役割の概念分析. 富山大学看護学会誌2014；14(1)：1-11.
9. 山岸由紀子：母子へのメンタルヘルスケア～訪問助産師の立場から. ペリネイタルケア2011；40(9)：27-33.
10. 岡田美穂，岡田早里，鮫島さとみ：特定妊婦への妊娠中からの指導と母子支援. 臨床助産のケア スキルの強化2017；9(2)：15-20.
11. 薩山正子：精神疾患を抱える妊産婦への子育て支援における保健師の役割. 保健師ジャーナル2022；78(5)：358-363.
12. 上野千穂：胎児・児童虐待予防と周産期メンタルヘルス. 産婦人科の実際2021；70(6)：599-605.
13. 有森直子 編：母性看護学Ⅱ 周産期各論 第2版. 医歯薬出版，東京，2021.
14. 鈴木和子，渡辺裕子：家族看護学 理論と実践 第3版. 日本看護協会出版会，東京，2006.
15. 日本子ども虐待防止学会：Jaspcan ニューズレター2012；(33).
16. 厚生労働省：子ども虐待対応の手引き(平成25年8月改訂版). 2013. https://www.mhlw.go.jp/seisakunitsuite/bunya/kodomo/kodomo_kosodate/dv/dl/120502_11.pdf(2022年12月14日閲覧確認)

● 利用できる制度やサービス、工夫を知っておく

日本の母子保健制度は、外国人も日本人と同様に適用されます。外国語と日本語を併記した母子健康手帳は10言語で発行されています。「外国人住民のための子育て支援サイト」(http://www.kifjp.org/child/)には、多言語で確認できる「外国人住民のための子育てチャート」など、日本での出産・育児に関する資料や情報がまとめられています。地域にある「多文化共生総合相談ワンストップセンター」では、多言語の通訳を、対面だけでなく電話やタブレットなどの遠隔でも提供しています。また、妊婦自身がもつコミュニティやネットワークのなかに頼りになる人たちがいることもあります。保健や医療の現場では、外国人に情報を伝える方法として「や

さしい日本語」を取り入れる取り組みも広がっています。

一方、外国人妊婦のなかには、さまざまな事情で在留資格を失いオーバーステイ状態にある人たちがいます。そのような妊婦は、母子保健・医療・福祉サービスにアクセスしてくることはほとんどなく、安全に出産することさえ危険にさらされています。

すべての外国人妊婦が日本で安全に安心して出産・育児ができるためには、看護職も支援ネットワークの一員として、利用可能な制度やサービスを知り、つなぐことで彼らを支えていくことが必要です(**表1**)。

表1 外国人に適用される医療福祉制度

制度	在留資格		
	日本人配偶者	留学生	オーバーステイ
国民健康保険	◯	△	×
社会保険	◯	◯	×
労災保険	◯	◯	◯
生活保護	◯	×	×
母子保健法・制度	◯	◯	◯
入院助産	◯	◯	△
予防接種(無料)	◯	◯	×

◯：適用可能　△：一定条件の下に可能　×：不可(ただし、地方自治体の医療扶助などがある)

荒賀直子 他 編：公衆衛生看護学.JP 第5版. 2020：258. より引用、一部改変

● 看護の基本は万国共通

「あなたのことを心配している」「気にかけている」という温かな気持ちを伝えることが大切なのは外国人妊婦への看護でも同じです。言葉がわからないからと苦手意識をもつのでは

なく、まずは一生懸命理解しようと真摯に向き合うことから始めていきましょう。

引用・参考文献

1. 竹田千尋：国際化社会の妊娠・子育て 支援者の立場から—外国人妊婦への支援—. 日本母性衛生学会誌：51(1)：39-46.
2. 黒田友子：外国人が分かる「やさしい日本語」のつくりかた. 保健師ジャーナル2020；76(3).
3. 李節子：これからの多文化共生社会における母子保健のあり方. 保健の科学2014；56(4)：220-228.
4. 福田久美子：外国人妊産婦は何を求めているか. 助産雑誌2020；74(2)：108-109.

索引

プチナースBOOKS

経過・ウェルネスの視点でみる

母性 看護過程

2023年1月28日　第1版第1刷発行	編　者　古川　亮子
	発行者　有賀　洋文
	発行所　株式会社　照林社
	〒112-0002
	東京都文京区小石川2丁目3-23
	電話　03-3815-4921（編集）
	03-5689-7377（営業）
	https://www.shorinsha.co.jp/
	印刷所　大日本印刷株式会社

検印省略（定価はカバーに表示してあります）

ISBN978-4-7965-2576-3

©Ryoko Furukawa/2023/Printed in Japan